Kohlhammer

Die Autor:innen

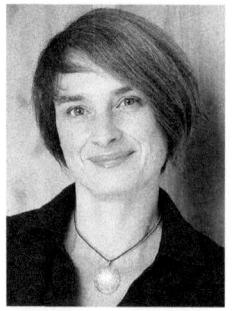

Bianca Berger, Pflegewissenschaftlerin, Mediatorin, Deeskalationstrainerin, Coach, freiberufliche Referentin, wissenschaftliche Mitarbeiterin, Hochschule Esslingen

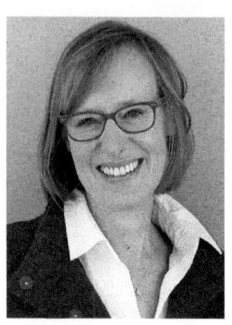

Dagmar Hennings, Altenpflegerin, Pflegewissenschaftlerin, Vorständin der Wilhelmshilfe e. V., Göppingen

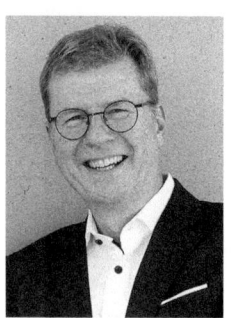

Matthias Bär, Betriebswirt, Vorsitzender des Vorstandes der Wilhelmshilfe e. V., Göppingen

Bianca Berger
Dagmar Hennings
Matthias Bär

Gewalt in der Pflege – Haltung zeigen

Konzepterstellung für Einrichtungen der Altenhilfe

illustriert von Mathea Berger

Verlag W. Kohlhammer

Dieses Werk einschließlich aller seiner Teile ist urheberrechtlich geschützt. Jede Verwendung außerhalb der engen Grenzen des Urheberrechts ist ohne Zustimmung des Verlags unzulässig und strafbar. Das gilt insbesondere für Vervielfältigungen, Übersetzungen, Mikroverfilmungen und für die Einspeicherung und Verarbeitung in elektronischen Systemen.

Die Wiedergabe von Warenbezeichnungen, Handelsnamen und sonstigen Kennzeichen in diesem Buch berechtigt nicht zu der Annahme, dass diese von jedermann frei benutzt werden dürfen. Vielmehr kann es sich auch dann um eingetragene Warenzeichen oder sonstige geschützte Kennzeichen handeln, wenn sie nicht eigens als solche gekennzeichnet sind.

Es konnten nicht alle Rechtsinhaber von Abbildungen ermittelt werden. Sollte dem Verlag gegenüber der Nachweis der Rechtsinhaberschaft geführt werden, wird das branchenübliche Honorar nachträglich gezahlt.

Dieses Werk enthält Hinweise/Links zu externen Websites Dritter, auf deren Inhalt der Verlag keinen Einfluss hat und die der Haftung der jeweiligen Seitenanbieter oder -betreiber unterliegen. Zum Zeitpunkt der Verlinkung wurden die externen Websites auf mögliche Rechtsverstöße überprüft und dabei keine Rechtsverletzung festgestellt. Ohne konkrete Hinweise auf eine solche Rechtsverletzung ist eine permanente inhaltliche Kontrolle der verlinkten Seiten nicht zumutbar. Sollten jedoch Rechtsverletzungen bekannt werden, werden die betroffenen externen Links soweit möglich unverzüglich entfernt.

1. Auflage 2025

Alle Rechte vorbehalten
© W. Kohlhammer GmbH, Stuttgart
Gesamtherstellung: W. Kohlhammer GmbH, Heßbrühlstr. 69, 70565 Stuttgart
produktsicherheit@kohlhammer.de

Print:
ISBN 978-3-17-043497-4

E-Book-Formate:
pdf: ISBN 978-3-17-043498-1
epub: ISBN 978-3-17-043499-8

Inhalt

Abbildungsverzeichnis 13

Tabellenverzeichnis 15

Zum Anfang steht der Dank! 17

Geleitwort von Angelika Zegelin 21

Geleitwort von Kornelius Knapp 25

Einführung – wie eine Krise den Alltag verändern kann 27
    Anlass für dieses Buch 28
    Wie ist das Buch aufgebaut oder Wege zur »Halt!(-ung)« ... 30

Teil I

1   **Gewalt – Definition – Oder: worüber sprechen wir eigentlich?** 35
    1.1   »Gewalt in der Pflege« – eine gemeinsame Definition finden 38
    1.2   Die Definition der Wilhelmshilfe 39
    1.3   Fazit und To Do's 41

2   **Wie äußert sich Gewalt im Alltag?** 42
    2.1   »Gewaltdreieck nach Galtung« – Wechselwirkungen erkennen und verstehen 43
    2.2   Wie zeigt sich Gewalt im Alltag (der Pflege)? 46
    2.3   Fazit und To Do's 47

3   **Anzeichen und Vorboten von Gewalt** 48
    3.1   Anzeichen von Gewaltausübung gegenüber Bewohner*innen/Klient*innen 48
    3.2   Anzeichen von Gewaltausübung gegenüber Mitarbeitenden/Angehörigen 50
    3.3   Vorboten von Gewaltbereitschaft von Mitarbeitenden 50
    3.4   Vorboten von Gewaltbereitschaft von Angehörigen   51

	3.5 Fazit und To Do's	52
4	**Gewaltfallen**	**53**
	4.1 »Die Skandalisierungsfalle«	53
	4.2 »Die Inflationsfalle«	54
	4.3 »Die Umdeutungsfalle«	54
	4.4 »Die Moralisierungsfalle«	55
	4.5 »Die Normalisierungsfalle«	55
	4.6 »Die Reduktionsfalle«	56
	4.7 Fazit und To Do's	56
5	**Erklärungsmodelle – wie erklärt man sich, dass Gewalt ausgeübt wird?**	**58**
	5.1 Intrapersonale Theorien	59
	5.2 Interpersonale Theorien	60
	5.2.1 Stresstheorie	60
	5.2.2 Theorie des sozialen Austauschs	62
	5.2.3 Die Theorie der dyadischen Uneinigkeit	63
	5.2.4 Theorie des Sozialen Lernens	63
	5.2.5 Bidirektionale Theorie	64
	5.3 Soziokulturelle Theorien	65
	5.4 Multisystem Theorien	65
	5.5 Fazit und To Do's	66
6	**Gewaltkonstellation Bewohner*in gegenüber Bewohner*in**	**68**
	6.1 Formen von Gewalt von »Bewohner*in gegenüber Bewohner*in«	70
	6.2 Prävalenz Gewaltkonstellation »Bewohner*in gegenüber Bewohner*in«	71
	6.3 Auslöser und Risikofaktoren sowie mögliche Strategien	73
	6.3.1 Umwelt und Organisationsbezogene Auslöser und Risikofaktoren	74
	6.3.2 Bewohner*innenbezogene Auslöser und Risikofaktoren	75
	6.3.3 Mitarbeiter*innenbezogene Auslöser und Risikofaktoren	75
	6.4 Umgang mit Gewalterfahrungen und Folgen	77
	6.5 Fazit und To Do's	79
7	**Gewaltkonstellation Bewohner*innen/Klient*innen gegenüber Mitarbeitenden**	**83**
	7.1 Formen von Gewalt von »Bewohner*in gegenüber Mitarbeiter*in	84
	7.2 Prävalenz Gewaltkonstellation »Bewohner*in gegenüber Mitarbeiter*in«	85

7.3	Auslöser und Risikofaktoren sowie mögliche Strategien	87
	7.3.1 Umwelt- und organisationsbezogene Auslöser und Risikofaktoren	87
	7.3.2 Bewohner*innenbezogene Auslöser und Risikofaktoren	88
	7.3.3 Mitarbeiter*innenbezogene Auslöser und Risikofaktoren	89
7.4	Umgang mit Gewalterfahrungen und Folgen	90
7.5	Umgang mit Gewalt gegenüber Mitarbeitenden.....	92
7.6	Fazit und To Do's	94

8 Gewaltkonstellation Mitarbeiter*innen gegenüber Bewohner*innen oder Kund*innen **99**

8.1	Formen von Gewalt von Mitarbeiter*innen gegenüber Bewohner*innen oder Kunden*innen	100
8.2	Prävalenz Gewaltkonstellation Mitarbeiter*innen gegenüber Bewohner*innen/Kunden*innen	101
8.3	Auslöser und Risikofaktoren sowie mögliche Strategien	102
	8.3.1 Umwelt- und organisationsbezogene Auslöser und Risikofaktoren	102
	8.3.2 Bewohner*innen/Kund*innen bezogene Auslöser und Risikofaktoren	104
	8.3.3 Mitarbeiter*innenbezogene Auslöser und Risikofaktoren	105
8.4	Umgang mit Gewalterfahrungen und Folgen	107
8.5	Fazit und To Do's	108

9 Gewaltkonstellation Mitarbeiter*innen gegenüber Mitarbeiter*innen **114**

9.1	Formen von Gewalt von Mitarbeite*innen gegenüber Mitarbeiter*innen (Mobbing)	116
9.2	Prävalenz Gewaltkonstellation Mitarbeiter*innen gegenüber Mitarbeiter*innen	117
9.3	Auslöser und Risikofaktoren sowie mögliche Strategien	119
	9.3.1 Umwelt- und organisationsbezogene Auslöser und Risikofaktoren	119
	9.3.2 Auslöser und Risikofaktoren bei Mitarbeitenden	120
9.4	Umgang mit Gewalterfahrungen und Folgen	121
9.5	Fazit und To Do's	123

10 Gewaltkonstellation Gewalt in der Häuslichkeit **130**

10.1	Formen von Gewalt in der Häuslichkeit gegenüber alten Menschen	132

10.2	Prävalenz von Gewalt gegenüber alten Menschen in der Kommune und in der Häuslichkeit	133
10.3	Prävalenz von Gewalt gegenüber Pflegenden in der Kommune und in der Häuslichkeit	135
10.4	Auslöser, Risikofaktoren und Ansatzpunkte für Strategien	136
	10.4.1 Umweltbezogene Auslöser und Risikofaktoren	137
	10.4.2 Menschen mit Pflegebedarf und entsprechende Auslöser und Risikofaktoren	137
	10.4.3 Zu- und Angehörige bezogene Auslöser und Risikofaktoren	138
	10.4.4 Mitarbeiter*innen bezogene Auslöser und Risikofaktoren	140
	10.4.5 Umgang mit Gewalterfahrungen und Folgen	140
10.5	Mögliche Strategien und Maßnahmen	142
	10.5.1 Fokus Maßnahmen in der Kommune	142
	10.5.2 Fokus Umgang mit alten Menschen, die Gewalt erfahren und die Gewalt ausüben	144
	10.5.3 Fokus ambulante Pflegedienste im Umgang mit pflegenden Zu- und Angehörigen, die Gewalt ausüben oder gefährdet sind, diese auszuüben	146
10.6	Fazit und To Do's	152

11 Rechtliche Rahmenbedingungen zum Thema Gewalt — 154

11.1	Zentrale Rechte aller Akteur*innen	155
11.2	Rechte von Menschen mit Pflegebedarf auf Landes- und Bundesebene sowie Pflichten der Einrichtungen und Dienste	155
11.3	Charta der Rechte und Pflichten hilfe- und pflegebedürftiger Menschen	156
11.4	Strafrecht und Straftatbestände	158
11.5	Gewalt im »Speziellen« – Notwehr und Nothilfe	162
11.6	Ins Gespräch zu Rechten und Pflichten kommen	163
11.7	Fazit und To Do's	164

Teil II

12 Erst der Schock, dann die Aufarbeitung – Anlass für unser Projekt und Handlungsempfehlungen zum Umgang mit (medial wirksamen) Gewaltvorfällen — 169

12.1	Darstellung der Geschehnisse: Festnahme und Vorwürfe	169
12.2	Befragungen und Auswertungen der Polizei	170
12.3	Gerichtsverfahren und Urteil	170

12.4	Darstellung der Geschehnisse: Sofortmaßnahmen nach Festnahme – Interne und externe Kommunikation	171
12.5	Unsere Entscheidung, an die Öffentlichkeit zu gehen: Sofortmaßnahmen	174
12.6	Das Projekt »Halt!(-ung) bei Gewalt«	176
12.7	Eine Besonderheit: Das »Ethische Votum«	178
12.8	Fazit und To Do's	179

13 Haltungs- und Schutzkonzepte entwickeln – ein Organisationsentwicklungsprozess ... **181**

13.1	Leitbild als Rahmung	181
13.2	Leitsätze entwickeln und ins Gespräch kommen – »Halt!« und »Haltung!«	187
13.3	Die Leitsätze	188
	13.3.1 Halt – Innehalten – Handeln bei Gewalt!	188
	13.3.2 Haltung	190
13.4	Leitsätze als Strukturierungsfolie für das Projekt »Halt!(-ung) bei Gewalt in der Pflege«	192
13.5	Leitsätze und Hände – als Wegbegleiter und Leitplanken	195
13.6	Die Bausteine des Konzepts und deren Darstellung	197
13.7	Fazit und To Do's	199

14 Verfahren zum Umgang mit Gewalt & Prävention ... **201**

14.1	Verfahren Gewalt(-verdacht) Mitarbeitende gegenüber Bewohner*innen oder Klient*innen	203
14.2	Verfahren Gewalt(-verdacht) Bewohner*innen gegenüber Bewohner*innen	204
14.3	Verfahren Gewalt(-verdacht) Bewohner*innen/Klient*innen gegenüber Mitarbeitenden	205
14.4	Verfahren Gewalt(-verdacht) in Kurzform	209
14.5	Präventionsmaßnahmen zur Vermeidung von Gewalt	213
14.6	Stoppkarte und kollegiale Fallberatung nach dem Stopp-Modell	215
	14.6.1 Stufe 1: Beobachtung von Kolleg*-innen – Vorboten, Mut fassen und Person ansprechen	215
	14.6.2 Stufe 2: Selbstbeobachtung/-wahrnehmung – Stopp-Karte in Anspruch nehmen & Innehalten!	216
	14.6.3 Stufe 3: Kollegiale Beratung nach dem »Stopp Modell« – Innehalten!	217
	14.6.4 Durchführung und Ablauf der kollegialen Fallberatung	219
14.7	(Kurz)-Fallbesprechungen	223

	14.8	Skill-Boxen	224
	14.9	Komplimente-to-go	225
	14.10	Fazit und To Do's	226
15	**Qualifizierung & Ausbildung – Bildungsmaßnahmen und -strategien**		**228**
	15.1	Strukturen schaffen	228
	15.2	Praxisentwicklung & -begleitung – Praxisanleitung & Wohnbereichsleitung als zentrale Personen	229
	15.3	Kompetenzverortung und Praxisentwicklung neu denken	229
	15.4	Basis-Schulung zum Thema Gewalt für alle Akteur*innen	232
	15.5	»Let's Talk about« – im Gespräch bleiben	236
	15.6	Deeskalationstraining für Pflege und Betreuung	237
	15.7	Fallbesprechung und kollegiale Fallberatung – Fokus Bildung	241
	15.8	Teilnahme an Fachtagen – Mitarbeitende als Referent*innen	243
	15.9	E-Learning – Bildung digitalisieren	244
	15.10	Fazit und To Do's	245
16	**Qualitätsmanagement & Gewalt – Der Mensch im Mittelpunkt**		**247**
	16.1	Beschwerdemanagement	248
	16.2	Mitarbeitendengespräche – Kommunikations- und Gesprächskultur	249
		16.2.1 (Anlassbezogene) Gespräche mit Mitarbeitenden	250
		16.2.2 Rückkehrgespräche und Wiedereingliederung	251
		16.2.3 Jahresgespräche	251
	16.3	Pflegebesuch als aktives miteinander in Gespräch kommen	252
	16.4	Dokumentation von Gewaltvorfällen – eine kritische Reflexion	255
	16.5	Fazit und To Do's	259
17	**Miteinander im Einklang: Rechte und Pflichten für alle Beteiligten**		**261**
	17.1	Bewohner*innen, Gäste, Klient*innen sowie An- und Zugehörige	261
		17.1.1 Charta der Rechte für Pflegebedürftige und das Integrationsgespräch	262
		17.1.2 Pflegebesuch als Ausdruck von Wertschätzung	262
		17.1.3 Heimbeiräte als Unterstützende – Aktive Information	267

	17.1.4	Anlassbezogene Gespräche mit Bewohner*innen/Klient*innen/ Gästen und Angehörigen	268
17.2	Mitarbeitende und Ehrenamtliche		268
	17.2.1	Vorstellungsgespräch und Einarbeitung – Möglichkeiten ins Gespräch zu kommen	269
	17.2.2	Pflegebesuch bei Mitarbeitenden als Zeichen von Wertschätzung	270
	17.2.3	Hilfsquellen und Ansprechpersonen	271
	17.2.4	Supervision und Coaching für Mitarbeitende	271
	17.2.5	Anlassbezogene Gespräche mit Mitarbeitenden	272
17.3	Fazit und To Do's		272

18 Erweitertes polizeiliches Führungszeugnis & Selbstverpflichtungserklärung 274

18.1	Inhalte eines (einfachen) Führungszeugnisses, eines erweiterten Führungszeugnisses und eines Europäischen Führungszeugnisses	275
18.2	Mögliche Rechtsgrundlagen für die Abfrage eines Führungszeugnisses und Umgang damit	277
18.3	Regelungen der Kirchen (Land oder Bund)	278
18.4	Heimrechtliche und sozialrechtliche Vorgaben auf Landesebene	280
18.5	Fazit und To Do's	281

19 Stressoren (Verhalten und Verhältnisse) in den Blick nehmen 286

19.1	Ausfallmanagement & Springerpool	287
19.2	Fehlzeiten-Analyse, Gesundheitsbericht der AOK & Überlastungsanzeigen	288
19.3	Digitalisierung oder Erleichterung im Arbeitsalltag schaffen	289
19.4	Gefährdungsbeurteilung und Maßnahmen des Arbeitsschutzes	290
19.5	Dienstvereinbarungen Mobbing – Wie man sich bei Mobbing verhält	291
19.6	Betriebliches Gesundheitsmanagement (BGM)	292
19.7	Fazit und To Do's	293

20 Innen- und Außenwahrnehmung und -darstellung des Trägers/der Einrichtung 295

20.1	Kommunale Strukturen – Ethisches Votum als Bürger*innenbeteiligung	296
20.2	Schulung von Ehrenamtlichen & Mitarbeitenden – Angebote öffnen	302
20.3	Dialog zur Enttabuisierung	304

	20.4	Schaffung einer Ombudsstelle 305
		20.4.1 Verständnis von Ombudsstellen bzw. -personen 307
		20.4.2 Anforderungen an die Ombudsperson 307
		20.4.3 Anforderung an die Leitung 308
		20.4.4 Vorgehen bei Anfragen und Dokumentation 308
		20.4.5 Bericht und Evaluation 309
		20.4.6 Rahmenbedingungen, Verortung und Vergütung 309
		20.4.7 Bekanntmachen der Ombudsperson 310
		20.4.8 Haltung, wenn die Ombudsperson tätig wird 311
	20.5	Fazit und To Do's 311
21	**Resümee und Ausblick**	**314**

Teil III

22	**Elektronisches Zusatzmaterial zum Download**	**319**
23	**Literatur**	**320**

Abbildungsverzeichnis

Abb. 2.1: Gewaltdreieck nach Galtung (Hirsch 2012, S. 64). 44
Abb. 5.1: Psychopathologische Erkrankungen. 60
Abb. 5.2: Stresstheorie 61
Abb. 5.3: Bidirektionale Theorie. 64
Abb. 5.4: Umwelt- und Systemtheorie. 66
Abb. 6.1: Gewalt von Bewohner*innen gegenüber Bewohner*innen. 68
Abb. 6.2: Kapitel zur Umsetzung rund um das Thema Gewalt von Bewohner*innen gegenüber Bewohner*innen. 82
Abb. 7.1: Gewalt von Menschen mit Pflegebedarf gegenüber Mitarbeitenden oder pflegenden Angehörigen. 83
Abb. 7.2: Kapitel zur Umsetzung rund um das Thema Gewalt von Bewohner*innen gegenüber Mitarbeitenden. 98
Abb. 8.1: Mitarbeiter*innen gegenüber Bewohner*innen/Klient*innen. 99
Abb. 8.2: Kapitel zur Umsetzung rund um das Thema Gewalt von Mitarbeiter*innen gegenüber Menschen mit Pflegebedarf. 113
Abb. 9.1: Gewalt von Mitarbeiter*innen gegenüberMitarbeiter*innen – Feindseligkeit. 114
Abb. 9.2: Kapitel zur Umsetzung rund um das Thema Gewalt von Mitarbeitenden gegenüber Mitarbeitenden. 129
Abb. 10.1: Gewalt in der Häuslichkeit. 130
Abb. 10.2: Kapitel zur Umsetzung rund um das Thema Gewalt in der Häuslichkeit. 153
Abb. 11.1: Rechtliche Rahmenbedingungen. 154
Abb. 11.2: Kapitel zur Umsetzung rund um das Thema rechtliche Rahmenbedingungen (Rechte und Pflichten). 166
Abb. 12.1: Übersicht zum Verlauf der Presseaktivitäten. 176
Abb. 13.1: Leitbild der Wilhelmshilfe (2021). 184
Abb. 13.2: »Halt!« (a) und »Haltung!« (b). 187
Abb. 13.3: »Halt«. 188
Abb. 13.4: »Haltung«. 190
Abb. 13.5: Bausteine des Konzepts »Halt!(-ung) bei Gewalt«. 197
Abb. 14.1: Gewalt gegenüber Bewohner*innen, Gästen oder Kund*innen. 203
Abb. 14.2: Gewalt gegenüber Mitarbeitenden. 205
Abb. 14.3: Kollegiale Fallberatung nach dem Stopp-Modell. 219
Abb. 15.1: Praxisentwicklung Ideen und Fragen. 231

Abb. 15.2: Pädagogisches Konzept der Basisschulung. 233
Abb. 15.3: Inhalte der Fortbildung Deeskalationstrainer*innen in der Altenhilfe. 241
Abb. 16.1: Erfassung von Gewalt und deren möglichen Folgen (angelehnt an Registered Nurses' Associaton of Ontario, 2014, 2019). 257
Abb. 17.1: Die Pflegecharta in Anlehnung an BMFSFJ und BMG, 2018. 264
Abb. 18.1: Kapitel zur Umsetzung rund um das Thema Polizeiliches Führungszeugnis. 285
Abb. 20.1: Zeitliche Abfolge der Gewaltvorfälle und Maßnahmen/ Vorstellung. 299
Abb. 20.2: Konsensentscheidung. 300

Tabellenverzeichnis

Tab. 2.1:	Kategorien von Gewalt (eigene Beispiele den Kategorien des ZQP 2020 zugeordnet).	46
Tab. 6.1:	Prävalenz der Gewaltkonstellation Bewohner*innen gegenüber Bewohner*innen.	72
Tab. 7.1:	Prävalenz der Gewaltkonstellation Bewohner*innen/Kunden*innen gegenüber Mitarbeitenden.	85
Tab. 8.1:	Prävalenz Mitarbeiter*in gegenüber Bewohner*innen/Klienten*innen.	101
Tab. 9.1:	Prävalenz Mitarbeitende gegenüber Mitarbeitenden.	118
Tab. 10.1:	Formen von Gewalt gegenüber alten Menschen in der Häuslichkeit.	132
Tab. 10.2:	Prävalenz Gewalt in der Häuslichkeit gegenüber alten Menschen.	133
Tab. 10.3:	Prävalenz Gewalt in der Häuslichkeit gegenüber Pflegenden.	135
Tab. 10.4:	Risikofaktoren für Misshandlung an älteren Menschen.	138
Tab. 12.1:	Analyse der Pflegedokumentation.	172
Tab. 13.1:	Leitsätze und inhaltliche Projektplanung.	194
Tab. 14.1:	Übersicht Verfahren/Kurzform (siehe auch ▶ Kap. 22).	209
Tab. 14.2:	Basismethoden und Zielsetzungen nach Tietze (2003, zit. n. Kocks et al. 2012, S. 9.), exemplarisch.	221
Tab. 17.1:	Gesprächsleitfaden für einen Pflegebesuch bei Bewohner*innen/Gäste und Klienten*innen.	266

Zum Anfang steht der Dank!

Das vorliegende Buch beschreibt die Bemühungen aller Mitarbeitenden der Wilhelmshilfe gegen Gewalt in der Pflege und berichtet über das umfangreiche Projekt »Halt!(-ung)«.

Unser Dank gilt insbesondere den Leitungen, die bei der Entwicklung von Verfahren mitgewirkt haben. Sie haben diese in den Einrichtungen umgesetzt und die Mitarbeitenden eingebunden. Sie haben sich neuen Herausforderungen gestellt, sich für neue Verfahren und Ideen geöffnet und waren bereit, diese auszuprobieren. Ansätze wurden verworfen und neue entwickelt oder gemeinsam weiterentwickelt. Sie haben den Weg mit viel Ausdauer und Herzblut mitbereitet – was für ein Engagement!

Carina Burger, Olga Deis, Marion Doll, Nicole Eisele, Milica Grubesa, Nikolas Hartdegen, Michaela Holke, Danica Korenic, Melanie Kutschke-Frye, Christina Lude, Steffi Möser, Jutta Müller, Brigitte Rapp, Marianne Richter, Wolfgang Röder, Roma Rusch, Anna Schall, Ute Schmitt, Larissa Schreck, Corinna Ziegelin, Adelina Zuka, gilt ein herzliches Dankeschön

Wir möchten auch der Personalleitung und der Mitarbeitendenvertretung danken. Sie haben an Verfahren mitgearbeitet, diskutiert und um Lösungen und gute Wege gerungen. Es geht nur gemeinsam. Das war wirklich bemerkenswert! Stellvertretend danken wir:
Stefan Krazer und Andreas Kielkopf, Erika Gülch, Janet Gazza, Constanze Kothy.

Was wären wir ohne Mitarbeitende, die von Beginn an interessiert waren, die sich geöffnet, mitgestaltet und -diskutiert haben und damit einen wesentlichen Beitrag zum Gelingen des Projekts geleistet haben. Es sind sie ALLE, die täglich mit den Menschen mit Pflegebedarf und deren Angehörigen den Alltag gestalten. Den Mitarbeitenden in allen Einrichtungen gilt unser besonderer Dank.

Wir danken Anna Hunkemöller (Bildungsreferentin) für ihre intensive Begleitung, wertvolle Unterstützung bei der Umsetzung der Verfahren sowie bei der Organisation und Durchführung von Schulungen und Fortbildungen. Viele der Verfahren und kreativen Ideen wurden von ihr auf den Weg gebracht – das war und ist beeindruckend.

Wir danken Katja Thiele (Pflegereferentin), insbesondere für die grundlegende Neugestaltung der Pflegevisite zum Pflegebesuch. Danke, für das Mitdenken, das gemeinsame Reflektieren im Prozess sowie für die Unterstützung bei der Umsetzung in den Einrichtungen.

Wir möchten unseren Dank an die Referentinnen für Personal-, Unternehmens- und Organisationsentwicklung und Unternehmenskommunikation, Renate Müller-Birk und Kristina Kramer, aussprechen. Ihr Engagement hat es ermöglicht, dass das Thema nach innen und außen Wirkung zeigen konnte. Susanne Ruhland, dass sie alles in die QM-Form bringt und ihr Mitdenken und -bewegen. Ebenso danken wir Regina Weiß, die durch Beiträge zur Digitalisierung unterstützt hat. Das anhaltende Engagement, dieses Anliegen über die Jahre mitzutragen und immer wieder zu befördern und alle Akteure einzubeziehen, ist bemerkenswert.

Praxisanleitung und -entwicklung sind unverzichtbar. Sie befördern, dass Schulungsinhalte, Verfahren oder eine Haltung bei den Mitarbeitenden ankommt. Durch Besuche bei Pflegenden und durch Ausbildung vermitteln sie Haltung im Alltag. Ohne die Bemühungen von Anna Hunkemöller und den Kollegen*innen wären wir nicht dort, wo wir heute sind. Den engagierten Wohnbereichsleitungen danken wir gleichermaßen für Ihr großes Engagement in diesem Bereich! Sie alle tragen dazu bei, dass unsere Werte erlebbar werden. Insbesondere sind folgende Personen zu nennen:

Stephan Abt, Magdalena Bosch, Madlen Bleher, Cornelia Gaissert, Cornelia Geiger, Elke Goller, Azra Hadzic, Aida Karabegovic, Constanze Kothy, Susanne Lobner, Willy Röckel, Christina Schüler, Andrea Sipot, Hella Spohn, Elke Stange, Franziska Sturm, Franziska Regaard, Denise Zocher, Aida Tengler und Sofia Walz.

Unserer Ombudsfrau, die mit Herzblut und ehrenamtlichem Engagement die Sorgen und Nöte aufnimmt und weiterbearbeitet, verdient besondere Anerkennung. Sie schenkt den Menschen ihre Zeit und bringt sich immer wieder im Projekt ein. Was wäre die Diakonie ohne solche Menschen! Unser Dank gilt auch den Ehrenamtlichen, die sich Zeit für Schulungen genommen haben und mit uns diskutiert und reflektiert haben. Stellvertretend möchten wir hier die Ombudsfrau, Frau Magdalene Lutz-Rolf, nennen.

Herzlich bedanken wir uns bei unserem Rechtsanwalt Herr Dr. Reinhard Sieler für seine Unterstützung beim Formulieren des Kapitels »Notwehr und Nothilfe«.

Für den Vertrauensvorschuss nach den Gewaltvorfällen im Jahre 2019 bedanken wir uns herzlich bei den Bewohner*innen und Angehörigen. Ihre Unterstützung, Ermutigung und aktive Beteiligung im Heimbeirat waren und sind keineswegs selbstverständlich.

Dieser Prozess stellt einen fortlaufenden Organisationsentwicklungsprozess dar, der ohne die Unterstützung des Aufsichtsrates nicht möglich wäre. Die ideelle Unterstützung, die inhaltliche Diskussion und das Mittragen des Projekt »Halt!(-ung)« war wertvoll und machen diakonische Werte greifbar.

Wir sind auf Rückmeldung und Reflexion angewiesen. Die kommunalen Vertretungen haben mit uns diskutiert, mitgedacht und uns wertvolle Hinweise gegeben. Gemeinsam haben wir Fachtage vorbereitet und durchgeführt, informiert und das Thema in die Stadt und den Landkreis getragen. Ihr Engagement war eine wertvolle Unterstützung. An dieser

Stelle möchten wir stellvertretend Isabell Schröder, Ralf Liebrecht sowie Wolfgang Hoffmann danken.

Einiges konnte durch finanzielle Zuwendungen realisiert werden, die es uns ermöglicht haben, das Projekt und die Schulungen etc. umzusetzen. Unser Dank gilt dem Diakonischen Werk Württemberg e.V. für seine Unterstützung und das Interesse an unserem Projekt.

Wenn jemand vergessen wurde – Sie sind in den Dank eingeschlossen.

Mit Blick auf die Zukunft möchten wir unsere Bemühungen zu diesem Thema fortsetzen. Wir sind uns bewusst, dass die Herausforderungen in der Pflege zunehmen und wir sind bereit, diese zu gestalten. Wir freuen uns auf die Zusammenarbeit mit allen Beteiligten. Gemeinsam können wir einen Unterschied machen und das Leben der Menschen, die bei uns leben und arbeiten, positiv beeinflussen.

Geleitwort von Angelika Zegelin

Hier kommt ein wichtiges Buch!

Seit über 20 Jahren wird über das Tabuthema Gewalt in der Pflege offen diskutiert. Zunächst erschien dieser Bereich immun, inzwischen wissen wir von Missbrauch in Kinderheimen oder Kirchenkreisen.

Ursächlich scheinen mir die Themen Abhängigkeit einerseits und Macht andererseits. Im Buch werden zahlreiche Definitionen und Gewalttheorien vorgestellt. In der Pflege gibt es eine große Bandbreite von Gewaltausübung, etwa von sprachlichen Dingen, von Vernachlässigung bis hin zu tätlichen Ausbrüchen. Wahrscheinlich kommt auch Übermedikation an »Ruhigstellung« dazu. Diese zahlreichen Vorstufen sind wahrscheinlich Alltag, kommen nie an die Öffentlichkeit. Meistens interessieren sexuelle Übergriffe oder gar Tötungsdelikte.

Das Pflegesetting legt (zumindest) subtile Gewalt nahe. Es geht um nahe Körperlichkeit, um menschliche Ausnahmesituationen. Wer will schon völlig auf Andere angewiesen sein, seine Autonomie verlieren, in einer Institution eine*r von Vielen sein. Der Personalmangel in den letzten Jahren führt auch (und gerade) engagierte Fachpersonen an ihre Grenzen, in diesen Arbeitsbedingungen ist eine menschliche, personenzentrierte Pflege kaum möglich, Hetze und Stress bestimmen Alles. Hinzukommt herausforderndes Verhalten von Demenzkranken, die nötige Hilfeleistung wird oft abgelehnt. Trotzdem gibt es noch viele Einrichtungen, in denen ein gutes Klima herrscht.

In der häuslichen Pflege gibt es viele Angehörige. Jahrelang kümmern sie sich liebevoll und aufopfernd um die Menschen: 24 Stunden, rund um die Uhr – geben ihr eigenes Leben auf. Unsere Gesellschaft ist singulär. Irgendwann können sie nicht mehr, stoßen dann auf ein zersplittertes bürokratisches System und kaum Hilfen (außer Institutionalisierung).

Ehrlich gesagt, ich wundere mich, dass es nicht viel mehr Meldungen über Gewalt in der Pflege gibt. Es arbeiten über eine Million Menschen dort, Genaues weiß man nicht. Menschen mit unterschiedlichen Hintergründen, selbst Gewaltopfer, verschiedene Bildungs- und Kulturhorizonte. Trotzdem ist eine »Personalisierung« der Vorfälle falsch, es geht um »systemimmanente« Vorgänge, etwa Überforderung. Allein etwa die Tatsache, dass Pflegende oft allein arbeiten – zum Beispiel im Nachtdienst verantwortlich für über hundert Menschen.

In der letzten Zeit geht es ja oft um Gewalt im Krankenhaus, besonders in den Notaufnahmen – dort sind Sicherdienste inzwischen normal, eine Änderung ist schon lange beabsichtigt.

Darum geht es in diesem Buch nicht, aber auch dort wäre eine Aufarbeitung wichtig. Ansonsten haben die Autor*innen hier die verschiedenen Gewaltkonstellationen in der Langzeitpflege bearbeitet, Mitarbeiter*innen gegen Bewohner*innen, Pflegebedürftige untereinander, Personal gegeneinander, Problematik zuhause.

Durch das Buch habe ich viel gelernt, besonders auch durch die Fallbeispiele. Auslösend waren offenbar die Ereignisse in einer Einrichtung der »Wilhelmshilfe« – dies zieht sich als Beispiel durch die Texte. Alles ist gut strukturiert, die Kapitel enden mit Fazit und Empfehlungen. Insgesamt wurden viele Quellen verarbeitet, sowohl grundlegende als auch neuzeitliche Texte.

Im Vordergrund stehen Vorschläge zur Prävention und zur Bearbeitung. In der Wilhelmshilfe wurden viele Prozesse in Gang gesetzt. Hier ist nun zu wünschen, dass viele Einrichtungen diese Ideen übernehmen – auch ohne bekanntgewordene Zwischenfälle.

Ganz wichtig erscheint mir dabei die Offenlegung – dies ist mehrmals Thema in den Texten. Ein Klima des Redens in den Teams, eine Stärkung der Leitungen. In vielen Besprechungen sollten Gewalteindrücke thematisiert und kollegiale Beratung vorgesehen werden. Ich weiß, dass dies »fromme Wünsche« sind angesichts eines großen Zeitnotstandes und einer Unterfinanzierung. Seit Jahren plädiere ich für eine Orientierung der Einrichtungen in ihrem Umfeld, Fördervereine, Bürgernähe, Ehrenamtliche. Auch eine erhöhte Aufmerksamkeit scheint mir angezeigt, Meldesysteme – bis hin zu Whistleblowing – wohlwissend, dass dies ein Klima des Misstrauens schüren kann. Auch sollten alle Berufsgruppen in (totalen) Institutionen einbezogen werden, Service, Beirat und weitere, auch die Hausmeisterei.

Vorbote gibt es fast immer, etwa sprachliche Herabsetzung. Die ersten Prozesse zu Patient*innentötungen in Kliniken habe ich verfolgt, dort ging es auch um schäbige Begriffe weit vorab. Niemand regte sich unter den Kolleg*innen auf, überhaupt wird bei Heimskandalen immer wieder später gesagt »ja, wir haben uns auch gewundert, dass nun eine Windel für 2 Tage reichen soll« und Ähnliches. Pflegenden fehlt oft der Mut, das Team hat einen hohen Stellenwert – man ergibt sich in wechselseitiger Ohnmacht.

Präventiv war in meinen Projekten in der Altenarbeit auch immer wichtig, sich an der Person und ihrer Biografie zu orientieren. Leider ist die (fachliche) Biografiearbeit vielfach verlorengegangen, die Pflegenden erleben die Bewohner nur noch als »Pflegebündel«. Vielfach habe ich dann nach der Neueinführung gehört »oh, der war früher Kapitän«, oder »Frau Schmidt war beim Ballett« usw., dadurch ergab sich ein neuer Respekt.

Gut ist sicher auch der Vorschlag, an Werten und Haltungen zu arbeiten, an ethischen Orientierungen – und dies auch mit Wertschätzung zu fördern. Inzwischen gibt es zahlreiche Muster für Fortbildungen zum Thema –

diese sollten regelmäßig angeboten werden. Auch in Ausbildungen und Studiengängen ist das Thema Gewalt in der Pflege zu bearbeiten.

Nochmal: Ich halte die Gewaltgefahr in der Pflege für allgegenwärtig, aufgrund der Konstellationen, die Gewalt hat hier viele Gesichter! Durch die Beschäftigung mit diesem Thema kann Missbrauch reduziert werden. Das Buch von Berger, Hennings und Bär liefert dazu einen hervorragenden Beitrag.

Dortmund im Juli 2024

Prof. Dr. Angelika Zegelin,
Krankenschwester und Pflegewissenschaftlerin (vorm. Uni Witten/Herdecke)
www.angelika-zegelin.de

Geleitwort von Kornelius Knapp

Liebe Leserin, lieber Leser,

mit der vorliegenden Veröffentlichung der Wilhelmshilfe wird das sehr wichtige Thema der Gewalt aus der Perspektive der eigenen Betroffenheit in die Fachöffentlichkeit gebracht. Das ist ein wichtiger Schritt zur Anerkennung und Aufarbeitung. Ebenso ist es wichtig zur Prävention und der Entwicklung einer starken Haltung, die keinerlei Gewalt – in welcher Form auch immer – zulässt.

Die Befassung mit dem Thema ist wichtig, da Gewalt in allen gesellschaftlichen Kontexten auftreten kann, in denen es strukturell angelegte Formen von Macht gibt. Wo es Macht gibt, kann es schnell zu Machtmissbrauch kommen. Da es in allen Hilfebereichen des Sozialen ein Machtgefälle gibt, macht es erforderlich, sich dezidiert damit zu befassen und alle Formen des Machtmissbrauchs zu diskreditieren, Prozesse zu überprüfen, Risiken zu erkennen und diese bestmöglich zu unterbinden. Die Arbeit auf Augenhöhe und die Partizipation gehören ebenso dazu wie die Schaffung von Transparenz und Maßnahmen zur Intervention. Die Wilhelmshilfe geht voran, wenn sie den Blick auf dieses Thema legt und zeigt sich mit der Publikation als Vorreiterin.

Derzeit findet im Bereich der Kirche, der Diakonie sowie in der gesamten Sozialen Arbeit eine intensive Befassung mit dem Thema der sexualisierten Gewalt statt. Dies hat den Hintergrund, dass die sexualisiert Gewalt besonders menschenverachtend und entwürdigend ist. Es ist dabei zu beachten, dass erstens in der Anbahnung in aller Regel vielfältige Grenzverschiebungen stattfinden. Zweitens geht sexualisierte Gewalt immer mit anderen Formen von Gewalt, wie der körperlichen und psychischen Gewalt, einher. Aus diesem Grund ist es sehr konsequent, wenn die Wilhelmshilfe mit der vorliegenden Publikation einen sehr breiten Gewaltbegriff zugrunde legt und alle Formen von Gewalt in den Blick nimmt.

In der Vergangenheit wurde eine institutionelle Befassung mit dem Thema häufig mit dem Verweis darauf abgelehnt, weil es Einzelfälle seien. Ja, jeder Fall ist einzeln und gehört einzeln aufgearbeitet – aber auch systematisch und bezogen auf die Institution ist die Bearbeitung nötig. Werden diese Taten durch Mitarbeitende zum Nachteil Schutzbefohlener oder durch Mitarbeitende zum Nachteil anderer Mitarbeitender im Rahmen eines zu ihnen bestehenden Abhängigkeitsverhältnisses verübt, trägt die Institution aufgrund der bestehenden Asymmetrie und Machtdifferenz in besonderer Weise Verantwortung, die ihr anvertrauten Menschen zu schützen.

Deshalb ist es Aufgabe einer jeden Einrichtung, sich systematisch und präventiv mit dem Thema der Gewalt zu befassen. Dabei sind alle Formen von Gewalt und alle Täter*innenkonstellationen, auch die Gewalt durch Klient*innen, zu berücksichtigen.

In allen sozialen Einrichtungen, nicht nur in der Diakonie und nicht nur in der Altenpflege, ist es erforderlich, dass das Thema der Gewalt systematisch bearbeitet wird. Dafür ist ein Schutzkonzept auf der Basis einer Risikoanalyse zu entwickeln, das für alle Akteur*innen in der Einrichtung eine große Handlungssicherheit bedeutet. Sonst häufig unangenehme Themen und häufig schambehaftete Handlungsweisen werden damit aussprechbar, benennbar und damit sanktionierbar. Entscheidend ist bei Schutzkonzepten zweierlei: Es muss gut an die Situation in der Einrichtung angepasst sein, sodass es auf die realen Risiken eine klare Antwort gibt. Darüber hinaus muss es den Weg ins tägliche Handeln finden. Nur wenn das Schutzkonzept die Arbeit in der Einrichtung prägt, ist es lebendig. Nur dann schützt es.

Ich wünsche der Publikation, dass sie viele interessierte Leser*innen findet. Möge sie Anregung sein, bei der Entwicklung und Umsetzung von Konzepten, Gewalt in der Pflege in den Blick zu nehmen und zu verhindern.

Das Thema ist zu wichtig, als dass es in Aktenordnern oder Bücherregalen verschwindet. Ein gelebtes Schutzkonzept geht in der diakonischen Haltung auf, nach der die Bedarfe und Bedürfnisse der Menschen das Zentrum und das Ziel allen Handelns sind. Denn, wie es im Leitbild der Diakonie beschrieben ist, steht die Würde des Menschen – auf der Basis der biblischen Botschaft – im Mittelpunkt all unseren Handelns.

Ich danke der Wilhelmshilfe für die Publikation und die vielfältigen Impulse im Verband, die uns bei der Bearbeitung des Themas als Unterstützung dienen. Allen Leserinnen und Lesern wünsche ich eine im besten Sinne anregende Lektüre sowie viel Erfolg bei der Entwicklung und Implementierung von einrichtungsspezifischen Schutzkonzepten.

Stuttgart im August 2024

Dr. Kornelius Knapp
Vorstand Sozialpolitik, Diakonisches Werk Württemberg

Einführung – wie eine Krise den Alltag verändern kann

»Große Notfälle und Krisen zeigen uns, um wie viel größer unsere vitalen Ressourcen sind als wir selbst annahmen.« (W. James)

Zumeist kommen Gewaltvorkommnisse in der Pflege mit einer Schlagkraft ans Licht, die alle Beteiligten erst einmal überfordert. Dies liegt auch daran, weil Leitungen und/oder Mitarbeitende in der Altenhilfe oft davon ausgehen, dass Gewalt in ihren eigenen Einrichtungen kein Thema ist oder sein darf. Es besteht oft die Auffassung, dass Gewalt nur bei den sogenannten »schwarzen Schafen« vorkommt oder dass es sich bei »Gewalt in der Pflege« lediglich um Einzelfälle handelt. Kurzgefasst: Man ist froh, wenn man von dem Thema quasi verschont bleibt oder geblieben ist.

Das ist verständlich, spiegelt aber eine gewisse Tabuisierung dieses Themas wider. Und wenn ein Gewaltvorfall dann geschieht, kommt die Scham oder das Gefühl, versagt zu haben dazu, begleitet von einer gewissen Ohnmacht, Angst und Hilflosigkeit, was in einem solchen Fall zu tun ist. Auf der einen Seite steht die Überforderung bei Gewaltvorkommnissen, auf der anderen Seite die Skandalisierung sowie die Tabuisierung des Vorfalls. Das ist der Dreiklang, der einen offenen Umgang mit diesem Thema, einen wirklichen Dialog in der Einrichtung und mit anderen Einrichtungen verhindert.

Da stellt sich doch zuallererst die Frage: Warum fällt es so schwer über dieses Thema ins Gespräch zu kommen oder aktiv daran zu arbeiten? Geht es um die Frage der Wahrnehmung nach außen, also darum: Was denken Andere, wenn das Thema prominent gemacht oder bearbeitet wird? Ist es die Angst vor einer Reaktion der Prüfungsinstanzen, wenn man einen Gewaltvorfall bearbeitet? Oder geht es darum, dass ein Gewaltvorfall oder die Auseinandersetzung mit dem Thema »Gewalt in der Pflege« Auswirkungen darauf haben könnte, dass die Menschen mit Pflegebedarf und ihre An-/Zugehörigen das Vertrauen verlieren?

Viele Fragen, die Sie als Leser*in vielleicht erst einmal beschäftigen. Und gleich zu Beginn: Lassen Sie sich darauf ein, sich dem Thema zu nähern und es aktiv anzugehen, denn zu agieren erlaubt es, Perspektiven zu entwickeln, wie man mit »Gewalt in der Pflege« umgehen möchte, wenn diese in der eigenen Organisation tatsächlich auftritt. Wenn man sich diesem Thema annimmt, dann entwickelt sich ein Prozess, der die Organisation verändert. Es ist legitim, sich gegen das aktiv werden, zu entscheiden. Das heißt aber auch, sich im Zweifelsfall dafür zu entscheiden, dass man reagieren muss, man völlig unvorbereitet mit einem Gewaltvorfall konfrontiert wird oder anderes gesagt, man kalt erwischt wird.

Es ist klar, dass sich jeder Gewaltvorfall anders zeigt und stets eine starke Betroffenheit auslöst. Nach der Aufarbeitung eines Gewaltvorfalls im Rahmen einer Schulung antwortete eine Einrichtungsleitung auf die Frage, was sie hierlassen würde: »Die Angst« – eine schlichte, durchdringende Antwort, denn es wird klar: Sich mit diesem Thema zu beschäftigen macht mutig(er), indem man Handlungsoptionen schafft und gemeinsam Schutzräume gestaltet.

Anlass für dieses Buch

Warum und wie kommt man dazu, sich so intensiv mit diesem Thema zu beschäftigen und ein Buch darüber zu schreiben? Weil man als Träger »kalt erwischt« wurde und niemals damit gerechnet hätte, dass man als Vorstand, Leitung oder als Mitarbeitende mit derartigen Gewaltvorfällen konfrontiert werden würde.

Die Wilhelmshilfe e. V. in Göppingen wurde im Jahre 2019 mit einem Gewaltvorfall konfrontiert, der »ein Beben« in den Einrichtungen und bei den Menschen ausgelöst hat.

Was war passiert? Im Februar 2019 wurde eine Altenpflegerin, die bereits 18 Jahre beim Träger tätig war, an ihrem Arbeitsplatz von der Polizei verhaftet. Der Grund für die Verhaftung: Verdacht von sexuellem Missbrauch an Bewohner*innen mit schwerer Demenz und zudem, diesen Missbrauch jeweils gefilmt zu haben. Die Ermittlungsbehörden wurden auf die Mitarbeitende aufmerksam, weil im Jahre 2017 ein Mann von der Staatsanwaltschaft Tübingen festgenommen wurde. Die Ermittler*innen waren ihm Rahmen der Untersuchung dieses Falles auf die Videoaufnahmen der Altenpflegerin gestoßen. Die Angeklagte wurde im Oktober 2019 zu einer Freiheitsstrafe von drei Jahren verurteilt. Die Motive der damals 47-jährigen Altenpflegerin sind bis heute unklar.

Bei den missbrauchten Bewohner*innen handelte es sich um Personen im Alter von 75 bis 91 Jahren, die in einem »beschützenden Wohnbereich« des Pflegeheims in Bartenbach wohnten. Nach Aussagen der Kolleg*innen auf dem Wohnbereich habe es keine Hinweise auf mögliche Misshandlungen gegeben.

So die Ausgangslage – wie bereits erwähnt, man wurde »kalt erwischt«. Die Wilhelmshilfe hat sich daher bewusst dafür entschieden, diese Ereignisse gründlich aufzuarbeiten und Aussagen, wie »das ist doch ein Einzelfall« oder »das passiert doch überall« nicht gelten zu lassen. Sie gelten im Übrigen per se nicht, denn sie befördern eine Verharmlosung und man tappt in eine Normalisierungsfalle. Gewaltvorfälle passieren, das ist richtig, aber wichtiger ist, was man unternimmt, um solche zu vermeiden oder mit diesen umzugehen.

Seitdem verfolgte und verfolgt die Wilhelmshilfe drei Ziele. Erstens, diese dargestellten Gewaltereignisse aufzuarbeiten. Zweitens aus den Ereignissen zu lernen, um bei weiteren Vorfällen bzw. Verdachtsfällen adäquat handeln zu können. Drittens, alles Mögliche dafür zu tun, dass solche Vorfälle in der Wilhelmshilfe möglichst nicht mehr vorkommen.

Pflegeheime und weitere Organisationen der Altenhilfe[1] scheinen Kristallisationspunkte von Gewalt zu sein. In der Auseinandersetzung mit dem Thema »Gewalt« hat der Träger eine andere »Halt!(-ung)!« entwickelt, die deutlich macht: Gewalt geht uns alle an, d. h. Mitarbeitende, An- und Zugehörige, Ehrenamtliche, Leitungen, Menschen mit Pflegebedarf sowie Mitbewerber*innen, Prüfungsinstanzen, auch Bürger*innen und die verantwortlichen Akteur*innen in der Kommune.

Nach der Lektüre dieses Buches werden Sie (auch) etwas über die Gewalt an alten Menschen in der Kommune wissen und nachvollziehen können, warum bei einer Auseinandersetzung mit »Gewalt in der Pflege« sehr viele Akteur*innen einbezogen werden sollten, damit das Thema eben nicht im Sumpf der Skandalisierung stecken bleibt, sondern gemeinsam Handlungsoptionen entwickelt werden. Skandalisierung, die medial aufbereitet wird, nützt wenig, fördert das Gegenteil, nämlich dass das Thema Gewalt im Rahmen der Pflege alter Menschen weiter in der Tabuzone bleibt.

Die Wilhelmshilfe möchte den Dialog fördern und »Halt!(-ung)« zeigen, um zu einer Enttabuisierung beizutragen. Dieses Wortspiel von Halt! und Haltung weist auf einen Anspruch hin, mit dem Thema »Gewalt in der Pflege« umzugehen. So wie jede Hand fünf Finger hat, wurden jeweils fünf Ansprüche zu »Halt« und »Haltung« formuliert. Mit dem Signalwort »Halt!« soll vermittelt werden, dass bei Gewaltereignissen oder Verdachtsmomenten in den Einrichtungen der Wilhelmshilfe buchstäblich »Halt!« gemacht wird. Mit dem Wort »Haltung« hingegen wird betont, dass eine Haltung zum Thema Gewalt entwickelt werden muss, damit die fünf Aspekte zu »Halt« auch umgesetzt werden können. Die daraus entwickelten Leitsätze bilden das Fundament einer umfangreichen Projekt- und Maßnahmenplanung. Diese Leitsätze können Sie im ▶ Kap. 13 nachlesen.

Das Projekt »Halt!(-ung)« wird verständlicherweise nie gänzlich abgeschlossen sein, denn die Mitarbeitenden der Wilhelmshilfe lernen immer dazu. Denn: Nicht alles, was zu Beginn angedacht war, war gleich richtig, musste ggf. nochmals durchdacht, überarbeitet oder auch gänzlich neu bedacht und verändert werden. Das gilt bis heute. Dieser Prozess war und ist absolut lohnenswert und wir möchten Interessierte gerne an diesen Erfahrungen beteiligen. Deshalb stellt der Träger das gesamte Wissen und alle Verfahren und Dokumente zur Verfügung, die in den vergangenen Jahren, im Rahmen des Projekts, entstanden sind. Dokumente sowie Verfahrens-

---

1 Wenn in diesem Buch von Einrichtungen oder Organisationen der Altenhilfe gesprochen wird, sind damit auch ambulante Dienste oder Tagespflegen gemeint.

anweisungen finden Sie im elektronischen Zusatzmaterial (▶ Kap. 22), das Ihnen online zur Verfügung steht.

Beachten Sie bitte, dass diese Materialien nicht einfach eins zu eins übernommen werden können. Die Inhalte schaffen vielmehr Anregungen für eigene Prozesse oder geben Impulse, wie man sich dem Thema nähern kann oder wie man es nicht tun möchte. Letzteres kann auch eine Entscheidung sein. Auch die Wilhelmshilfe befindet sich weiter auf dem Weg, Prozesse zu überdenken. Es gab im Rahmen der Corona-Pandemie immer wieder Verzögerungen und neue Anläufe, Mitarbeitende zu schulen oder Verfahren fertig zu stellen. Es kann nicht alles auf einmal erarbeitet und umgesetzt werden. Ein realistischer Zeitrahmen ist wichtig und wir gehen von drei bis fünf Jahren aus. Lassen Sie sich nicht entmutigen. Gehen Sie langsam voran und schätzen Sie das wert, was Sie gemeinsam mit Ihren Kollegen*innen schaffen oder geschafft haben.

Das Buch ist modular aufgebaut, das heißt einzelne Bausteine des Buches können herausgenommen und die Themen jeweils separat bearbeitet, besprochen oder geschult werden. Überlegen Sie, welche Themen bei Ihnen Priorität haben, und wie eine dauerhafte Umsetzung sichergestellt werden kann. In ▶ Kap. 21 geben wir Empfehlungen zur Priorisierung der einzelnen Bausteine. Zu Beginn des Buches gleich die Ermutigung: Starten Sie in Ihrem Tempo!

Wie ist das Buch aufgebaut oder Wege zur »Halt! (-ung)«

Im ▶ Teil I des Buches werden Definitionen, Formen der Gewalt sowie Erklärungsmodelle vorgestellt. Anschließend sogenannte »Fallen zum Thema Gewalt« thematisiert, wie z. B. die Skandalisierungs- oder Normalisierungsfallen. Dann folgen unterschiedliche Konstellationen von Gewalt, die die Komplexität des Themas in der Altenhilfe widerspiegeln. Denn Gewalt ist nicht nur ein Phänomen, das von Mitarbeitenden gegenüber Menschen mit Pflegebedarf ausgeübt wird, sondern auch umgekehrt. Gleichermaßen zeigt sich auch Gewalt von Menschen mit Pflegebedarf gegenüber An- oder Zugehörigen oder gegenüber anderen Pflegebedürftigen.

Der erste Teil mit den verschiedenen Kapiteln bildet das theoretische Fundament und gibt zudem Hinweise auf Prävalenzen, Ursachen und zeigt Möglichkeiten auf, erste Anzeichen oder Folgen von Gewaltausübung wahrzunehmen und zu bearbeiten.

Im ▶ Teil II des Buches starten wir – ausgehend von den Gewaltereignissen in der Wilhelmshilfe – wie man mit solch medial wirksamen Gewaltvorfällen umgehen kann. Dabei soll den Lesenden klar werden, warum wir dieses umfangreiche Projekt ins Leben gerufen haben. Wir veranschaulichen das Vorgehen der Wilhelmshilfe anhand des bereits beschriebenen Gewaltvorfalls. Daran anschließend wird die Entwicklung eines Haltungs- oder Schutzkonzeptes[2] mithilfe einzelner Bausteine ausführlich beschrieben und Handlungsempfehlungen formuliert. Diese Bausteine skizzieren die Entwicklung der Leitsätze, die Erstellung von Verfahren und die Schulung aller Akteur*innen. Sie thematisieren auch das Thema »Außendarstellung« sowie die Zusammenarbeit mit der Kommune. Nicht zu vergessen: Aspekte struktureller Gewalt, die Mitarbeitende an ihre Grenzen bringen können, wie z. B. Dienst- und Einsatzplanung, Ausfallmanagement und Arbeitsverdichtung sowie das Thema Arbeitsschutz werden gleichermaßen dargestellt. Zudem werden rechtliche Rahmenbedingungen sowie konkrete Handlungsempfehlungen für das Thema »Polizeiliches Führungszeugnis« thematisiert. Dieser Teil endet mit einem Plädoyer »In alle Richtungen gesprächsoffen zu sein und zu bleiben«, damit nachhaltiges Handeln möglich ist.

Im ▶ Teil III, dem elektronischen Zusatzmaterial (▶ Kap. 22), werden alle Verfahren und Arbeitsergebnisse des Projekts dargestellt. Diese können genutzt und auf die Bedarfe der jeweiligen Einrichtung angepasst bzw. als Anregung genutzt werden. Einen Hinweis zum Umgang mit diesem Zusatzmaterial finden Sie im Ausblick und Resümee (▶ Kap. 21).

Jedes Kapitel soll für sich allein stehen können, sodass Redundanzen beabsichtigt sind.

Eine Anmerkung zum Schluss: Häufig werden wir von Einrichtungsleitungen, Trägern oder Einzelpersonen unter vorgehaltener Hand über Gewaltereignissen informiert und gebeten, diese Informationen vertraulich zu behandeln, damit nichts nach außen dringt. Schutzräume sind gut und wichtig. Und wir möchten uns mit Ihnen gemeinsam auf dem Weg machen und das Thema »Gewalt in der Pflege« aus der Tabuzone der »Vorgehaltenen Hand« holen, denn eine kontinuierliche Befassung mit dem Thema »Gewalt in der Pflege« ist für die Altenhilfe bzw. für die Menschen, die in diesem Bereich leben und arbeiten, unerlässlich.

Wir freuen uns auf einen Dialog mit Ihnen. Teilen Sie uns Ihre Erfahrungen zum Thema »Gewalt in der Pflege« mit, informieren Sie uns über Ihre Projekte und geben Sie uns Rückmeldung zu diesem Buch. Der gemeinsame Lernweg geht weiter, jetzt gemeinsam, denn zusammen sind unsere vitalen Ressourcen größer als wir das selbst annehmen (s. Zitat am Anfang). Das heißt Krisen fordern uns zwar heraus, aber sie bringen innere Stärken, wie Mut und Kreativität zum Vorschein und unterstützen uns dabei, voranzukommen.

Bianca Berger   Dagmar Hennings   Matthias Bär

---

2 In Einrichtungen der Diakonie und Caritas ist die Umsetzung von Schutzkonzepten verpflichtend. Leider wird vornehmlich sexuelle oder sexualisierte Gewalt in den Blick genommen.

Zur besseren Orientierung im Buch

👥   steht für Fallbeispiel

📖   steht für Definition

⚠   steht für Hinweis

💡   steht für Merke

Teil I

1 Gewalt – Definition – Oder: worüber sprechen wir eigentlich?

»*Gewalt beginnt, wo das Reden aufhört.*« (H. Arendt)

Wenn man über Gewalt oder »Gewalt in der Pflege« spricht, dann wird deutlich, dass die agierenden Personen Gewalt unterschiedlich deuten. Was bei der einen mit »ach was, das ist doch keine Gewalt« bewertet wird, wird von einer anderen bereits als das Erleben von Gewalt wahrgenommen. In dem Zitat von Hanna Arendt wird eine Definition von Gewalt benannt, die dann ihren Anfang nimmt, wenn man nicht mehr miteinander spricht oder man nicht (mehr) ins Gespräch miteinander kommen möchte. Beim Lesen dieses Zitats könnten Sie sich fragen, ob Sie dieser Aussage zustimmen oder ob sie eine andere Deutung zum Thema Gewalt haben.

Zuerst ein Beispiel dafür, wenn das Reden aufhört oder »abgewürgt« wird beziehungsweise nicht zustande kommt. Im Rahmen einer Fortbildung äußerte eine Kollegin, dass ein Bewohner ihr immer wieder an den Hintern fassen würde und sie das störe. Dem Bewohner habe sie das sehr deutlich mitgeteilt, dass er das unterlassen solle. Als sie diese Vorfälle im Team zur Sprache brachte, wurde darauf abwinkend reagiert und die Kollegin mit den folgenden Aussagen »das sei normal« und »der sei halt Südländer« konfrontiert.

Was ist in dieser Situation passiert? Die Kollegin ist betroffen, erlebt sexuelle Belästigung als eine Form der Gewalt, sie äußert ihre subjektive Betroffenheit und erwartet von ihren Kollegen*innen Empathie, zumindest eine Äußerung von Betroffenheit oder eine Form von Unterstützung. Was erlebt sie? Sie erlebt eine völlig andere Situationsdeutung: »das sei normal« und damit das Herunterspielen der eigenen Betroffenheit und der geschilderten Vorfälle.

Was lässt sich aus solchen Situationen lernen, wenn man sie nochmals reflektiert? Entweder gibt es, wie bereits dargestellt, völlig unterschiedliche Deutungen und Definitionen von Gewalt im Team oder man hat sich mit Übergriffen dieser Art arrangiert, muss diese im Alltag »herunterspielen« oder mit sich »selbst ausmachen«. Warum ist das so? Vielleicht hat man bisher über Gewaltvorkommnisse und die eigene Betroffenheit nicht gesprochen gegebenenfalls wurde man im Team selbst so sozialisiert, dass solche Vorfälle zum Alltag gehören. Es könnte auch sein, dass eine gewisse Hilflosigkeit überspielt wird, weil man unsicher ist, was zu tun ist oder was von einem selbst erwartet wird.

Letztlich erlebt die belästigte Kollegin, dass ihre Schilderung und ihre Sorge nicht ernst genommen werden. Damit erfährt sie erneut eine Form von Abwertung, indem die Kolleg*innen die Vorfälle quasi legitimieren oder normalisieren. Mögliche Folgen: Sie wird sich künftig überlegen, ob sie solche Vorfälle noch thematisiert oder ob sie sich an das Verhalten des Teams und an deren Deutung von Gewalt und deren Legitimierung (»Normal«) anpasst. Es kann aber auch sein, dass die Kollegin sich mit weiteren Schilderungen zurücknimmt, weil sie davon ausgeht, dass sie überreagiert hat und sie diejenige ist, die nicht »normal« ist.

Verstehen Sie uns nicht falsch! Die geschilderte Situation soll nicht die Reaktion des Teams »vorführen«, sondern diese soll deutlich machen, wie wichtig es ist, Räume zu schaffen, um über Gewalt und die eigene Betroffenheit und Überforderung zu sprechen. Denn wenn sie mit Ihren Mitarbeitenden oder Kollegen*innen über das Thema »Gewalt in der Pflege« ins Gespräch kommen, dann werden Sie merken, dass es unterschiedliche Definitionen und Deutungen von Gewalt gibt, die man gemeinsam diskutieren und reflektieren muss, damit diese Unterschiedlichkeit wahrgenommen und bearbeitet wird. Idealerweise gilt es, eine gemeinsame Definition zu erarbeiten, die das Handeln im Alltag bestimmt und an der sich die Kolleg*innen orientieren können.

Mit diesen unterschiedlichen Definitionen und Deutungen von Gewalt sind Sie nicht alleine! Auch die wissenschaftliche Auseinandersetzung mit dem Thema, zeigt diesen Konflikt auf. Unter anderem kommen (Castle et al. 2015) zu dem Schluss, dass es in der Literatur zahlreiche Definitionen von »Gewalt gegen alte Menschen« gibt. Es werden 43 unterschiedliche Definitionen vorgestellt und die Autor*innen resümieren, dass es keinen Konsens darüber gibt, wie Gewalt zu definieren ist. Es wird zwar auf einen Kodex für Pflegeheime verwiesen, in dem beschrieben wird, dass dort lebende Personen das Recht haben, frei zu sein von: verbaler, sexueller, körperlicher und geistiger Misshandlung, körperlicher Bestrafung und unfreiwilliger Absonderung[3].

Aber dieser Kodex müsste auf alle Organisationen der Altenhilfe sowie auf alle dort lebenden und arbeitenden Menschen übertragen werden bzw. übertragbar sein, inhaltlich abgestimmt und allen Akteur*innen bekannt sein, damit dieser wirksam werden kann.

Problematisch – so die Autor*innen – sei allerdings, dass verschiedene Kategorien von Missbrauch oder Gewalt existieren und es wird auch darauf hingewiesen, dass einzelne Typologien die Phänomene von Gewalt nicht angemessen erfassen. Beispielsweise sind »verbale Angriffe« eine wichtige und häufig vorkommende Art der Ausübung von Gewalt. Wenn diese Phänomene unter der Überschrift »Emotionale oder psychologische Misshandlung« subsummiert werden, ist eine Zuordnung jedoch schwierig. Ein weiteres Problem bei den unterschiedlichen Definitionen ist, dass jeweils unterschiedliche Begriffe genutzt werden, wie z. B. Missbrauch, Gewalt,

---

3 Dieser Codex erinnert an die Charta der Rechte hilfe- und pflegebedürftiger Menschen, ▶ Kap. 11.3.

1 Gewalt – Definition – Oder: worüber sprechen wir eigentlich?

Vernachlässigung, Aggression usw. und diese zum Teil auch synonym verwendet werden (Castle et al. 2015).

Das »Wirrwarr« an Definition bezieht sich nicht nur auf »Gewalt gegen alte Menschen«, sondern lässt sich auf alle anderen Konstellationen übertragen, wie z. B. Gewalt von Bewohnern*innen gegenüber Bewohnern und Bewohnerinnen. Es braucht daher erst einmal eine Verständigung auf eine gemeinsame Definition.

Dass unterschiedliche Definitionen ein Problem sind, haben wir bereits am oben dargestellten Fall der Kollegin auf der personalen und interpersonalen[4] Ebene deutlich gemacht. Außerdem ist zu beachten: Wenn ungleiche Definitionen oder Kategorisierungen zum Thema Gewalt vorliegen, dann ist auch die Erfassung der Häufigkeit sehr schwierig. Bonnie und Wallace (2003) halten es sogar für unmöglich, die entsprechenden Ergebnisse von Studien zu vergleichen. Wenn eine Gewaltdefinition beispielsweise nur körperliche Gewalt in den Blick nimmt, dann wird die Messung, wie häufig Gewalt vorkommt anders ausfallen, als wenn Gewalt neben körperlichen auch sexuelle sowie verbale Phänomene und weitere Formen beinhaltet (u. a. Lowenstein et al. 2009).[5]

Außerdem betonen Castle et al. (2015), dass Definitionen je nach Land variieren bzw. abhängig von kulturellen, ethnischen und religiösen Normen oder Traditionen sind, wodurch zudem eine Erfassung von Gewalt erschwert wird. Zudem fehlt es an etablierten, standardisierten Messinstrumenten für die Altenhilfe.

Das bedeutet man kann entweder nur bedingte Aussagen dazu machen, wie häufig Gewalt in der Altenhilfe vorkommt, oder man hat eine große Bandbreite von Aussagen, wie häufig Gewalt auftritt. Diese Unterschiedlichkeit von Messergebnissen (Prävalenzen) und die damit einhergehende Dokumentation von Gewaltvorfällen wird im ▶ Kap. 16.4 nochmals aufgegriffen. Man sollte daher immer sehr genau darauf achten, was jeweils Gegenstand der Forschung ist bzw. welche Definition verwendet wurde und welche Daten oder Empfehlungen daraus abgeleitet werden. Das ist zentral, um »Äpfel nicht mit Birnen« zu vergleichen.

Diese Darstellungen sollen verdeutlichen, wie wichtig es ist, sich über »Gewalt in der Pflege« und deren Bedeutung in der pflegerischen Praxis Gedanken zu machen, um ein gemeinsames Verständnis zu entwickeln. Dieses Verständnis ist Basis dafür, im Alltag Gewaltschwellen sensibel wahrzunehmen und darüber im Gespräch zu bleiben oder zu kommen.

Wie kommt man im Team bzw. in den Einrichtungen zu einem gemeinsamen Verständnis von Gewalt und geht das überhaupt? Ja, das ist möglich! Was bleibt ist die unterschiedliche Betroffenheit oder Schwelle,

---

4 Zwischen den Personen – also beispielsweise zwischen den einzelnen Teammitgliedern.
5 Die Autor*innen haben beispielsweise sieben Formen von Gewalt in den Blick genommen: physische, emotionale, verbale, sexuelle Gewalt, Einschränkung der Freiheit, finanzielle Ausbeutung, und Vernachlässigung.

die Menschen »als grenzwertig« empfinden, wie das folgende Beispiel illustriert.

Eine Kollegin erzählt, »wenn mich jemand beleidigt, dann geht das zum einen Ohr rein und zum anderen Ohr wieder raus«. Eine andere Kollegin hingegen gibt zu verstehen: »Mich nehmen Beleidigungen immer sehr mit und ich denke lange darüber nach, was ich falsch gemacht habe. Mich belastet das«.

Beide Personen reagieren also sehr unterschiedlich. Sie werden im Gespräch darauf aufmerksam gemacht, dass das Gegenüber ein anderes Empfinden, unterschiedliche Grenzen und Bewältigungsstrategien hat und nutzt. Diese jeweiligen Grenzen im Gespräch zu erkennen und auszutarieren und vor allem anzuerkennen ist bereits die »halbe Miete«. Abwertungen wie »Du schon wieder«, sollten vermieden werden, weil Mitarbeitende sich sonst zurückziehen. Letztlich geht es in diesem Beispiel darum, Strategien zu entwickeln, um verbale Gewalt, wie Beleidigungen oder Beschimpfungen im Team, zu thematisieren und ein gemeinsames Vorgehen abzustimmen. Dabei können dann auch die individuellen Strategien angesprochen und Hilfsangebote formuliert werden. Es sollte aber Konsens sein, dass jede Form von Gewalt ein Gesprächs- und Handlungsanlass im Team ist, wenn eine Person oder mehrere Personen dies thematisieren.

Das gilt nicht nur für die Gewaltphänomene, die von Menschen mit Pflegebedarf ausgehen, sondern auch für solche die von Pflegenden, Betreuungskräften oder Angehörigen ausgehen. Das kann beispielsweise die verrohte Sprache gegenüber einem Angehörigen oder einem Mensch mit Pflegebedarf sein, die negativ auffällt und die man gegenüber den Kollegen*innen thematisiert.

1.1 »Gewalt in der Pflege« – eine gemeinsame Definition finden

In Ihrer Einrichtung werden Sie ähnliche Beispiele, wie das oben Beschriebene finden. Das kann eine ganz konkrete Situation sein, die sie selbst erlebt haben oder von der ihnen berichtet wurde. Sie können auch dem elektronischen Zusatzmaterial (▶ Kap. 22) Fallbeispiele entnehmen, die zum Gesprächseinstieg genutzt werden können. Filmausschnitte oder ein Zeitungsbericht über einen Gewaltvorfall in der Pflege bieten sich gleichermaßen an.

Nutzen Sie diese Beispiele im Rahmen einer Teamsitzung oder Besprechung, um darüber ins Gespräch zu kommen, welche Empfindungen die Schilderung, der Bericht oder der Film jeweils auslösen. Wir haben im

1 Gewalt – Definition – Oder: worüber sprechen wir eigentlich?

Rahmen solcher Besprechungen und Schulungen erlebt, dass Mitarbeitende, Angehörige oder auch Ehrenamtliche Interesse an dem Thema »Gewalt in der Pflege« haben und ein großes Bedürfnis besteht, sich darüber auszutauschen.

Fragen Sie die Teammitglieder, welche Formen von Gewalt in der Schilderung erkennbar werden und welche anderen Formen von Gewalt ggf. im Alltag erlebt oder gekannt werden (▶ Kap. 2.2). Lassen Sie die Personen jeweils eine Antwort auf eine Karte notieren. Denn obwohl die Definitionen von Missbrauch unterschiedlich sind, besteht unter Forschenden und Praktikern zunehmend Einigkeit darüber, dass Formen oder Handlungen, Gewalt in der Pflege beschreiben können (Gimm et al. 2018).

Zu diesen Handlungen gehören (a) körperlicher Missbrauch, unter anderem auch Handlungen, die körperliche Schmerzen oder Verletzungen verursachen; psychische Misshandlung, einschließlich Handlungen, die seelische Schmerzen oder Verletzungen verursachen; sexueller Missbrauch, als nicht einvernehmliche sexuelle Kontakte; finanzielle Ausbeutung, die jede Art von Veruntreuung von Geld oder Eigentum eines älteren Erwachsenen beinhaltet; und die (Selbst-)Vernachlässigung, oder das Versäumnis von Pflegenden, die Bedürfnisse eines abhängigen älteren Menschen zu befriedigen.

Lassen Sie die Teammitglieder die unterschiedlichen Formen/Handlungen von Gewalt nach Überschriften »clustern«. Achten Sie darauf, dass eine organisationale Bearbeitung des Themas »Gewalt in der Pflege« auf alle Gewaltkonstellationen fokussieren sollte.[6]

Fassen Sie die unterschiedlichen Aussagen zusammen und halten Sie die Ergebnisse fest bzw. verschriftlichen Sie diese, damit das gemeinsame Arbeitsergebnis und damit das gemeinsame Verständnis dokumentiert wird.

1.2 Die Definition der Wilhelmshilfe

Die »Wilhelmshilfe e. V.«[7] hat den Diskurs zum Thema Gewalt in der Pflege in Schulungen für Mitarbeitende, Angehörige und Ehrenamtliche angeregt und führt diese Auseinandersetzung kontinuierlich weiter. Die Frage der Definition von Gewalt wurde anhand der Formen von Gewalt angebahnt. Anschließend wurden unterschiedliche Definitionen gesichtet (z. B. WHO, Galtung), miteinander verglichen und die folgende Definition konsentiert.

---

6 Bewohner*innen gegenüber Bewohnern*innen, Pflegebedürftige Menschen gegenüber Angehörigen, Angehörige gegenüber pflegebedürftigen Menschen oder Mitarbeitende gegenüber Pflegebedürftigen und umgekehrt, zwischen Mitarbeitenden usw.

7 Wenn von der »Wilhelmshilfe e. V.« gesprochen wird, ist der Träger mit seinen Mitarbeitenden gemeint.

Zudem wurde eine Differenzierung von »Gewalt« und »Grenzverletzung« vorgenommen. Diese Definitionen lauten wie folgt:

> **Unter Gewalt verstehen wir in der Wilhelmshilfe:**
>
> »Jedes Handeln, welches potenziell realisierbare grundlegende menschliche Bedürfnisse (Überleben, Wohlbefinden, Entwicklungsmöglichkeit, Identität und Freiheit) durch personelle, strukturelle oder kulturelle Determinanten beeinträchtigt, einschränkt oder deren Befriedigung verhindert«.

Gewalt entsteht demnach auf *drei Ebenen*, die sich gegenseitig beeinflussen:

Direkte (personale) Gewalt lässt sich eher objektivieren und bezieht sich auf:

- Körperliches Schädigen (z. B. schlagen, grob anfassen, an den Haaren ziehen, freiheitsentziehende Maßnahmen [FEM]).
- Psychisches Schädigen (z. B. anschreien, beleidigen, unangemessenes Ansprechen, ignorieren, demütigen, erpressen, unter Druck setzen).
- Sexuellen Missbrauch (z. B. Intimkontakte verlangen oder erzwingen, Vergewaltigung, anzügliche Bemerkungen, Verletzung der Intimsphäre).
- Finanzielle Ausbeutung oder Ausnutzung (z. B. Freundlichkeit und Dienstleistung erkaufen, über das Vermögen einer anderen Person ohne ihre Erlaubnis verfügen, zu Geschenken nötigen, Geld oder Wertgegenstände entwenden).
- Einschränkung des freien Willens sowie passive und aktive Vernachlässigung (z. B. unterlassene Körperpflege, unzureichende medizinische Versorgung, Entzug von Aufmerksamkeit oder Hilfestellung im Alltag, ignorieren und übergehen von geäußerten Bedürfnissen).

Strukturelle Gewalt ist eher verdeckt und weniger fassbar als direkte Gewalt. Vorschriften und Gesetze, deren Einhaltung wenig Rückhalt findet, fördern die strukturelle Gewalt. Notwendige Maßnahmen, die durch monetäre Einschränkungen nicht erfolgen, wie etwa zu wenig Personal, mangelhafte Aus- und Fortbildung sowie zu enge Lebensräume, stützen Gewalt und missachten ethische Pflichten. Auch die nur zu oft anzutreffende Ansicht »Sicherheit« vor »Lebensqualität« und »Humanität« sind hier einzubeziehen.

Kulturelle Gewalt bezieht sich auf immanente Wertvorstellungen und kollektive Vorurteile, die eine Verringerung von Gewalt erheblich erschweren und strukturelle wie personelle Gewalt stützen wie etwa Altersdiskriminierung, Akzeptanz von Gewalt, Frauenbilder usw.« (Gewalt /Gewaltdreieck nach Galtung 1997, entnommen und angepasst nach Hirsch 2012).

> Der Begriff *Grenzverletzung* hingegen bezeichnet ein Verhalten, das oft als unangemessen angesehen wird und manchmal unbeabsichtigt auftritt. Dabei ist die Unangemessenheit des Verhaltens insbesondere vom subjektiven Erleben des betroffenen Menschen abhängig. Grenzverletzungen können korrigiert werden, indem sich bei dem Betroffenen entschuldigt bzw. Bedauern über die Überschreitung zum Ausdruck gebracht wird und Alternativen besprochen werden. Die Person, die die Grenze überschritten hat, muss über Empathie- und Reflexionsfähigkeiten verfügen. Bei dem Betroffenen ist hingegen Mut und Wissen erforderlich, die eigenen Gefühle zu thematisieren.[8]

Die Definitionen wurden, wie bereits dargestellt, mit allen Akteur*innen thematisiert und im Rahmen von Schulungen immer wieder reflektiert. Diese bilden die Grundlage für alle Verfahren zum Umgang mit Gewaltvorfällen oder -verdachtsmomenten, die erarbeitet und den jeweiligen Akteur*innen zur Verfügung gestellt wurden. Außerdem wird die Charta der Rechte hilfe- und pflegebedürftiger Menschen (Bundesministerium für Familie, Senioren, Frauen und Jugend und Bundesministerium für Gesundheit 2018) als Verhaltenscodex zu Grunde gelegt und den pflegebedürftigen Menschen und/oder ihren An- oder Zugehörigen ausgehändigt.

Das Gespräch darüber, ob die formulierten Inhalte auch eingehalten werden, findet in den sogenannten »Pflegebesuchen« statt (▶ Kap. 16.3).

1.3 Fazit und To Do's

Das Kapitel zum Thema »Definition von Gewalt (in der Pflege)« wurde mit dem Zitat »Gewalt beginnt, wo das Reden aufhört« von Hanna Arendt eingeführt. Wir ermutigen Sie, über Gewaltsituationen in Ihren Organisationen zu sprechen und gemeinsam festzulegen, was Sie unter Gewalt verstehen. Es gilt, im Team Unterschiede auszutarieren, ob und inwiefern Gewaltphänomene belastend erlebt werden.

Wenn Gewaltsituationen thematisiert werden, sollen diese nicht normalisiert, heruntergespielt oder legitimiert werden. Vielmehr sind gemeinsame Strategien festzulegen, um diese Situationen oder Phänomene in den Blick zu nehmen und sich im Team zu unterstützen. Das heißt, Gewalt hört auf oder kann aufhören, wenn das Reden beginnt. Ganz so einfach ist es sicherlich nicht, aber das darüber »Reden« ist ein wichtiger Schritt!

---

8 Diözesan-Caritasverband für das Erzbistum Köln e.V. (2020) Angelehnt an das Praxishandbuch zum Blended Learning-Seminar Prävention sexualisierter Gewalt in der Altenhilfe – Leitung, S. 37. ff.

2 Wie äußert sich Gewalt im Alltag?

»Gewalt hat viele Gesichter. Sie zeigt sich manchmal erst auf den zweiten Blick. Die Motive bleiben (häufig) unsichtbar, können aber entscheidend sein, um weitere Gewalt zu verhindern.« (B. Berger)

Gewalt hat viele Gesichter – Was ist damit eigentlich gemeint? Manche Gewaltformen können direkt beobachtet werden, z. B. die Ausübung von körperlicher Gewalt. Wenn eine Person geohrfeigt wird, dann kann man das beobachten, außer es geschieht in den eigenen vier Wänden (etwa im Zimmer von Bewohner*innen oder in der Wohnung von Klienten*innen). Dann bleibt diese Form der Gewalt Außenstehenden verborgen. Gleiches gilt, wenn Anzeichen von Gewalt wie blaue Flecken unter der Kleidung versteckt werden oder die Betroffenen aus Angst oder Scham Erklärungen finden, wie diese Verletzungen entstanden sind. Verbale Gewalt wie Beleidigungen können, wenn sie öffentlich ausgesprochen, akustisch wahrgenommen werden. Wenn sie geschehen, ohne dass eine weitere Person anwesend ist, bleiben sie erst einmal im privaten Raum. Die Betroffenen nehmen diese verbale Gewalt gegebenenfalls im Laufe der Zeit als »normal« hin, beziehungsweise passen ihre »Toleranzschwelle« an, spielen Verhaltensweisen herunter oder nehmen sie gar nicht mehr als Gewalt wahr. Diese Schwelle kann gleichermaßen durch Erfahrungen in der eigenen Biografie beeinflusst worden sein.

Dies sind nur zwei Formen von Gewalt. Im Rahmen dieses Kapitels wird – ausgehend von Johan Galtungs Überlegungen zum Thema Konflikte – das sogenannte »Gewaltdreieck« vorgestellt. Dieses veranschaulicht sowohl die unsichtbaren als auch die sichtbaren Ebenen von Gewalt und verdeutlicht den Zusammenhang zwischen diesen.

Wie man »Gewalt«, beziehungsweise deren Auswirkung oder erste Anzeichen (z. B. Misshandlungsindikatoren) bei Betroffenen wahrnehmen kann, wird im ▶ Kap. 2.2 erläutert. Mit Betroffenen sind Personen gemeint, die entweder Gewalt ausüben oder selbst Gewalt erfahren.

2.1 »Gewaltdreieck nach Galtung« – Wechselwirkungen erkennen und verstehen

Johan Galtung ist Mitbegründer der Friedens- und Konfliktforschung (Möhn 2014). Das hier im Folgenden vorgestellte Gewaltdreieck (▶ Abb. 2.1), ist eine abgewandelte Form des Konfliktdreiecks. Nach (Galtung 1997b) wird zwischen manifester und latenter Gewalt unterschieden. Er beschreibt die Wechselwirkungen zwischen struktureller, personaler und kultureller Gewalt. Die drei »Ecken« spiegeln dabei einen unauflöslichen Zusammenhang wider und erklären zudem, wie diese Ebenen sich gegenseitig stützen (Hirsch 2016). Das Gewaltdreieck kann man somit auch als Erklärungs- und Analysemodell nutzen.

Hierzu können Sie das weiter untenstehende Fallbeispiel 1 lesen.

Galtung versteht unter »*personeller Gewalt*« die Gewalt, die unmittelbar von einer Person gegen eine andere anwendet wird. Exemplarisch können das Drohungen oder Beschimpfungen sein oder wie bereits oben dargestellt Formen von körperlicher Gewalt, wie z. B. schlagen, kratzen oder beißen. Diese können beobachtet werden, sind also sichtbar bzw. die Wirkung ist spür- oder erlebbar.

Personelle Gewalt

Unter »*struktureller Gewalt*« werden beispielsweise Arbeitsbedingungen zusammengefasst, die sich auf die Menschen, die in Einrichtungen und Organisationen wohnen und leben, auswirken. Das können unzureichende Personalschlüssel und daraus resultierende Arbeitsverdichtung sein. Gleichermaßen werden darunter auch Bedingungen oder Überzeugungen im Alltag verstanden, wenn beispielsweise die Dokumentation der Pflege wichtiger ist als die unmittelbare Pflege am Menschen. Auch die Dominanz institutioneller Strukturen, wie die morgendliche Routine des Waschens, die bis zu einer bestimmten Uhrzeit zu erfolgen hat, ist als strukturelle Gewalt zu verstehen.

Strukturelle Gewalt

Zu guter Letzt wird die »*kulturelle Gewalt*« von Galtung beschrieben, die sich z. B. in Vorurteilen gegenüber Menschen mit Demenz oder in einer Form der Altersdiskriminierung zeigt. Gleichermaßen ist hier auch die Ausübung von Gewalt gegen Frauen gemeint, die in bestimmten Kulturen gesellschaftlich akzeptiert und von diesen hingenommen wird. Kulturelle Gewalt zeigt sich anhand von übernommenen Wertvorstellungen und ist quasi als eine Rahmung zu verstehen, die Gewalt z. B. durch Religion, Sprache, Medien legitimiert und bei Personen oder Gruppen im Alltag wirkmächtig werden kann.

Kulturelle Gewalt

Strukturelle und kulturelle Gewalt sind unsichtbar und werden in der »personellen Gewalt« sichtbar bzw. beeinflussen, »ermöglichen« oder verstärken sich gegenseitig. Letztlich wird nur das hervorgerufene Verhalten, wie z. B. die verbale oder körperliche Gewalt von außen wahrgenommen, die dahinterliegende strukturelle oder kulturelle Dimension, also die zugrunde liegenden Widersprüche, Haltungen oder Werte und Annahmen, bleiben erst einmal im Dunkeln.

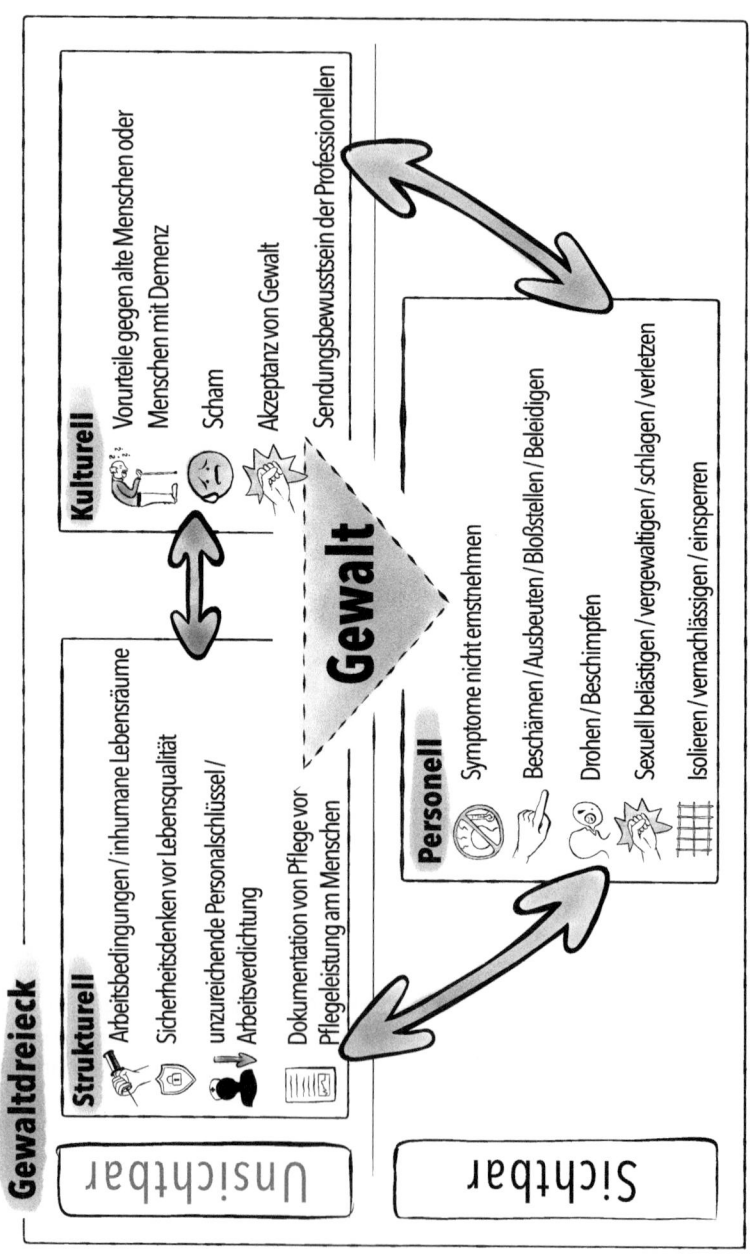

Abb. 2.1: Gewaltdreieck nach Galtung (Hirsch 2012, S. 64).

Das Gewaltdreieck kann als Analyseinstrument genutzt werden, um personelle Gewalt besser zu verstehen. Es hilft dabei, die unsichtbaren Dimensionen zu erkennen und ihren Anteil bei einer Gewaltausübung zu bewerten.

Fallbeispiel

Frau Kalt kommt in den Speisesaal und möchte ihren gewohnten Platz einnehmen. Dort sitzt bereits Frau Warm. Frau Kalt beschimpft die Mitbewohnerin: »Hau ab, Du bist doch nicht mehr normal«. Ihre Sitznachbar*innen geben ihr recht und befeuern die Situation noch: »Geh zu den anderen rüber«. Die »Anderen« sind Menschen mit Demenz, die an einem separaten Tisch im Speisesaal gemeinsam sitzen.

Personell wird die Beschimpfung »sichtbar« bzw. hörbar. Kulturell wird dieses Verhalten durch das Vorurteil hervorgerufen, dass Menschen mit Demenz nicht »normal« sind und damit im Rahmen der Gemeinschaft der »Normalen« unerwünscht sind. Vielleicht, weil man sich mit der Krankheit nicht auseinandersetzen möchte oder die Folgen des kognitiven Abbaus und eine damit zusammenhängende Abhängigkeit von Anderen buchstäblich aus dem eigenen Blickfeld genommen werden sollen.

Die jeweils beteiligten Personen, wie in diesem Beispiel, sind sich häufig nicht bewusst, dass sie Gewalt ausüben, weil sie ihr Verhalten durch Vorurteile rechtfertigen. Wenn man Gewalt und den dahinterliegenden Konflikt verstehen will und konstruktiv bearbeiten möchte, sind diese strukturellen oder kulturellen Hintergründe sowie die Geschichte eines Gewaltvorfalls genau in den Blick zu nehmen. Vor allem dann, wenn die gewaltausübende Person (wie im Fallbeispiel) ihr Verhalten von Ausgrenzung, Beschimpfung und Abwertung als »normal« oder »gerechtfertigt« wahrnimmt.

Im oben dargestellten Beispiel wurde die gewaltausübende Person mit ihrem Verhalten konfrontiert und im Gespräch zeigte sich, dass Frau Warm bereits mehrmals in Frau Kalts Zimmer gegangen war und die Wäsche aus der Kommode ausgeräumt hatte. Frau Kalt hatte sich sehr über diesen Vorfall geärgert. Sie machte deutlich, dass ihr privater Raum verletzt wurde und sie das sehr verunsichert habe. Sie habe Angst, dass sie auch einmal »ihre Sinne verlieren könne« und wolle nicht, dass Frau Warm auch am Tisch in ihren persönlichen Raum eindringe. Das ist keine Entschuldigung des Verhaltens, aber eine Möglichkeit, konstruktiv nach gemeinsamen Lösungen zu suchen, die Sicherheit auf der einen Seite zum Ziel hat und empathisches Handeln auf der anderen Seite befördert und Gewalt vorbeugen kann.

2.2 Wie zeigt sich Gewalt im Alltag (der Pflege)?

Wie bereits einleitend dargestellt, hat Gewalt viele Gesichter, daher ist es sinnvoll, die unterschiedlichen Kategorien von Gewalt darzustellen bzw. einzuordnen. Dies ermöglicht im Alltag, sprachfähig zu sein und Formen von Gewalt beschreiben zu können. Das Zentrum für Qualität in der Pflege (ZQP, 2020) unterscheidet die Kategorien von Gewalt (▶ Tab 2.1) und benennt jeweils konkrete Beispiele. Bei den jeweiligen Beispielen zeigt sich, dass ein Vorfall nicht immer nur einer Kategorie zugeordnet werden kann.

Tab. 2.1: Kategorien von Gewalt (eigene Beispiele den Kategorien des ZQP 2020 zugeordnet).

Kategorie	Beispiele
Körperliche/Physische Gewalt	Schlagen, stoßen, grob anfassen, kneifen, an den Haaren ziehen, würgen, zerren, beißen, kratzen, anspucken, ein Bein stellen, jemanden zu schnell Essen und Getränke anreichen, usw.
Einschränkung der Freiheit/Freiheitsentzug	Einsperren, fesseln, Gurtfixierung, sedieren, Hilfsmittel wegnehmen oder vorenthalten, Rollstuhlbremse feststellen, wenn diese nicht mehr selbständig gelöst werden kann, Bettseitenteile und Stecktisch ohne Begründung anwenden, Weg versperren, ggf. mit Gegenständen, usw.
Seelische/Psychische Gewalt	Demütigen, ignorieren, verkindlichen, lächerlich machen, bevormunden, Tagesablauf bestimmen, Angst machen, erpressen, ausgrenzen, jemand kontrollieren, etwas aufdrängen, zwingen (z. B. zu essen und trinken), über jemand hinweg sprechen, Bagatellisieren von Bedürfnissen, religiöse Vorschriften missachten oder ignorieren, usw.
Sprachliche/Verbale Gewalt	Beschimpfen, beleidigen, drohen, tadeln, anschreien, usw.
Sexualisierte Gewalt	Anfassen von Geschlechtsteilen oder Körperteilen, Vergewaltigung, Intimpflege ausdehnen, zur Schau stellen, Schamgefühl verletzten, sexuelle Andeutungen oder Beleidigungen, usw.
Aktive & passive Vernachlässigung	Flüssigkeit und/oder Nahrung verweigern, künstlich ernähren oder katheterisieren aus Zeitersparnis, Hilfe und Pflege vorenthalten, Bedürfnisse übergehen, Kontakte vorenthalten, verwahrlosen lassen, usw.
Finanzielle Ausnutzung/Ausbeutung	Abbuchungen vom Konto, stehlen, erzwingen von Unterschriften, Notlagen oder eine Rolle (Polizei, Bank) vortäuschen, um an Geld oder Wertgegenstände zu kommen, zu Geldgeschenken überreden, Geld vorenthalten, usw.

Kategorie	Beispiele
Missbrauch von Gesetzen & Vorschriften & Altersdiskriminierung	Unter-, Über- und Fehldosierung von Medikamenten, betreuungsrechtliche Vorgaben missachten, Behandlung/Diagnostik verweigern, Vorurteile gegen alte Menschen, usw.

Tab. 2.1: Kategorien von Gewalt (eigene Beispiele den Kategorien des ZQP 2020 zugeordnet). – Fortsetzung

Gewalt kann sich im Alltag der Pflege also in vielfältigen Formen äußern, wie die aufgeführten Kategorien und Beispiele zeigen. Das heißt nicht, dass diese Formen nur von Pflegenden gegenüber Bewohner*innen, Gästen oder Klient*innen ausgeübt werden, sondern diese in allen Konstellationen auftreten können. Sie können zwischen Menschen mit Pflegebedarf vorkommen oder auch von pflegebedürftigen Personen gegenüber den Mitarbeitenden der Pflege oder den eigenen Angehörigen ausgeübt werden. Gewalt kann jede Person ausüben, unabhängig davon, ob sie sich in Einrichtungen der Altenhilfe oder im ambulanten Setting befindet. Dem gegenüber kann jede Person auch von Gewaltausübung betroffen sein. Diese unterschiedlichen Gewaltkonstellationen und entsprechende Informationen können ab ▶ Kap. 6 eingesehen werden.

2.3 Fazit und To Do's

Gewalt hat viele Gesichter. Daher ist es wichtig, ihre unterschiedlichen Dimensionen zu erkennen und kontinuierlich zur Diskussion zu stellen, um diese sichtbar zu machen. Gewaltphänomene zu thematisieren und zu analysieren ist ein wirksames Mittel, um Gewalt präventiv zu begegnen und letztendlich zu vermeiden.

Das Gewaltdreieck nach Galtung kann dabei eine Unterstützung sein. Hierzu finden Sie im elektronischen Zusatzmaterial (▶ Kap. 22) noch ein weiteres Fallbeispiel, das Sie im Rahmen einer Dienstbesprechung oder Fortbildung thematisieren können. Das Gewaltdreieck kann dabei als Analyseinstrument genutzt werden, um die unterschiedlichen Aspekte auszuleuchten.

3 Anzeichen und Vorboten von Gewalt

»Gewalt und Lügen nicht lange trügen.« (Dt. Sprichwort)

Kann man Gewalt oder die Gefahr eines bevorstehenden Gewaltereignissen erkennen? Diese Frage wird in Fortbildungen immer wieder diskutiert oder nach einem Gewaltereignis wird die Frage gestellt: Hat es Anzeichen oder Vorboten gegeben, die wir als Team, die ich als Mitarbeitende, als Leitung nicht wahr- oder erstgenommen habe?

Im Folgenden werden zunächst Anzeichen von Gewaltausübung bei Bewohner*innen oder Klient*innen dargestellt. Wenn man diese wahrnimmt, sollte man stutzig werden und prüfen, ob möglicherweise eine Gewalteinwirkung von Seiten der An- oder Zugehörigen oder der Mitarbeitenden ausgeht. Ähnlich verhält es sich mit Anzeichen, die bei Pflegenden und Angehörigen festgestellt werden. Diese sollten zum Anlass genommen werden, ein Gespräch zu führen, um herauszufinden, ob sie Gewalt erfahren haben oder aktuell erfahren. Abschließend werden Warnsignale von Angehörigen und Mitarbeitenden umrissen. Diese sollten ebenfalls dazu anregen, genauer hinzusehen und zu prüfen, ob diese Personengruppen möglicherweise dazu neigen, Gewalt auszuüben oder dies bereits tun. Kurze Empfehlungen sind jeweils in diese Punkte integriert worden.

3.1 Anzeichen von Gewaltausübung gegenüber Bewohner*innen/Klient*innen

Im Hinblick auf das Verhalten können folgende Hinweis, erste Anzeichen sein.

 Bewohner*in oder Klient*in ist oder zeigt (ZQP 2020, Hirsch 2012):

- (Auto-)aggressiv, übererregt, besonders schreckhaft, zuckt zurück, wenn man sich nähert oder wirkt aufgewühlt
- Ängstlich, schreckhaft
- Plötzlich verwirrt oder depressiv, benommen, teilnahmslos oder ist in sich zurückgezogen bis hin zur Isolation

- Eine plötzliche Appetitveränderung oder Schlaflosigkeit
- Veränderte Aufmerksamkeit
- Scham beim Entkleiden bis hin zur Weigerung oder ängstliches Verhalten bei Berührungen
- Rechnungen können plötzlich nicht mehr bezahlt werden, Nahrungsmittel oder Medikamente werden knapp
- Plötzliche Änderungen an den eigenen Bankkonten, das Abheben von ungewöhnlich hohen Geldsummen, plötzliche Übertragung von Wertgegenständen auf eine Person, Hinweis auf das Verschwinden von Geld oder Schmuck oder wertvolle Geschenke an Dritte

Aufmerksamkeit ist also dann notwendig, wenn Bewohner*innen oder Klient*innen plötzliche und erhebliche Verhaltensänderungen zeigen, insbesondere wenn es keinen offensichtlichen äußeren Anlass dafür gibt. In solchen Fällen ist es ratsam, das Gespräch mit Kolleg*innen zu suchen, um die eigenen Wahrnehmungen zu reflektieren. Es kann auch sinnvoll sein, Bewohner*innen/Klient*innen direkt anzusprechen, vorausgesetzt, sie sind noch in der Lage, Auskunft zu geben. Ein Vier-Augen-Gespräch kann den nötigen Raum bieten, damit die Betroffenen die Gründe für ihre Verhaltensänderung benennen können.

Manchmal geben die Betroffenen auch »versteckte Hinweise«, wie »mit der Schwester XY habe ich Probleme, die fasst mich immer so grob an« oder »aber natürlich, sie haben ja alle keine Zeit«. Diese Hinweise werden also mit Verständnis gepaart und nehmen die betreffenden Pflegekräfte in Schutz. Die Betroffenen testen manchmal auch aus, wie jemand auf diese Hinweise reagiert und öffnen sich erst allmählich, besonders dann, wenn sie Bestätigung oder Verständnis beim Gegenüber spüren. Wenn zu den Verhaltensänderungen noch körperliche Veränderungen hinzukommen, sollte man einen Gewaltverdacht äußern und diesem nachgehen. Körperliche Veränderungen und Verletzungen sind jedoch nicht immer ein Anzeichen für Gewalteinwirkung. Eine Überprüfung ist in jedem Fall sinnvoll und wichtig.

Folgende körperliche Hinweise können (müssen aber nicht) auf eine Gewalteinwirkung hindeuten (Nau 2018; Strümpel & Gröschel 2010, Lehner und Schöpf 2009; WHO 2022b, ZQP 2020):

Hinweise auf Gewalteinwirkung

- Kratzer, Abschürfungen, blaue Flecken, Wunden, Schwellungen, Quetschungen oder Druckstellen
- Verbrennungen, ausgerissene Haare
- Verletzungen im Intimbereich, Flecken und Blut in der Unterwäsche (ggf. zerrissen), Vaginal- oder Analblutungen, Blutergüsse an der Brust oder im Genitalbereich, unerklärliche Geschlechtskrankheiten oder -infektionen, Schmerzen im Bauchbereich
- Nahrungs- und Flüssigkeitsmangel, Mangelernährung oder schmutzige Kleider sowie mangelnde Körperhygiene sowie unversorgte Gesundheitsproblematiken

- Unerklärliche Stürze oder Frakturen
- Veränderungen des Wohnumfelds ohne Zustimmung des alten Menschen
- Unhygienische und unsaubere Wohnverhältnisse
- Mangel an sozialen Kontakten sowie das Alleinelassen von alten Menschen, die der pflegerischen Unterstützung bedürfen

3.2 Anzeichen von Gewaltausübung gegenüber Mitarbeitenden/Angehörigen

Auch Mitarbeitende teilen nicht immer mit, wenn sie Gewalt erleben. Wenn es plötzliche Verhaltensänderungen gibt, können das Hinweise auf Gewalterlebnisse sein. Hierunter fallen z. B. ein ängstliches, schreckhaftes Verhalten oder der Eindruck, dass jemand sehr aufgewühlt oder erregt ist. Oder wenn Kollegen*innen weinen oder sich dahingehend äußern, dass sie bestimmte Bewohner*innen oder Klienten*innen nicht mehr pflegen wollen. Körperliche Anzeichen wie Kratzer, Abschürfungen, blaue Flecken, (Biss-) Wunden oder Schwellungen können gleichermaßen ein Zeichen von Gewalteinwirkung sein. Es macht auch bei diesen Personen Sinn, seine Beobachtungen zu teilen und gemeinsam zu überlegen, wer die jeweiligen Kolleg*innen ansprechen oder ihnen signalisieren könnte, dass Unterstützung und Hilfe im Team geleistet werden kann.

3.3 Vorboten von Gewaltbereitschaft von Mitarbeitenden

Wenn bei einzelnen Kolleg*innen folgende Verhaltensweiter zu beobachten sind, macht es Sinn, die betreffende Person anzusprechen (Hirsch 2016, ZQP 2020):

- Gereiztheit, Angespanntheit
- Drohungen, Beschimpfungen, Schreien, verrohte Sprechweise, abwertendes und demütigendes Verhalten
- Verstummen, Gefühl des Ausgeliefertseins
- Recht-haben-wollen, zielloses oder wütendes Gestikulieren
- Massive Erschöpfung oder Rückzug
- Mangelnde Empathie oder Ermüdung (Vergesslichkeit, Konzentrationsschwäche)

- Länger andauernde körperliche Symptome, wie Kopfschmerz oder Schlafstörung

Es ist gut und wichtig, seinem Bauchgefühl zu vertrauen und die jeweiligen Kolleg*innen anzusprechen, besonders wenn eine plötzliche Veränderung bemerkt wird. Manchmal kann es so wirken, als ob eine völlig andere Person gegenübersteht. Die Reaktionen auf solche Gespräche können variieren. Einige Mitarbeitende könnten abweisend reagieren, während andere dankbar sind, dass jemand ihre Not bemerkt hat. Solche Gespräche können dazu führen, dass eine äußere Fassade zusammenbricht, was die Möglichkeit bietet, Kolleg*innen nachhaltig zu helfen.

3.4 Vorboten von Gewaltbereitschaft von Angehörigen

Es ist wichtig zu beobachten, wie Familienmitglieder in der häuslichen und auch der stationären Versorgung miteinander umgehen. Ein entwertender Umgang innerhalb der Familie *kann* ein Anzeichen für die Ausübung von Gewalt sein. Es ist jedoch zu beachten, dass die individuelle Bewertung immer von der eigenen Sozialisation beeinflusst wird. In einigen Familien gehört ein Kommandoton zum alltäglichen Umgang. Daher ist es sinnvoll, sich mit Kolleg*innen auszutauschen, um den eigenen Eindruck zu besprechen und das Verhalten intensiver zu beobachten.
Folgende Hinweise können aber als Vorboten in Betracht gezogen werden (Hirsch 2012, Nau et al. 2018):

- An- und Zugehörige machen den Eindruck, über die Maßen besorgt oder unbekümmert zu sein, oder zeigen aggressives Verhalten. Zudem möchten sie nicht, dass der alte Mensch allein befragt wird.
- Es gibt Hinweise auf eine Einschränkung des freien Willens oder auf Bevormundung bei der Person mit Pflegebedarf.
- Bei Fragen antwortet ein Angehöriger defensiv; das Verhalten wirkt feindselig, aggressiv oder ausweichend.
- Der alte Mensch wird für Handlungen oder die Situation verantwortlich gemacht, oder die Angehörigen wirken häufig leicht genervt. Der Umgang erinnert an den Umgang mit einem Kind.
- An- und Zugehörige haben schon einmal Gewalt angewendet.
- Die An- oder Zugehörigen äußern überzogene, nicht nachvollziehbare Anforderungen.

3.5 Fazit und To Do's

Es ist sinnvoll, im Pflegealltag aufmerksam zu sein und Veränderungen im Umgang, im Verhalten und im Tonfall sensibel wahrzunehmen. Dabei zeigt sich, es erfordert immer wieder Mut, diese Beobachtungen anzusprechen. Letztlich kann man mit seinen Vermutungen oder seinem Bauchgefühl falsch liegen. Was aber, wenn Kolleg*innen tatsächlich unter Druck stehen und erleichtert wären, wenn jemand die Veränderung bemerkt oder eine Person tatsächlich von einem Gewaltereignis berichtet?

Ob man sich traut, die Beobachtungen anzusprechen oder nicht, das bleibt eine Gratwanderung und die innere Ambivalenz bleibt bestehen. Ein offener und wertschätzender Umgang miteinander ist ein Prozess, den es einzuüben gilt. Daher empfehlen wir im Team über die folgenden Punkte zu sprechen bzw. zu überlegen, wie man mit Hinweisen von Kolleg*innen umgeht.

Beispielsweise können die folgenden Fragen im Team angesprochen und diskutiert werden:

- Wie würden Sie reagieren, wenn Sie jemand auf eine Situation ansprechen würde, in der sie sich gegenüber einem Bewohner oder einer Bewohnerin/einem Klienten oder einer Klientin unangemessen verhalten haben?
- Was müsste passieren, damit Sie selbst einen Kollegen/eine Kollegin ansprechen würden?

Darüber hinaus zeigt sich ein wertschätzender Umgang auch darin, positive Hinweise und gelingende Momente oder Situationen zu benennen, wie zum Beispiel. »Ich war heute sehr beeindruckt, wie Du mit Frau XY umgegangen bist«. Gleichermaßen können auch kleine Botschaften, wie »Komplimente-to-go«, positive Akzente im Alltag setzen.

Heißt also: Sprechen Sie im Team über gelingende Momente und über solche, die ggf. »Luft nach oben lassen« oder sogar grenzwertig sind. Gelingende Kommunikation, Wertschätzung und Feedback fallen nicht vom Himmel, sie müssen geübt werden und erfordern ein gewisses Maß an Mut und eine Fehlerkultur, die dazu ermutigt, gemeinsam zu lernen und aufeinander achtzugeben.

4   Gewaltfallen

»Fallen ist keine Schande, aber Liegenbleiben« (Demokrit)

Fallen haben etwas mit dem Verb »fallen« zu tun. Fallen führen dazu, dass man steckenbleibt und, wie es das Zitat im doppelten Sinne verdeutlicht, »Fallen« oder »in Fallen tappen« ist keine Schande, doch liegen- oder steckenbleiben ist gefährlich, schadet und verdeutlicht die Notwendigkeit, proaktiv zu sein und Lösungen zu suchen.

Fallen haben ihre Tücken. Wenn man sich diese genauer ansieht, kann man verstehen, warum man mit dem Thema »Gewalt in der Pflege« immer wieder zwischen Skandalisierung, Tabuisierung und Ignoranz pendelt. Im Folgenden werden einige dieser Fallen (vgl. hierzu Hirschberg et al. 2009b) kurz umrissen und jeweils mit Beispielen hinterlegt.

In Gesprächen mit anderen Einrichtungen, mit Mitarbeitenden, Ehrenamtlichen sowie Angehörigen oder Menschen mit Pflegebedarf können diese »Fallen« genutzt werden, um entsprechende Diskussionen anzuregen bzw. den eigenen Standpunkt zu hinterfragen.

4.1   »Die Skandalisierungsfalle«

Diese Falle zielt darauf ab, durch den Einsatz von spektakulärem Vokabular, »schnelles Gehör in der Öffentlichkeit« zu finden (Hirschberg et al. 2009b). Oftmals sind damit Forderungen nach mehr Kontrolle verbunden, wobei der Gewaltvorfall selbst instrumentalisiert wird, um die eigene Position zu stärken oder gegebenenfalls Kontrollfunktionen zu legitimieren.

Letztendlich verschwinden diese Skandale nach einiger Zeit wieder aus dem Blick der Öffentlichkeit, bleiben ohne Konsequenz, stärken die Position einzelner Kontrollorgane oder führen zu einer erhöhten Auflage einer Zeitung. Eine tiefergehende Aufarbeitung findet meist nicht statt. Ein prominentes Beispiel hierfür ist die Schlagzeile der Bild-Zeitung vom 30.08.2007: »Offizieller Schock-Bericht – Die Pflegeschande«. Die Bild-Zeitung berichtete bzw. skandalisierte, dass jede dritte Person in Heimen nicht genug zu essen bekäme. Dabei wurde nicht dargestellt, dass der Bericht nur darauf verweist, ob Vorgaben, wie beispielsweise die Gewichtskontrolle, dokumentiert wurden.

Weitere Skandalisierungen wurden unter anderem mit den Stichworten »Reanimationsrambo« oder »Todesengel« öffentlich diskutiert, als Pflegekräfte getötet haben. Skandalisierung kann auch dazu führen, dass Menschen mit Pflegebedarf oder ihre Angehörigen Angst bekommen und möglicherweise Behandlungen oder Unterstützung durch Pflegende nicht in Anspruch nehmen.

4.2 »Die Inflationsfalle«

Die Skandalisierungs- und die Inflationsfalle können miteinander verknüpft sein. Durch eine Skandalisierung kann der Eindruck entstehen, dass es keine gewaltfreien Räume in der Pflege gibt (Inflationsfalle). Dies erschwert eine sachliche Auseinandersetzung, wenn in der Altenpflege sowieso »alle fixiert« oder »ruhiggestellt« werden. Solche Vorurteile oder Ängste können Vorurteile oder Ängste schüren, die eine Beziehung von Pflegenden und Menschen mit Pflegebedarf erschweren oder belasten können.

4.3 »Die Umdeutungsfalle«

> Umdeutung fokussiert darauf, Gewalt zu personalisieren, zu pathologisieren oder zu biologisieren[9]. Dabei wird oft übersehen, dass es soziale und/oder moralische Gesichtspunkte gibt, die berücksichtigt werden sollten.

Ein typisches Beispiel wäre: »Männer neigen immer zu Gewalt« oder »alle Personen, die Gewalt gegenüber älteren Menschen ausüben, sind einfach nur krank«. Solche Umdeutungen führen letztendlich dazu, dass man das Thema Gewalt nicht an sich herankommen lassen muss. Es wird erklärbar gemacht durch die Umdeutung auf andere Personen oder bestimmte Merkmale, die mit diesen Personen verbunden sind.

---

9 Hier werden biologische Faktoren herangezogen, um bestimmte Verhaltensweisen oder Eigenschaften zu erklären/rechtfertigen, z. B. Aussagen »typisch Mann«. Dies kann dazu führen, dass bestimmte Gruppen aufgrund ihrer »biologischen« Eigenschaften stereotypisiert werden.

Der Blick auf mein »Gegenüber«, die unter Druck stehende Angehörige oder die Kolleg*in, die ausrastet, gerät aus dem Fokus. Mit einer Umdeutung ist auch die Gefahr verbunden, dass eine Person, die Gewalt ausgeübt hat, diese nicht offenbart, um nicht als krank (s.o.) etc. angesehen zu werden. Man würde damit in das Schema der Umdeutung passen. Wichtig erscheint aber, dass Umdeutungen mit Aussagen, wie das »das sind nur Einzelfälle von schwarzen Schafen« eine Tabuisierung fördern (Hirsch 2011).

4.4 »Die Moralisierungsfalle«

Hirschberg et al. (2009b, S. 8) beschreiben diese Moralisierungsfalle wie folgt: »Ein »schwarz-weiß-Denken«, welches nach einer einfachen Opfer-Täter Schemata vorgeht, moralisierend nach »Gut« und »Böse« unterscheidet und die Mehrdimensionalität von Auslösern und Handlungen aus dem Blick verliert.«

Bei dieser Falle gibt es eine entsprechende Nähe zur Umdeutungsfalle. Moralisierung zielt vor allem auf eine normative Bewertung ab, wie beispielsweise die Aussage »der Herr Maier ist einfach bitterböse, kein Wunder, dass jemand mal der Geduldsfaden reißt, das war ja nur eine Frage der Zeit.« Aber, dass jetzt die Person XY austickt, die so nett und aufmerksam gegenüber allen Bewohner*innen auftritt, ist unfassbar. Der Bewohner wird als grundsätzlich böse wahrgenommen, der Gewalt selbst bei den »Guten« in der Pflege provoziert. Dass dieser Bewohner ggf. Probleme hat, von weiblichen Pflegenden versorgt zu werden, bleibt unbeachtet. Letztlich »hilft« dieses »gut« und »böse« Schemata aber dabei, Gewaltphänomene zu rechtfertigen oder erklärbar zu machen, ohne dass man sich mit diesen eingehender beschäftigen muss. Die Rollen von »gut« und »böse« sind klar verteilt.

4.5 »Die Normalisierungsfalle«

Gewalt, die von bestimmten Gruppierungen, wie z.B. Menschen mit Demenz oder von älteren Personen, wird oft als normal angesehen, heruntergespielt und damit verharmlost.

In kollegialen Fallberatungen werden beispielsweise Gewalthandlungen von älteren Personen als »normal« wahrgenommen bzw. wird suggeriert, dass »er oder sie eben so sei und man die Person eben so nehmen müsse«.

Ähnliches geschieht auch bei Mitarbeitenden. Schilderungen von Klient*innen oder Bewohner*innen, wie »die sind immer alle etwas ruppig zu mir«, werden oft mit: »Das dürfen sie nicht persönlich nehmen, so reden wir immer miteinander« beantwortet. Solche Normalisierungen können gleichermaßen zu einer potenziellen Verharmlosung führen.

Die individuelle Wahrnehmung der betroffenen Personen, was als »grenzwertig« empfunden wird, wird korrigiert und dem Gegenüber wird eine gewisse Normalität suggeriert. Dies kann dazu führen, dass sich Personen zurückhalten und Vorfälle nicht mehr benennen, weil sie ja scheinbar normal sind. Die Sensibilität gegenüber Gewaltereignissen verschiebt sich dadurch und es bedarf eines »großen« Ereignisses, welches dann nicht als normal gilt. Eine gewisse Eskalationsschwelle wird damit implizit in Kauf genommen. Gewalt kann zwar Teil des pflegerischen Alltags sein, aber das bedeutet nicht, dass sie als normal hingenommen werden sollte.

4.6 »Die Reduktionsfalle«

> Es werden einfache Erklärungsschemata verwendet und Gewaltereignisse auf vornehmlich persönliche oder individuelle Eigenschaften einer Person reduziert.

Es gibt eine Überschneidung zur Normalisierungsfalle, hier steht aber das Individuum mit seinen jeweiligen Eigenschaften im Blick. Aussagen, wie »die ist cholerisch und geht immer an die Decke« führen gleichermaßen zur Verharmlosung und zum Erdulden von Gewaltereignissen oder Grenzverletzungen. Letztlich wird mit der Verharmlosung eine frühzeitige Deeskalation verhindert.

4.7 Fazit und To Do's

Und jetzt? Wofür sind diese Informationen gut? Wenn man bei sich selbst oder anderen entdeckt, dass man in eine Gewaltfalle getappt ist, sollte dies reflektiert werden.

Teams bzw. Kollegen*innen und Führungskräfte sollten eine solche Reflexion oder Diskussion als einen wichtigen Schritt sehen, um das Thema Gewalt ernst zu nehmen. Hierfür ist eine gemeinsame Lernkurve notwendig, die unter anderem das Einüben einer gewaltfreien Kommunikation nach Marshall Rosenberg (2016) beinhaltet. Das heißt zu üben, wie man Situationen ohne eine Bewertung beschreibt, Gefühle wahrnimmt, die durch die Beobachtung einer Handlung entstehen und wie man Bedürfnisse ausdrückt und Bitten formuliert (Hirsch 2011). Diese Art und Weise, über Gewalt oder Ereignisse zu sprechen, kann eine positive Auswirkung auf die Arbeitszufriedenheit haben, die sich ggf. auch positiv auf die Interaktion von Pflegenden und Menschen mit Pflegebedarf auswirken kann.

Sprechen Sie die vermeintlichen Gewaltfallen und Befindlichkeiten aktiv an. Nehmen Sie das als Chance, gemeinsam als Team, mit Angehörigen oder anderen Einrichtungen ins Gespräch zu kommen. Gewaltfreiheit beginnt mit der individuellen Bereitschaft, sich auf einen gemeinsamen Lernprozess einzulassen, sich zu öffnen und zu realisieren, dass Tabuisierung, Verharmlosung, Normalisierung oder Skandalisierung von Gewalt nicht voranbringt. Das Festhalten an Gewaltfallen verhindert einen Perspektivwechsel und verengt den Blick.

5 Erklärungsmodelle – wie erklärt man sich, dass Gewalt ausgeübt wird?

»Gewalt zerbricht an sich selbst.« (Laotse)

Wird Gewalt in der Pflege ausgeübt, gibt es die häufige Reaktion, unabhängig davon, wer Gewalt ausgeübt hat, dass man eine Gewalthandlung von der entsprechenden Person »nie erwartet habe«. Ein Beispiel dafür ist eine Mitarbeiterin, die wiederholt von einer Bewohnerin mit den Worten »du dumme Kuh, pass doch auf« beschimpft wird. Dieses Verhalten wurde mit der Bewohnerin und ihrer Tochter besprochen. Die Tochter zeigte sich in einem Nachgespräch fassungslos, da ihre Mutter immer eine feine Dame gewesen sei und nie Schimpfwörter benutzt hätte. Persönlichkeitsveränderungen im hohen Alter sind jedoch möglich und denkbar[10]. Auch wenn Pflegende Gewalt ausüben, äußern sich Kollegen*innen meist überrascht oder es wird ein Hinweis gegeben, der das Verhalten möglicherweise erklärt: »Ja, die Kollegin hat momentan zu Hause wirklich viele Probleme«.

Diese Beispiele zeigen, dass Menschen sich oft anders verhalten, als man es von ihnen vielleicht erwartet hat oder wie man es möglicherweise von ihnen gewohnt ist. Personen, die Gewalt ausüben, haben kein »G« auf die Stirn geschrieben. Es ist wichtig, sich dieser Tatsache bewusst zu sein und entsprechend zu handeln.

Fallbeispiel

Eine Kollegin meldet sich in einer Fortbildung zu Wort. Sie berichtet über eigene Kindheitserlebnisse und erklärt, dass ihr die Auseinandersetzung mit dem Thema Gewalt sehr schwerfalle und Erinnerungen wach werden würden.

Gewalt kann in einigen Fällen, wie im dargestellten Fallbeispiel, eine Strategie sein, die man in der Kindheit gelernt hat, um mit Stress umzugehen oder sich gegenüber anderen Meinungen zu behaupten.

Dieses Kapitel widmet sich der Frage, wie die Ausübung von Gewalt erklärt werden kann. Es werden verschiedene Erklärungsmodelle skizziert, die als Analysewerkzeuge genutzt werden können.

---

10 Bei Menschen mit Demenz kann die Anwendung von Gewalt eine »Ausdrucksform« sein, da die verbale Mitteilung ggf. nicht mehr möglich ist.

5 Erklärungsmodelle – wie erklärt man sich, dass Gewalt ausgeübt wird?

> Gleich zu Beginn: Das entschuldigt die Ausübung von Gewalt nicht, aber die Gründe oder Erklärungsmodelle können nützlich sein, um vermeintliche Quellen der Gewalt zu (er-)kennen und sich als Einzelperson oder als Team damit auseinanderzusetzen. Denn nicht jedes misshandelte Kind wird zwangsläufig zu einer Person, die Gewalt »quasi automatisch« ausübt. Es gibt immer noch eine Entscheidung oder die Möglichkeit, einen anderen Weg einzuschlagen oder Hilfe anzunehmen.

Die folgenden Darstellungen basieren auf den Arbeiten und Ausführungen von Burnight und Mesqueda (2011), Mosqueda et al. (2016) sowie Fundinho et al (2015) Burnight und Mosqueda 2011[11]. Es wird nur eine Auswahl an Erklärungsmodellen vorgestellt und inhaltlich skizziert. Diese Modelle bieten eine Grundlage, um die Ausübung von Gewalt zu erklären. In der Literatur werden diese Erklärungsmodelle genutzt, um den Missbrauch oder die Ausübung von Gewalt durch Pflegende in den Blick zu nehmen. Aus unserer Sicht sind diese Modelle auch auf Menschen mit Pflegebedarf, die Gewalt ausüben, anwendbar. Die einzelnen Theorien sind nicht immer trennscharf, und es kann vorkommen, dass mehrere Erklärungen oder Theorien zutreffen können oder sich überschneiden.

5.1 Intrapersonale Theorien[12]

Psychopathologische Erkrankung

Psychopathologische Erkrankungen

Diese Theorie geht davon aus, dass Gewalt gegenüber älteren Menschen ausgeübt wird, wenn die Pflegeperson unter einer psychischen Erkrankung leidet und daran gehindert wird, eine angemessene Pflege zu leisten, oder wenn das Krankheitsbild eine Neigung zu Gewalt beinhaltet (▶ Abb. 5.1, Fulmer et al. 2004). Das können unter anderem akute Psychosen oder Persönlichkeitsstörungen sein. Es wird angenommen, dass die Wahrscheinlichkeit der Gewaltausübung steigt, wenn die Pflegeperson eine psychische Erkrankung hat (Fundinho et al. 2021). Diese Theorie ist gleichzeitig auch immer eine Erklärung für Gewalt, die von Menschen mit Pflegebedarf ausgeübt wird. In allen Settings der Langzeitpflege werden Menschen betreut, die an (geronto-)psychiatrischen Krankheitsbildern leiden. Hier sind ausdrücklich nicht nur Menschen mit Demenz gemeint.

---

11 Fundinho et al. (2021) konnten in einem systematischen Review 89 Studien eruieren und dabei 13 Theorien identifizieren. In 32 Artikeln wurde die »Stresstheorie« genannt (▶ Kap. 5.2.1).
12 Erklärungsmodell, welches auf Eigenschaften oder Phänomene der Person selbst abzielt.

Abb. 5.1: Psychopathologische Erkrankungen.

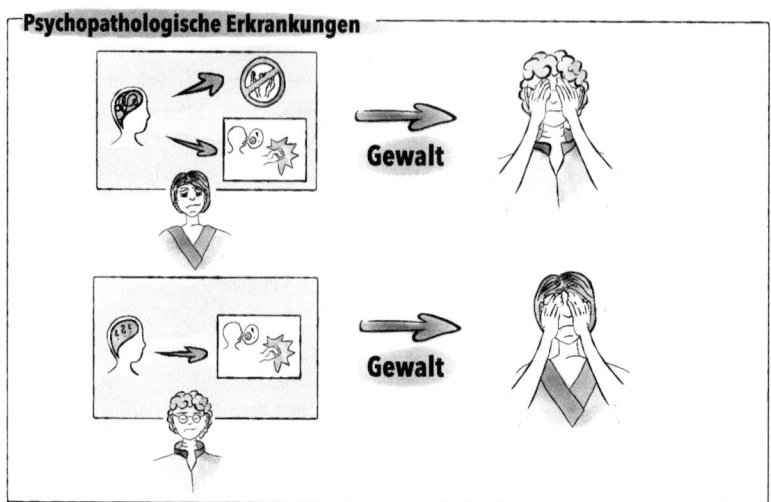

5.2 Interpersonale Theorien[13]

5.2.1 Stresstheorie

Die Theorie geht davon aus, dass Misshandlungen auftreten können, wenn informell Pflegende die Pflege und die damit verbundenen Aufgaben und Verantwortlichkeiten für einen älteren Menschen nicht mehr bewältigen können (▶ Abb. 5.2). In einer solchen Konstellation ist die Person, die Gewalt erlebt, von der Pflegeperson abhängig. Eine steigende Anzahl von Stressoren, wie nachts nicht schlafen können, das Gefühl, angebunden zu sein, mit herausfordernden Verhaltensweisen des Menschen mit Pflegebedarf überfordert zu sein, das Gefühl, isoliert zu sein, kann in Kombination mit dem Phänomen »Burn-out« und geringer Zufriedenheit zu Missbrauch gegenüber älteren Menschen führen (Mosqueda et al. 2016).

Dieses Erklärungsmodell lässt sich auch auf professionell Pflegende anwenden. Der durch die dauerhafte Arbeit mit älteren Menschen entstehende Stress kann zu Überforderung und Frustration führen (Burnight und Mosqueda 2011). Professionell Pflegende sind oft mit Stressfaktoren konfrontiert, darunter lange Arbeitszeiten, geringe Bezahlung, körperliche Inanspruchnahme und Anstrengung, Personalmangel, Arbeitsverdichtung und -belastung sowie ein geringes Ausbildungsniveau, usw. (Caste et al., 2015).

---

13 Erklärungsmodelle, die vor allem den Beziehungs- und Aushandlungsprozess zwischen Personen fokussieren.

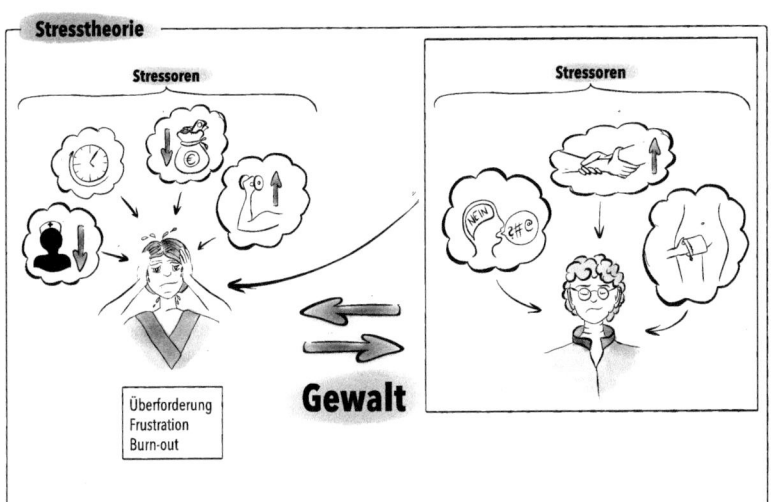

Abb. 5.2: Stresstheorie

Auch bei Kund*innen sowie Bewohner*innen kann der Eingriff in die Intimsphäre und der erhöhte Hilfebedarf, der bei Menschen mit Demenz möglicherweise nicht nachvollzogen oder zur Sprache gebracht werden kann, zu Stress führen und in einer Form der Gewaltausübung münden.

Castle et al. (2015) verweisen darauf, dass diese Theorie hauptsächlich den Stress der Betreuenden in den Blick nimmt und sehr häufig zur Erklärung von Missbrauch herangezogen wird. Sie argumentieren jedoch, dass diese Theorien dazu neigen, zu vereinfachen oder als zu eindimensional angesehen zu werden. Die Autor*innen gehen davon aus, dass in der (stationären) Langzeitpflege Theorien und konzeptionelle Modelle des Missbrauchs erforderlich sind, die das Phänomen der Gewalt mehrdimensional erklären. Dabei sollten die Merkmale der Pflegeperson, der jeweiligen Organisation und der älteren Menschen berücksichtigt werden. Shinan-Altman und Cohen (2009) führten eine Studie durch, in der die Einstellung zu Misshandlungen älterer Menschen und die Akzeptanz von Pflegehelfer*innen in verschiedenen Pflegeheimen in Israel untersucht wurden. Die Studie prüfte eine Reihe von Faktoren, darunter demografische Merkmale, Arbeitsstressoren, Burnout sowie die persönliche Einstellung, die missbräuchliches Verhalten dulden. Die Studie ergab, dass Pflegehelfer*innen in Pflegeheimen in hohem Maße Einstellungen zeigen, die missbräuchliche Verhaltensweisen gegenüber älteren Bewohnern tolerieren. Diese Einstellungen standen unter anderem in engem Zusammenhang mit einem Burnout, sodass die Autor*innen resümieren: Stressfaktoren bei der Arbeit können einen Burnout verstärken, führen aber wiederum zu einer Verstärkung von negativen Einstellungen, die Missbrauch tolerieren.

Modelle, die auf dieser Begründung basieren, verknüpfen also die Eigenschaften des pflegebedürftigen Menschen mit den durch die Pflege entstehenden Belastungen, die zu Missbrauch führen. Interventionen, die anhand dieser Theorie erklärt werden, konzentrierten sich daher auf die Reduzierung von Stress und die Unterstützung und Entlastung von Pflegenden.

Kritiker dieser Theorie sehen die Gefahr, dass den Personen, die Gewalt erfahren, die Schuld gegeben und die Tat quasi legitimiert wird. Dieser Hinweis ist wichtig, jedoch darf Stress als Risikofaktor nicht übersehen oder heruntergespielt werden. Stress und wahrgenommene Belastung sind zentrale Risikofaktoren, ohne dass damit das Verhalten der gewaltausübenden Personen entschuldigt wird (Burnight und Mosqueda 2011).

5.2.2 Theorie des sozialen Austauschs

Die Theorie des sozialen Austauschs[14] sieht die Interaktionen zwischen Menschen als einen Prozess, der durch Belohnung und Kosten zwischen den beteiligten Personen entsteht. Dieser Austausch kann sowohl materielle Güter, wie Geld oder das Wohnen, als auch immaterielle Güter, wie z. B. Anerkennung umfassen. Diejenigen Personen, die Güter von anderen Personen erhalten, können sich unter Druck gesetzt fühlen, weil sie das Gefühl haben, im Gegenzug eine ähnliche Menge an Gütern zurückgeben zu müssen. Dies kann das Risiko einer Gewaltanwendung oder Misshandlungen erhöhen (Mosqueda et al. 2016; Burnight und Mosqueda 2011).

Bei der Misshandlung älterer Menschen zeigt sich oft, dass die Personen, die Gewalt ausüben, häufig von den Personen abhängig sind, denen sie Gewalt antun. Um die Dynamik in solchen Situationen umfassend zu verstehen, müssen alle Beteiligten in den Blick genommen werden. Man kann sich eine Beziehung wie einen Tanz vorstellen. Jede beteiligte Person hat ihre eigenen Schritte, die auf ihren individuellen Fähigkeiten, Erfahrungen und Vorlieben basieren. Die »Dynamik« ist die Art und Weise, wie diese Schritte zusammenpassen – manchmal harmonisch, manchmal weniger. Zum Beispiel kann eine Person dazu neigen, Führung zu übernehmen, während die andere Person vielleicht eher folgt. Oder beide Personen könnten versuchen, gleichzeitig zu führen, was zu Konflikten führen kann.

Diese Dynamiken entstehen oft unbewusst, können auch zu Gewalt führen, ohne dass den Beteiligten klar wird, was »gerade passiert« und welche Auswirkungen bestimmte Verhaltensweisen auf das Gegenüber haben. Es muss daher immer die Tatsache berücksichtigt werden, dass Be-

---

14 Dieser Ansatz kann vor allem in der häuslichen Pflege, in familialen oder partnerschaftlichen Beziehung Anwendung finden.

ziehungen und ihre Dynamiken[15] keine Einbahnstraße sind (Burnight und Mosqueda 2011) und dass einfache Rollenzuweisungen wie »Täter*in« oder Opfer« nicht zielführend sind.

5.2.3 Die Theorie der dyadischen Uneinigkeit

Diese Theorie geht davon aus, dass Beziehungsprobleme und Streitigkeiten sowie entsprechende Verhaltensmuster zu Misshandlungen führen können (Burnight und Mosqueda 2011). Gewalt wird demnach durch eine Kombination von Faktoren, wie z. B. einer Vorgeschichte von familialer Gewalt und einer geringen Zufriedenheit mit einer Beziehung verursacht (Mosqueda et al. 2016; Burnight und Mosqueda 2011). Die Theorie stammt aus der Literatur zur Gewaltanwendung in Paarbeziehungen und wird vor allem in Familien und in Paarbeziehungen angewendet (Riggs und O'Leary 1996).

5.2.4 Theorie des Sozialen Lernens

Die Theorie des sozialen Lernens (Bandura 1978) besagt, dass Gewalt ein erlerntes Verhalten ist oder sein kann. Gewalt wird quasi als Modell gelernt. Das bedeutet, dass Gewalt durch Beobachtung oder Nachahmung sowie durch Belohnung oder Bestrafung erlernt wird (Wickert 2018). Missbrauch oder die Anwendung von Gewalt können demnach darauf zurückzuführen sein, dass die missbrauchende Person in einem früheren Kontext gelernt hat, Gewalt anzuwenden, um Konflikte zu lösen oder eigene Ziele durchzusetzen. Solche Strategien können auch über Generationen hinweg, z. B. in Familien, fortbestehen. Wie bereits einführend dargestellt: Hat eine Person in der Kindheit gelernt, auf Meinungsverschiedenheiten mit Gewalt oder Wut zu reagieren, können diese Verhaltensweisen auch im Erwachsenenalter zum Einsatz kommen. Alternative Verhaltensmuster müssen ggf. erst erlernt werden. Es kann jedoch schwierig sein, diese Muster zu ändern, insbesondere, wenn der betreffenden Person die Sensibilität dafür fehlt, dass Wutausbrüche bei Meinungsverschiedenheiten keine angemessene Reaktion sind und die Einsicht fehlt, diese Verhaltensweisen zu überdenken.

---

15 Unter Dynamik in diesem Sinne sind Interaktionen zwischen Menschen zu verstehen, die bewusst oder unbewusst erfolgen und das Ergebnis von Emotionen oder Erwartungen sein können.

5.2.5 Bidirektionale Theorie

Abb. 5.3: Bidirektionale Theorie.

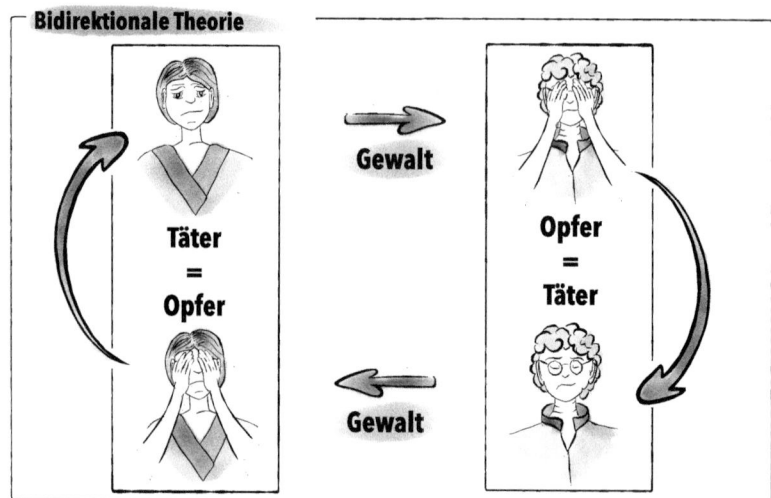

Die Theorie der bidirektionalen Gewalt (Steinmetz 1988) geht davon aus, dass es teilweise schwierig sein kann, »Täter*in« und »Opfer« zu bestimmen, da sich der Mensch mit Pflegebedarf und die Pflegepersonen bei Missbrauch wechselseitig aggressiv verhalten. Dieses Konzept wird oft in Studien über häusliche Gewalt oder Gewalt in intimen Beziehungen verwendet. Das heißt, Gewalt kann in beide Richtungen innerhalb einer Beziehung auftreten, beide Parteien üben Gewalt aus und/oder erfahren Gewalt (Fundinho et al. 2021).

Fallbeispiel

Herr Schmidt ist auf die Hilfe seiner Tochter angewiesen und kann manchmal unkooperativ und aggressiv sein, wenn er sich frustriert oder ängstlich fühlt. Dies kann dazu führen, dass er verbal oder sogar physisch gegen seine Tochter aggressiv wird. Auf der anderen Seite kann die Tochter, die unter dem Druck steht, sich um ihren Vater zu kümmern und gleichzeitig ihre eigenen Verpflichtungen zu erfüllen, auch ab und an ihre Geduld verlieren. In diesen Momenten kann auch sie verbal aggressiv werden.

In diesem Szenario ist es also schwierig, klare »Täter*innen« oder »Opfer« zu bestimmen, da beide Parteien sowohl Gewalt ausüben als auch Gewalt erfahren. Es unterstreicht die Notwendigkeit, sowohl die Bedürfnisse der Person mit Pflegebedarf als auch die der Pflegenden zu berücksichtigen, um solche Situationen ggf. zu vermeiden.

5.3 Soziokulturelle Theorien

Macht- und Kontrolltheorie

Die Macht- und Kontrolltheorie (Bandl 2002) geht davon aus, dass Täter*innen Zwang ausüben, um Macht und Kontrolle in der Beziehung zu erlangen und aufrechtzuerhalten (Mosqueda et al. 2016).

> **Fallbeispiel**
>
> Herr Müller betreut seine Mutter und übt seit geraumer Zeit Macht und Kontrolle über sie aus. Dies zeigt sich darin, dass er seine Mutter vor Außenkontakten isoliert, indem er Besuche von Familienmitgliedern einschränkt. Zudem schüchtert er seine Mutter durch Drohungen ein, dass er den Umzug in ein Pflegeheim plane.

In diesem Fallbeispiel übt Herr Müller Zwang aus, um Macht und Kontrolle in der Beziehung zu erlangen und aufrechtzuerhalten. Dies kann nicht nur in der häuslichen Pflege durch informell Pflegende auftreten, sondern ist gleichermaßen auf professionell Pflegende in Pflegeheimen übertragbar.

5.4 Multisystem Theorien

Umwelt-/Systemtheorie (exemplarisch)

Diese Theorie unterstützt die Klassifizierung und Untersuchung potenzieller Misshandlungsursachen, indem sie das System (den Kontext) betrachtet, in dem Gewalt auftritt. Sie berücksichtigt dabei verschiedene Ebenen (▶ Abb. 5.4): das Individuum selbst (Mikrosystem), die unmittelbaren Beziehungen wie Familie, Partnerschaften, Pflegende oder andere Vertrauenspersonen (Mesosystem), die Gemeinschaftsebene, etwa den Arbeitsplatz oder die Einrichtung (Exosystem), und schließlich die Ebene der gesellschaftlichen Normen oder Richtlinien, wie kulturelle Aspekte (Makrosystem) (Mosqueda et al. 2016).

Diese Theorie liefert somit Erklärungsansätze für die Misshandlung älterer Menschen, indem sie eine Reihe von unterschiedlichen Ursachen in jeweiligen Systemen aufzeigt. Dazu gehören individuelle Merkmale sowie die Beziehungsmerkmale zwischen dem schutzbedürftigen älteren Menschen und der Vertrauensperson. Gewalt wird also als Ergebnis interagierender Faktoren und Systeme verstanden, aus denen entsprechende Interventionen abgeleitet werden können (Gimm et al. 2018).

Abb. 5.4: Umwelt- und Systemtheorie.

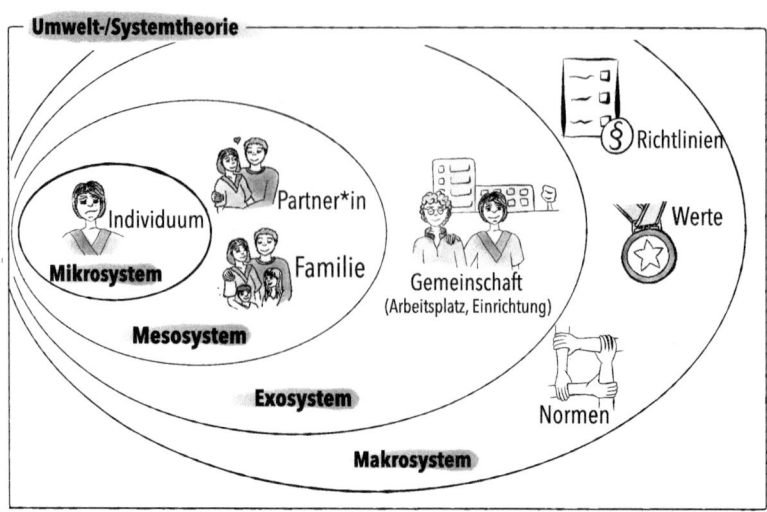

5.5 Fazit und To Do's

Dieses Kapitel hat die Grundlage dafür geschaffen, mögliche Erklärungen für die Entstehung von Gewalt aufzuzeigen. Es wird empfohlen, diese Ansätze in der Praxis zur Analyse anzuwenden. Obwohl diese Erklärungen Gewalt nicht entschuldigen, ermöglichen sie es, entsprechende Interventionen abzuleiten oder sich Gewaltkonstellationen erst einmal »wertfrei« anzunähern. Dies hilft dabei, Situationen zu verstehen und gezielt Maßnahmen zu ergreifen.

Fragen zur Selbstreflexion

Es ist sinnvoll, diese Erklärungsmodelle mit den Kolleg*innen anzusprechen und zur Selbstreflexion zu nutzen. Dabei können folgende Fragen hilfreich sein:

- Wie habe ich gelernt, mit stressigen Situationen umzugehen?
- Wie würde ich reagieren, wenn Kolleg*innen mich darauf hinweisen, dass ich gestresst wirke und mein Ton gegenüber Bewohner*innen ruppig ist?
- Wie reagiere ich in stressigen Situationen?
- Wie wurden in meiner Herkunftsfamilie Meinungsverschiedenheiten gelöst?
- Kenne ich Möglichkeiten oder Kontaktadressen, an die sich Angehörige oder Menschen mit Pflegebedarf wenden können, wenn familiale Gewalt auftritt? Erhalten die Betroffenen dort Hilfe oder Beratung, um aus bestehenden Mustern oder Dynamiken auszusteigen?

- Wann und wie würde ich es ansprechen, wenn mir auffällt, dass eine Person (Kolleg*innen/Menschen mit Pflegebedarf, Angehörige) sehr gestresst oder aggressiv wirkt?
- Wo habe ich Vorbehalte bzw. welche Befürchtungen habe ich selbst, diese Themen anzusprechen?

Diese Fragen eignen sich auch für Fortbildungen mit Angehörigen, um eine offene Atmosphäre zu schaffen, in der über Befindlichkeiten gesprochen und gemeinsame Lösungen gefunden werden können. Zudem merken die Beteiligten, dass sie nicht »alleine« sind und bestimmte Grenzsituationen auch bereits erlebt wurden.

Mit diesen Überlegungen und Fragen im Hinterkopf möchten wir abschließend betonen, dass gegenseitige Achtsamkeit und Wertschätzung im Team und im Umgang mit Bewohner*innen und Klient*innen und deren Angehörigen zentral sind, um Quellen von Gewalt, wie familiale Probleme oder einen drohenden Burnout, wahrzunehmen und frühzeitig anzusprechen. Solche Gespräche sind nicht immer angenehm, und man wird sich immer wieder überlegen: »soll ich das wirklich ansprechen?« »Wo liegt ggf. meine persönliche Schwelle, erste Anzeichen oder mögliche Quellen anzusprechen oder ggf. mir selbst Hilfe zu holen?« Dennoch können solche Gespräche dazu beitragen, das Verhalten zu verstehen und zu verändern.

Manchmal führen diese Gespräche sogar dazu, dass die betreffende Person dankbar ist und eine wichtige Veränderung angestoßen wird, wie beispielsweise eine Kontaktaufnahme mit einer psychologischen Beratungsstelle, damit eine deutliche Stressreduktion erreicht werden kann. Kleine Beispiele, die Mut machen, Beobachtungen anzusprechen und Gewalt zu verhindern.

6 Gewaltkonstellation Bewohner*in gegenüber Bewohner*in

»Gewalt ist die letzte Zuflucht des Unfähigen« (I. Asimov)

Der Begriff »Gewalt« in Bezug auf die Pflege in stationären Altenhilfeeinrichtungen wird oft mit Misshandlungen von Bewohnern*innen durch die Mitarbeitenden assoziiert. Allerdings ist Gewalt zwischen den Bewohner*innen selbst ein sehr häufiges und oft problematisches Phänomen (Rosen et al. 2008). Im Alltag ist diese Konstellation wirkmächtig, aber nicht immer gleich erkennbar, da sie subtil ausgeübt werden kann und Unterstützung findet (▶ Abb. 6.1).

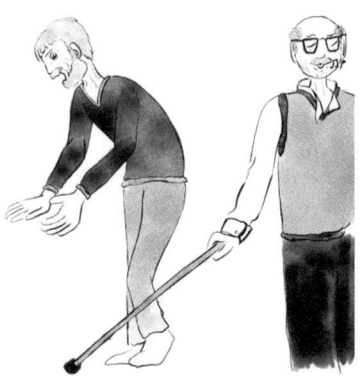

Abb. 6.1: Gewalt von Bewohner*innen gegenüber Bewohner*innen.

Es besteht die Gefahr, diese Gewaltkonstellation zu ignorieren oder zu bagatellisieren. Dies kann zum Beispiel der Fall sein, wenn eine Person mit Demenz beschimpft wird, weil ihr Verhalten nicht den Erwartungen oder Ansprüchen der Mitbewohner*innen entspricht oder man sich diesem Personenkreis und den eigenen Defiziten nicht stellen möchte. Äußerungen wie »hau ab« oder die Zustimmung zu solchem Verhalten durch andere Bewohner*innen mit »richtig so«, führen zur Tolerierung dieser Verhaltensweisen.

Solche Verhaltensweisen können durch die Angst vor dem eigenen möglichen kognitiven Abbau ausgelöst werden. Man möchte sozusagen nicht den möglichen »Spiegel« des zukünftigen kognitiven Abbaus vorgehalten bekommen. Die Angst vor diesem Abbau wird allgegenwärtig, daher will man sich von den Betroffenen distanzieren (»die da drüben, die nichts mehr im Kopf haben«).

Gleichzeitig können das Auftreten und Vorhandensein kognitiver Beeinträchtigungen bei Bewohner*innen das Risiko für gewalttätige Handlungen, wie zum Beispiel jemanden anschreien, an den Haaren ziehen, etc., erhöhen. Der Grund dafür liegt unter Umständen in der Unfähigkeit von Menschen mit Demenz, ihre Gefühle oder ihr Unverständnis gegenüber dem störenden Verhalten oder Handeln der Pflegenden oder Mitbewohner*innen verbal auszudrücken. Dies kann zu solchen Reaktionen führen.

> Das heißt: Im Alltag zeigt sich eine gewisse Ambivalenz. Wohnbereiche, deren Abläufe und die dort lebenden und arbeitenden Menschen sind für Menschen mit Demenz nicht immer verstehbar, sodass Gewalt eine Ausdrucksform sein kann. Dies kann bei kognitiv weniger beeinträchtigten Personen zu Unverständnis, Angst, aber auch Ekel und Abgrenzung führen. Mitarbeitende übernehmen oft die Rolle von »Mediator*innen«, die zwischen diesen Gruppen vermitteln.

Die Balance zwischen gewünschter Auseinandersetzung, die auch in Gemeinschaften auszuhalten ist, einer Einmischung und der Option, Konflikte zu ignorieren, ist schwer auszutarieren. Nicht jede Gewalthandlung auf den Wohnbereichen oder in den Hausgemeinschaften zwischen Bewohner*innen kann von Mitarbeitenden beobachtet werden, insbesondere wenn die Mitarbeitenden sich ggf. auch in den Zimmern von Bewohner*innen aufhalten. Mitbewohner*innen agieren mit oder sie fühlen sich hilflos. Angehörige, die zu Besuch kommen, sind sich ihrer Rolle und der Aufgabe, Hilfe anzufordern, oft nicht bewusst und fühlen sich gleichermaßen hilflos oder sie wollen sich ganz bewusst nicht einmischen.

Es existieren nur wenige (qualitativ hochwertige) Studien, die diese Konstellation der Misshandlung älterer Menschen durch Bewohner*innen in Pflegeheimen untersuchen. Trotz der Relevanz ist die Forschungslage zu evidenzbasierten Interventionen zur Verhinderung und Reduzierung von Gewalt zwischen Bewohner*innen in Pflegeeinrichtungen unzureichend (Ellis et al. 2018).[16]

Die Studienlage zeigt, dass Gewalt zwischen Bewohner*innen ein verbreitetes Phänomen ist und die Lebensqualität von Mitarbeitenden und Bewohner*innen negativ beeinflussen kann. Es werden gravierende Folgen bis hin zu Todesereignissen berichtet (Caspi 2018; DeBois et al. 2020). In einer explorativen Pilotstudie auf Basis öffentlich zugänglicher Informationen (z. B. Zeitungs- oder Todesfallberichte) wurden in Nordamerika beispielsweise 105 Todesfälle im Zeitraum von 2000 bis 2016 durch Gewaltereignissen zwischen Bewohner*innen dokumentiert (Caspi 2018).

---

16 Die Autor*innen führten eine Studie in einer australischen Pflegeeinrichtung durch, um zu prüfen, inwiefern das Schulungsprogramm (SEARCH) Pflegekräfte dabei unterstützen kann, Gewalt zwischen Bewohner*innen zu erkennen, zu melden und darauf zu reagieren.

Im Folgenden werden zunächst die Formen der Gewalt dargestellt. Es folgen Studien zur Prävalenz und anschließend werden Auslöser oder Risikofaktoren skizziert. Inhaltlich interessante Aspekte dieser Studien werden beschrieben. Zudem werden die Folgen thematisiert und Empfehlungen formuliert, wie man bei Gewaltereignissen agieren kann. Abschließend wird erläutert, welche Aspekte als Einrichtung zu berücksichtigen sind, wenn man sich mit dieser Konstellation auseinandersetzen möchte.

6.1 Formen von Gewalt von »Bewohner*in gegenüber Bewohner*in«

McDonald et al. (2015) beschreiben die Gewaltkonstellation von Bewohner*innen gegenüber Bewohner*innen als

»negative, aggressive und aufdringliche verbale, körperliche, sexuelle oder körperbezogene Interaktionen zwischen Menschen mit Pflegebedarf in einem gemeinschaftlichen Umfeld, die unerwünscht sind und potenziell physische oder psychische Belastung oder Schaden für den Empfänger verursachen.« (McDonald et al., 2015, S. 157, übersetzt durch Autor*innen)

Zu diesen Folgen gehören Verletzungen, körperliche Schmerzen, Depressionen, Ängste, etc.

Gewaltakte von Bewohner*innen gegen andere Bewohner*innen sind schwerwiegend. Sie können auch plötzlich und unerwartet auftreten, was bei den Betroffenen Angst vor dem nächsten Vorfall auslöst (Teresi et al. 2014). Da der konkrete Vorfall nicht immer vorhersehbar ist, besteht die Gefahr, dass Bewohner*innen sich aus Angst in ihr Zimmer zurückziehen und soziale Teilhabe unterbunden wird. Gewaltereignisse oder Ängste werden oft nicht thematisiert, um nicht zur Last zu fallen oder aus Angst vor weiteren Übergriffen.

Formen von Gewalt können sehr offensiv und sichtbar zutage treten, während andere subtil erfolgen. In einer Studie zur Erfassung von Gewalt von Bewohner*innen gegenüber Bewohner*innen wurden die folgenden Formen konkretisiert (Teresi et al. 2014):

- Andere Bewohner*innen beschimpfen oder anschreien
- Andere Bewohner*innen mit Worten erschrecken, ängstigen oder bedrohen, sie herumkommandieren
- Mitbewohner*innen schlagen oder mit einem Gehstock, der Faust oder mit einem anderen Gegenstand bedrohen oder mit Gegenständen nach anderen Personen werfen
- Andere Bewohner*innen treten, beißen, kratzen oder bespucken, begrapschen, an ihnen zerren, schubsen oder sie stoßen

- Das Zimmers anderer Bewohner*innen, ohne zu fragen betreten, etwas mitnehmen/anfassen oder beschädigen sowie die persönlichen Dinge der Person zerstören

Andere Formen, wie das Ausschließen von Personen in Sitzgemeinschaften oder das schlecht Reden über Personen (»Die Hexe kommt«), sind subtiler und werden zuerst nur als Stimmung wahrgenommen. Wie das folgende Fallbeispiel zeigt, wirken diese Formen von Gewalt, weil die betroffenen Personen Hilflosigkeit sowie eine verminderte Lebensqualität empfinden.

Fallbeispiel

Frau Kaiser, die seit einigen Monaten in einer Pflegeeinrichtung lebt, fühlt sich unwohl. Auf Nachfrage berichtet sie, dass sie »das« gar nicht so richtig beschreiben könne. Sie bemerke, dass eine Mitbewohner*in anderen Personen etwas zuflüstert, wenn sie in den Gemeinschaftsraum kommt. Diese Mitbewohnerin gibt auch den anderen in ihrer Sitzgemeinschaft Anweisungen, was sie tun oder lassen sollen. Sie habe die Mitbewohner*in auf ihren Ton angesprochen, die habe sie nur ausgelacht. Seit diesem Vorfall – so Frau Kaiser – sei es schwierig geworden, mit anderen ins Gespräch zu kommen. Sie fühle sich einsam und hilflos.

Auch Mitarbeitende aus dem Bereich des »Betreuten Wohnens« berichten von diesen subtilen Gewaltformen und thematisieren, dass ein aktives Ansprechen meist dazu führt, dass sich solche Verhaltensweisen ändern, aber nicht vollständig verschwinden. Personen, von denen diese Verhaltensweisen ausgehen, wissen teilweise um die Wirkung und darum, dass ihr Verhalten unangemessen ist. Dennoch halten sie daran fest, weil es ihnen auch eine gewisse Macht verleiht, ihren Lebensraum bzw. die Personen zu kontrollieren.

6.2 Prävalenz Gewaltkonstellation »Bewohner*in gegenüber Bewohner*in«

Die Prävalenz, wie auch zum Teil die Inzidenz, wird in Studien sehr unterschiedlich angegeben/erhoben. Daher variieren die Ergebnisse der Studien teilweise stark, was auf Unterschiede in den zugrundeliegenden Definitionen, Erhebungsmethoden und den jeweils untersuchten Populationen zurückzuführen ist.

Woolford et al. (2021) konnten in einem systematischen Review 26 Studien zu dieser Gewaltkonstellation identifizieren. Hierbei wurde die Gesamtprävalenz in sieben quantitativen Studien zum Thema Bewohner*innen gegenüber Bewohner*innen mit einer Häufigkeit von 12 % bis 23 % angegeben.

Körperliche und verbale Misshandlungen waren die am häufigsten genannten Arten der Gewalt. Merkmale von Personen, die Gewalt ausüben, wurden in zwölf der Studien beschrieben. Hierbei konnte festgestellt werden, dass das durchschnittliche Alter bei knapp 81 Jahren lag (80,93 Jahre). Aggressionen zeigten überwiegend Männer (83,2 %), und knapp zwei Drittel der Aggressor*innen litten an einer Form von Demenz (64,4 %).

In ▶ Tab. 6.1 sind Prävalenzen hinterlegt, die aufzeigen sollen, wie häufig diese Konstellation in Pflegeheimen und im »Betreuten Wohnen« vorkommt. Im Rahmen der Sichtung wurde darauf geachtet, Studien vorzustellen, die in den letzten zehn Jahren publiziert wurden. Eine Vergleichbarkeit ist aufgrund der unterschiedlichen Studiendesigns und Outcomes leider nicht möglich.

Tab. 6.1: Prävalenz der Gewaltkonstellation Bewohner*innen gegenüber Bewohner*innen.

Befragungsort	Prävalenz & Anmerkung	Autor*in
Stationäre Altenhilfeeinrichtungen[17] (Deutschland)	Beobachtung von 69 % verbaler, 33 % körperlicher und 10 % sexueller Gewalt (BGB-Vorfälle)	(Görgen et al. 2020)
Stationäre Altenhilfeeinrichtung (Australien)	169 BGB-Vorfälle, was 0,56 Vorfällen pro 1000 Bettentagen entspricht.[18]	(Joyce 2020)
Betreutes Wohnen (USA)[19]	Ausüben von Gewalt (BGB) 7,6 % der Bewohner*innen körperliche, 9,5 % verbale, 2,0 % sexuelle Aggressionen.	(Gimm et al. 2018)
Stationäre Altenhilfeeinrichtung (USA)[20]	Ausüben von Gewalt (BGB) 9,1 % verbale, 5,2 % körperliche, 0,6 % sexuelle Gewalt.[21] Lediglich 3 von 407 Ereignissen wurden dokumentiert.	(Lachs et al. 2016)
Stationäre Altenhilfeeinrichtung (Canada)[22]	23 % der Bewohner*innen haben innerhalb von drei Monaten nach Einzug aggressive Aktionen begangen.	(Brazil et al. 2013)

---

17 Beobachtung durch 1300 Pflegende in stationären Altenhilfeeinrichtungen.
18 Es wurden 1178 Bewohner*innen in die Studien einbezogen. In knapp 90 % der Vorfälle hatten die Aggressor*innen eine kognitive Beeinträchtigung.
19 Insgesamt wurden Daten von 6848 älteren Personen berücksichtigt.
20 Insgesamt wurden 2011 Bewohner*innen in 10 Einrichtungen in die Untersuchung einbezogen.
21 Kontextfaktoren, wie eine schwere kognitive Beeinträchtigung, das Leben in einem Demenzwohnbereich oder das Leben in einem Doppelzimmer waren mit höheren Raten von Gewalt »Bewohner*innen gegenüber Bewohner*innen« assoziiert.
22 332 Personen wurden berücksichtigt. Eine Überprüfung der Dokumentation wurde vorgenommen.

6.3 Auslöser und Risikofaktoren sowie mögliche Strategien

Zahlreiche Auslöser oder Trigger und Risikofaktoren können Gewalt zwischen den Bewohner*innen befördern. Es existieren in der stationären Altenhilfe aber nicht nur eindimensionale »Aktion und Reaktion«-Muster, sondern vielmehr führen mehrdimensionale Auslöser zu Konflikten und/oder Gewaltereignissen. So interagieren oder verstärken sich beispielsweise organisationsbezogene Faktoren und bewohner*innenbezogene Faktoren, wie das folgende Beispiel zeigt.

Fallbeispiel

Herr Günther lebt seit einigen Monaten auf dem Wohnbereich Sonnenberg. Er leidet an einer Demenz. Die zeitliche und örtliche Orientierung sind nicht mehr möglich. Er sitzt am späten Nachmittag im Aufenthaltsbereich. Der Fernseher läuft und die Lautstärke ist für ihn kaum aushaltbar. Er wird zunehmend unruhig und er beginnt, laut zu rufen. Die Mitbewohner*innen sind verärgert, die Lautstärke wird nach oben reguliert. Herr Günther ruft lauter, steht auf und die Sicht zum Fernseher ist verstellt. Herr Krauf steht auf, ärgert sich maßlos und schreit Herrn Günther an, er möge jetzt endlich still sein und sich hinsetzen. Herr Günther ist völlig überfordert, greift nach einem Glas und wirft dieses nach Herrn Krauf.

Im Fallbeispiel treffen umwelt- oder organisationsbezogene Risikofaktoren, wie die Lautstärke des Fernsehers auf bewohner*innenbezogene Faktoren. Herr Günther, der laut ruft und die Sicht stört, weil er seine Grenzen bzgl. der Lautstärke des Fernsehers nicht zum Ausdruck bringen kann. Herr Krauf hingegen fühlt sich gestört und wünscht sich, in Ruhe fernsehen zu können. Solche Konstellationen sind nicht immer leicht zu durchschauen, doch haben sie oft einen Auslöser. Diese Auslöser werden im Folgenden erläutert, um bei Gewaltereignissen und deren Nachbesprechung eine Art »Spurensuche« durchzuführen. Dennoch zeigt sich, dass nicht bei allen Vorfällen ein explizit auslösendes Ereignis festgestellt werden kann. Beispielsweise zeigt die Untersuchung von DeBois et al. (2020), dass bei knapp der Hälfte der Gewaltfälle kein explizit auslösendes Ereignis eruiert werden konnte.

6.3.1 Umwelt und Organisationsbezogene Auslöser und Risikofaktoren

McDonald et al. (2015) haben in einem Scoping-Review[23] auslösende Faktoren für Gewalt untersucht, woraus Ansätze abgeleitet werden können, um diesen im Alltag entgegenzuwirken. Mit Verweis auf zahlreiche Studien sind Umweltaspekte wie: Gedränge, Lautstärke des Fernsehers oder laute Musik, die Auswahl des TV-Senders, aber auch die Raumtemperatur sowie die Beleuchtungssituation als Trigger für Gewalt zwischen Bewohner*innen zu identifizieren. Die Herausforderung besteht darin, diese Umweltfaktoren zu erkennen, die Reaktionen, wie Unbehagen bei den Bewohner*innen, zu beobachten und proaktiv Abhilfe zu schaffen. Hierbei sollten auch bauliche Maßnahmen, wie Schallschutz oder die Konzeption von Räumlichkeiten, die Nähe und Distanz zwischen Personen ermöglichen, berücksichtigt werden. Diese Raumgestaltung kann insbesondere bei Sanierungen oder Neubauten bedacht werden.

Laut Joyce (2020) treten Gewaltvorfälle am häufigsten in Speiseräumen oder anderen Gemeinschaftsräumen, wie Fluren auf. Zudem kommt es in Doppelzimmern[24] häufiger zu körperlichen Aggressionen zwischen Bewohner*innen als in Einzelzimmern (Lachs et al. 2016). Gewaltereignisse finden vor allem am Nachmittag und frühen Abend statt (Joyce 2020). Dies sind zumeist Zeiten, in denen sich viele Bewohner*innen in Gemeinschaftsräumen aufhalten und damit auch das Konfliktpotenzial zunehmen kann. Daher ist es sinnvoll, in diesen Zeiten, Mitarbeitende (z.B. Betreuungskräfte) in den Gemeinschaftsräumen einzusetzen, die bei Bedarf moderierend eingreifen bzw. Situationen frühzeitig entschärfen.

Unzureichende Kenntnisse und Kompetenzen zum Umgang mit Gewalt von Bewohner*innen gegenüber Bewohnern*innen, die personelle Besetzung sowie der »Mangel an qualifiziertem und geeignetem Personal« hat großen Einfluss präventiv und deeskalierend zu wirken. Die Zeitknappheit und die daraus resultierende Stimmung der Pflegenden verhindert oft eine Interaktion mit Bewohner*innen, die dazu beitragen könnte, Agitiertheit und Aggression zu verhindern (Görgen et al. 2020).

---

23 Scoping Review: Literaturübersicht zu bereits bestehender Forschung zu einem bestimmten Thema. Diese Reviews werden vorallem erstellt, wenn das Thema bislang unzureichend untersucht wurde. Ziel ist es, einen Überblick über den Forschungsstand zu erarbeiten, ohne die einzelnen Studien im Detail zu bewerten, wie das bei einem systematischen Review der Falls ist.

24 Zwar sind diese nach den heimrechtlichen Vorgaben der jeweiligen Landesverordnungen nur noch befristet verfügbar, dennoch wird dieser Aspekt an dieser Stelle erwähnt.

6.3.2 Bewohner*innenbezogene Auslöser und Risikofaktoren

Es wurde festgestellt, dass Kommunikationsbarrieren zwischen Bewohner*innen, wie zum Beispiel Sprachunterschiede oder laute verbale Ausbrüche, zu gewaltfördernden Situationen führen können. Dies gilt insbesondere für Bewohner*innen, die eine andere Sprache sprechen oder unruhige Verhaltensweisen zeigen, wie ständiges Rufen oder Klatschen. Darüber hinaus kann die »Ausgrenzung« aus sozialen Gruppen, wie etwa die Bildung von Cliquen, sowie feindselige Handlungen (Aggression versus Gegenaggression) zu Gewalt führen. Diese Aspekte wurden eingehend von McDonald et al. (2015) als mögliche Auslöser dargestellt.

> Menschen mit Demenz und das Verhalten, das andere Personen herausfordert, sind in der stationären Altenpflege jeden Tag präsent. Missverständnisse zwischen Bewohner*innen aufgrund von kognitiven Beeinträchtigungen (Ferrah et al. 2015) gehören zu den am häufigsten vorkommenden Gewalttriggern.

Dies gilt auch für Missverständnisse, die aufgrund von Hörbeeinträchtigungen, Nuscheln, Stottern oder Hänseln entstehen, unabhängig von einer kognitiven Beeinträchtigung. Ebenso kann auch das Eindringen in die Privatsphäre (Zimmer), insbesondere in gemeinschaftlichen Wohnformen, Gewalt auslösen. Es ist jedoch ein Irrtum, Gewalt unter Bewohner*innen nur auf Menschen mit Demenz zu reduzieren.

Es sollte anerkannt werden, dass in Pflegeheimen Menschen zusammenleben, die diese Entscheidung möglicherweise nicht selbst getroffen haben und ihre Mitbewohner*innen nicht auswählen konnten. Dies kann zu Unzufriedenheit mit dem eigenen Leben und dem Leben im Pflegeheim führen. Eine gewisse Antipathie zwischen Bewohner*innen wird es immer geben. Meinungsverschiedenheiten, das Aufeinandertreffen von unterschiedlichen Normen und Werten, sich Vergleichen und in Konkurrenz treten usw. sind Teil des Lebens in einer Gemeinschaft, also auch in Pflegeheimen. Gleiches gilt auch für das Aufeinandertreffen von Menschen mit unterschiedlichen lebensgeschichtlichen Prägungen und Einstellungen zum Thema Gewalt. Dort, wo Menschen bewusst ausgegrenzt, beschimpft oder misshandelt werden, muss eingeschritten werden.

6.3.3 Mitarbeiter*innenbezogene Auslöser und Risikofaktoren

Fachkräfte haben in Interviews (Görgen et al. 2020) auf deutliche Lücken in der Handlungskompetenz hingewiesen, insbesondere im Hinblick auf einen planvollen Umgang mit Gewalt, die von Bewohner*innen gegenüber Bewohner*innen ausgeübt wird. Sie betonen die Notwendigkeit, mögliche

Gewaltsituationen zu antizipieren und konkrete Interventionen zu kennen. Unabhängig von der Berufsgruppe werden Unsicherheiten im Umgang mit Menschen mit Demenz thematisiert. Dies gilt auch für Krankheitsbilder, die mit einer erhöhten Neigung zu Aggressionen einhergehen, wie beispielsweise bei Personen mit Korsakow-Syndrom. Mitarbeitende ohne pflegerische Ausbildung berichten von Handlungsunsicherheit und thematisieren einen hohen Schulungsbedarf zum Thema »Umgang mit Menschen mit Demenz« (Görgen et al. 2020).

Eine zentrale Empfehlung in der Literatur, wie bei McDonald et al. (2015), unterstreicht die Notwendigkeit, dass sowohl Mitarbeitende als auch Angehörige hinsichtlich dieser Gewaltkonstellation aufzuklären und zu schulen sind, um den Schutz der Bewohner*innen in stationären Altenpflegeeinrichtungen sowie betreuten Wohnanlagen oder Tagespflegen zu verbessern.

> Laut Teresi et al. (2018) sollten Schulungen in der Altenpflege folgende Aspekte abdecken: Erkennung von Risikofaktoren, Ursachen und Folgen von Gewalt zwischen Bewohner*innen und von Verhaltensänderungen bei Bewohner*innen, um Eskalation zu erkennen und zu vermeiden. Umgang und Handhabung von Gewaltereignissen sowie die Implementierung von Leitlinien. Zusätzlich haben Pflegekräfte in der stationären Altenhilfe in einer Befragung von Görgen et al. (2020) weitere gewünschte Schulungsinhalte genannt. Dazu gehören Techniken zur Entschärfung von kritischen Situationen zwischen Bewohner*innen bzw. Deeskalationstraining, Techniken zum Selbstschutz bzw. zur Vermeidung von Verletzungen, der Umgang mit eigenen psychischen Belastungen im Umgang mit Gewalt in der Pflege sowie rechtliche Aspekte.

Spezielle Schulungsprogramme[25] für Mitarbeitende zeigen, dass Personen nach einer Teilnahme häufiger in der Lage sind, Gewaltkonstellationen zu erkennen und zu dokumentieren, wodurch mehr Fälle von Gewalt zwischen Bewohner*innen gemeldet werden. Das Erkennen von Gewalt ist der erste Schritt, um gezielt zu handeln.

McDonald et al. (2015) beschreiben im Rahmen eines Scoping-Reviews selbstentwickelte Strategien, die von Mitarbeitenden angewendet werden, um der gegenseitigen Gewalt von Bewohner*innen entgegenzuwirken: Die jeweils beteiligten Bewohner*innen werden voneinander getrennt, indem man sie mit einer sinnvollen Aktivität ablenkt oder aus dem Raum führt (physische Deeskalation). Sie werden damit aus der aggressionsgeladenen Umgebung herausgenommen und man spricht ruhig mit ihnen (verbale Deeskalation). Dabei erklären Mitarbeitende die Sachverhalte und ermu-

---

25 Vergleiche hierzu Teresi et al. 2013; Teresi et al. 2018 und das Schulungsprogramm SEARCH (Support, Evaluate, Act, Report, Care plan, Help to avoid) sowie entsprechende Weiterentwicklungen.

tigen die Beteiligten zu einem Kompromiss. Görgen et al. (2020, S. 148) verweisen in diesem Zusammenhang jedoch darauf hin, dass ein Kommunikationsstil zu beobachten ist, der häufig an »strenge Eltern« erinnert, die mit »ungezogenen Kindern« sprechen. Diesen Stil gilt es, zu vermeiden!

Weiterhin sollten die folgenden Strategien jeweils individuell geprüft werden, um Gewaltereignisse zwischen Bewohner*innen frühzeitig zu erkennen und zu vermeiden:

- Vermeidung überfüllter Räumlichkeiten und Reizüberflutung sowie Überprüfung der Räumlichkeiten hinsichtlich Licht, Raumtemperatur und insbesondere Lärmentwicklung (Pillemer et al., 2010, Lachs et al.,2010, Snellgrove et al. 2013)
- Förderung von Gemeinschaftsaktivitäten, um das soziale Miteinander zu stärken und Konflikte zu reduzieren (Snellgrove et al. 2013)
- Vermeidung ausgrenzender Cliquenbildung innerhalb der Wohnbereiche (Snellgrove et al. 2013)
- Beobachtung von Triggern (bestimmte Tageszeiten, Orte oder Personen) (Rosen et al. 2012) und Durchführung von Risikoanalysen (Lachs et al. 2007). Hierfür macht es Sinn, Gewaltvorfälle nach einem vereinbarten Schema zu dokumentieren, damit diese Trigger erkannt werden (Mc Donald et al. 2015, Teresi et al. 2013)
- Identifikation von Bewohner*innen, die zu Aggression neigen (Rosen et al. 2012)
- Zusammenarbeit mit und Einbindung von Gerontopsychiater*innen

6.4 Umgang mit Gewalterfahrungen und Folgen

Ellis et al. (2018) kommen zu dem Schluss, dass Pflegekräfte dazu neigen, die Gewalt von Bewohner*innen gegenüber Bewohner*innen zu ignorieren beziehungsweise werden diese Verhaltensweisen als normal und/oder unbedenklich betrachtet, sodass nicht immer adäquate Maßnahmen ergriffen werden. Überwiegend sehen Pflegekräfte also in dieser Gewaltkonstellation ein unvermeidbares oder normales Verhalten von Bewohner*innen. Gleichzeitig fehlt es ihnen an entsprechendem Wissen, was genau zu tun ist, wenn es zu solchen Ereignissen kommt (Ellis et al. 2018). Es bleibt jedoch eine Herausforderung, im Alltag zu entscheiden, ob bestimmte Konflikte auch ohne das Einschreiten der Pflegenden gelöst werden können. Deshalb ist es notwendig, mit den Kollegen*innen im Gespräch zu bleiben, um die Situation im Alltag immer wieder neu einzuschätzen und zu entscheiden, ob die betroffene Person sich noch selbst wehren kann oder Unterstützung benötigt. Eine »Nicht-Intervention« muss begründet werden und ist von einer gewissen Hilflosigkeit oder Unwissenheit der Mitarbeitenden im Umgang mit solchen Situationen zu unterscheiden (Görgen et al. 2020). Nichts zu tun, kann jedoch dazu führen, dass es zu einer Gewaltausübung mit Verletzungen oder anderweitigen Folgen (Angst, Rückzug, Scham) kommt und/oder sich die Situation immer weiter zuspitzt.

Folgen des »Nichts-Tuns«

Dabei darf eine weitere mögliche Folge des »Nichts-Tuns« nicht außer Acht gelassen werden: Wenn in Wohnbereichen bestimmte Verhaltensweisen im Alltag wahrgenommen bzw. beobachtet werden, dann werden diese gegebenenfalls auch von Bewohner*innen nachgeahmt, weil diese erfolgversprechend erscheinen und nicht sanktioniert werden. Eine Untersuchung von (Schiamberg et al. 2015) gibt Hinweise dafür und unterstützt die These, dass die Gewaltkonstellation von Bewohner*innen gegenüber anderen Bewohner*innen in einem engen Zusammenhang mit erfassten Formen der Misshandlung durch das Personal steht. Was heißt das? Die Bewohner*innen erleben Pflegekräfte, die frustrierende Pflegesituationen mit missbräuchlichem Verhalten lösen. Das heißt: Gewalt durch das Personal, wie beispielsweise ein rüder Umgang mit Menschen mit Demenz, kann zu einem Klima der Gewalt beitragen, weil Verhaltensweisen von alten und hochbetagten Menschen gelernt oder »modelliert« werden. Man spricht von »erlernter Gewalt« (ebd.) und damit werden diese als normal wahrgenommen.

Die folgend aufgeführten Folgen können in Form von sichtbaren Merkmalen wie Blutergüssen etc. erkennbar sein oder sich eher unsichtbar in Form von Angst oder Rückzug zeigen. Es bleibt auch hier eine Herausforderung, Verhaltensänderungen, die gegebenenfalls auch mit dem Fortschreiten einer Demenz einhergehen können, von solchen zu unterscheiden, die mit Gewalt zusammenhängen. Schwierig ist es zudem, wenn Bewohner*innen nicht mehr auskunftsfähig sind, also nicht mehr zu Ereignissen befragt werden können, und man erst einmal von einem Verdacht ausgehen muss.

Folgen von Gewalt

Folgen von Gewalt bei Bewohnern*innen (Hirsch 2012, ZQP 2020)

- Verletzungen, wie Kratzer oder Blutergüsse sowie Wunden etc.
- Gefühle der Erniedrigung, Beschämung, Missachtung, Hoffnungslosigkeit bis zur Selbstaufgabe, Abnahme des Selbstwertgefühls
- Zunehmende Isolation oder Rückzug, Vereinsamung, Teilnahmslosigkeit
- Trauerreaktion und Depression, Hilflosigkeit, Suizidalität
- Vermehrung und Chronifizierung von Ängsten, »übererregt sein«
- Länger andauernde körperliche und psychische Beeinträchtigung nach massiver körperlicher Gewaltanwendung, psychosomatische Erkrankungen
- Vertrauensverlust (in die beschuldigte Person)
- Verringerung der Lebensqualität

- Nahrungs- und Flüssigkeitsmangel, schmutzige Kleider, mangelnde Hygiene

Die Folgen von Gewalt bei dieser Gewaltkonstellation können sehr heterogen sein, und manchmal können sie auch nicht zweifelsfrei zugeordnet werden. Das heißt, dass es unklar bleibt, ob überhaupt eine Gewalteinwirkung stattgefunden hat und ob diese von Mitbewohner*innen oder von Mitarbeitenden ausgeübt wurde.

Um einem Verdacht nachzugehen, ist es wichtig, potenzielle Folgen, Ursachen und Risikofaktoren zu kennen und auf entsprechende Hinweise sensibel zu reagieren. Wenn ein Mensch mit Pflegebedarf beispielsweise wiederholt blaue Flecken hat, ohne dass klar ist, woher diese stammen, sollten diese Hinweise im Team besprochen werden.

Gleiches gilt für Verhaltensänderungen, beispielsweise wenn Bewohner*innen plötzlich starke Abwehrhaltungen zeigen. Es kann Erklärungen für Verletzungen und Verhaltensänderungen geben, sie sollten jedoch nicht einfach hingenommen werden. Vielmehr gilt es, eine Gewalteinwirkung auszuschließen und etwaigen Verdachtsmomenten nachzugehen. Zudem sind beobachtete Gewaltphänomene zu dokumentieren und zu bearbeiten und Betroffene (▶ Kap. 7) eingehend zu versorgen (Erste Hilfe für Körper und Seele).

Wichtig sind Verfahren, wie man bei Gewaltvorfällen in der Organisation und insbesondere mit den Betroffenen umgeht, auch mit den Personen, die Gewalt ausgeübt haben. Ein solches Verfahren kann im elektronischen Zusatzmaterial (▶ Kap. 22) und im ▶ Kap. 14 eingesehen werden.

Der lapidar ausgesprochene Satz »der ist eh dement« sollte überdacht werden und nicht als Entschuldigung für alle Gewaltereignisse herangezogen werden. Bewohner*innen, die Gewalt ausüben und die leichte kognitive Einschränkungen haben, können die Folgen ihres Handelns verstehen und sollten damit auch konfrontiert werden. Strafrechtliche Konsequenzen sind zu prüfen. In der stationären Altenhilfe kann unter Umständen auch die Kündigung des Heimvertrages erfolgen.

Wenn Gewalt zwischen Bewohnern*innen stattgefunden hat, ist eine Nachbereitung und Nachbesprechung des Gewaltereignisses wichtig. Ziel dieser Nachbesprechungen muss es sein, Lösungen zu entwickeln und die Situation zu klären, damit weitere Gewaltereignisse verhindert werden (Görgen et al. 2020).

6.5 Fazit und To Do's

Schulungen zum Thema »Gewalt in der Pflege« sind zentral. Die Gewaltkonstellation »Bewohner*in gegenüber Bewohner*in« sollte anhand von

Fallbeispielen diskutiert werden. Risikofaktoren, Ursachen, Interventionen und das Vorgehen bei Gewalt sollten in den Blick genommen werden.

- Fortlaufende Schulungen aller Akteur*innen (Mitarbeitende, Ehrenamtliche, Angehörige) sollten erfolgen. Bewohner*innen des Heimbeirats sollten eingehend informiert werden.
- Deeskalationstrainer*innen sollten ausgebildet und mit den Mitarbeitenden atraumatische taktile Techniken, aber auch verbale Deeskalation einüben.
- Ansprechpartner*innen für Deeskalation sollten zu Rate gezogen werden können und Mitarbeitenden beraten bzw. mit deeskalierenden Interventionen unterstützen.
- Für Gewaltvorkommnisse sind Verfahrensweisen wichtig (elektronisches Zusatzmaterial, ▶ Kap. 22), welche Schritte einzuleiten sind und wie mit den Betroffenen und den Personen umgegangen wird, die Gewalt ausgeübt haben. Eine Kündigung des Heimvertrags kann ausgesprochen werden. Alle Akteur*innen sollten darüber informiert werden, dass sie Gewaltvorfälle melden können. Es sollte ein klares Verfahren etabliert werden.
- Es sollte eine offene Fehlerkultur in den Einrichtungen gelebt werden, so dass Unsicherheit oder auch Schwierigkeiten thematisiert werden können. Das beinhaltet auch, dass Kolleg*innen Feedback gegeben wird, wenn man sich beispielsweise in einem Konflikt zwischen Bewohner*innen in Gefahr gebracht hat.
- Wenn Mitarbeitende an ihre Grenzen bei Konflikten zwischen Bewohner*innen geraten, sind Fallberatungen oder -besprechungen anzuregen, um gemeinsam Lösungsmöglichkeiten zu erarbeiten. Die Themen »Menschen mit Demenz« und verstehende Diagnostik[26] solten hierbei immer wieder in den Blick genommen werden (Halek 2019; Buscher et al. 2012; Holle et al. 2011).
- Bewohner*innen/Klient*innen sollten im Rahmen des Einlebens in der Einrichtung oder mit Abschluss des Pflegevertrags Informationen zur Pflegecharta erhalten und über Rechte und Pflichten aufgeklärt werden. Es sollten Möglichkeiten beschrieben sein, wie Bewohner*innen in Einzelgesprächen zu ihren Rechten und zu Gewaltereignissen zwischen Bewohner*innen befragt werden. Angehörige oder Bewohner*innen, die

---

26 Verstehende Diagnostik ist ein Ansatz, der darauf abzielt, Verhaltensweisen von Menschen mit Demenz zu verstehen und ihre Bedürfnisse zu erfüllen. Dabei wird die Perspektive des Betroffenen eingenommen und es wird der Frage nachgegangen: Warum verhält sich der Mensch mit Demenz in einer bestimmten Art und Weise? Die verstehende Diagnostik setzt die Bereitschaft voraus, sich intensiv mit der Person mit Demenz und seiner Welt auseinanderzusetzen. Kreativität ist notwendig, um den auslösenden Faktoren des Verhaltens zu beggnen und das Handeln immer wieder zu reflektieren und anzupassen. Für Fallbesprechungen kann das »Wittener Modell der Fallbesprechung bei Menschen mit Demenz mit Hilfe des Innovativen-demenzorientierten Assessmentsystems WELCOME-IdA« (Buscher et al. 2012) genutzt werden. Dieses steht im Internet kostenfrei zur Verfügung.

diesen Rahmen nicht nutzen möchten, könnte eine Ombudsperson empfohlen werden, die unterstützend begleiten kann (▶ Kap. 20.4).
- Raumbegehungen und Gefährdungsbeurteilungen sollten mit dem Ziel durchgeführt werden, Aspekte zu benennen, die aggressives Verhalten oder Aggression unter Bewohner*innen befördern, wie z.B. Schall, Lautstärke des Fernsehers.

An das Zitat zu Beginn erinnernd, »Gewalt ist die letzte Zuflucht des Unfähigen«, muss es darum gehen, Menschen zu befähigen. Bewohner*innen und Angehörige sollten daher ermutigt werden, Gewaltereignisse von Bewohner*innen gegenüber Bewohner*innen zu melden, vor allem dann, wenn Mitarbeitende sich in den Zimmern der Bewohner*innen aufhalten. Wenn Ereignisse beobachtet werden, ist es wichtig, sich selbst nicht in Gefahr zu bringen und gut zu überlegen, in welchen Situationen man selbst eingreifen kann und muss. Hilfe und Unterstützung anzufragen, ist ein erster Schritt!

Im ▶ Teil II des Buches können Sie konkrete Hinweise einsehen, welche Verfahren die Wilhelmshilfe entwickelt hat und was zu beachten ist. Die Verfahren und Regelungen sowie entsprechende Schulungsmodule finden Sie im elektronischen Zusatzmaterial (▶ Kap. 22) als Anregung. Die ▶ Abb. 6.2 zeigt nochmals Kapitel auf, die ergänzend oder vertiefend zu diesem Kapitel eingesehen werden können.

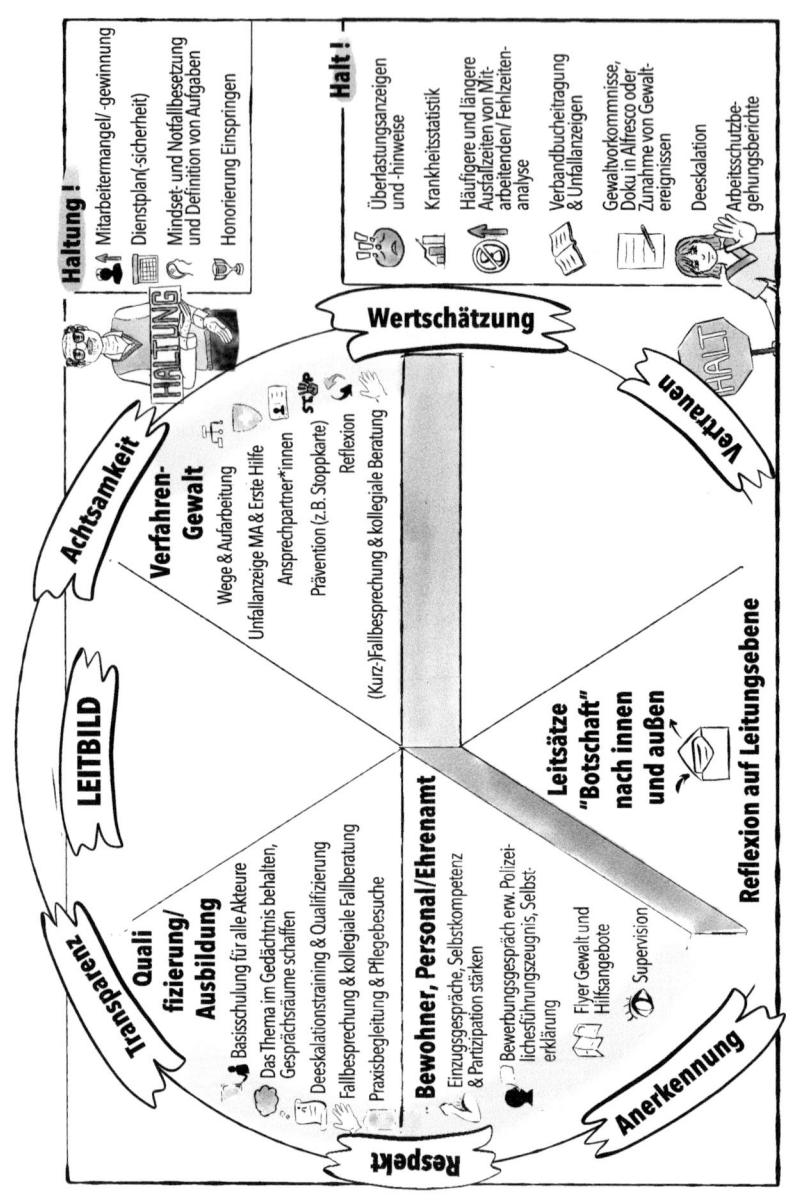

Abb. 6.2: Kapitel zur Umsetzung rund um das Thema Gewalt von Bewohner*innen gegenüber Bewohner*innen.

7 Gewaltkonstellation Bewohner*innen/Klient*innen gegenüber Mitarbeitenden

»›Hab Dich nicht so‹ – oder wie Kolleg*innen eine doppelte Traumatisierung erleben.« (B. Berger)

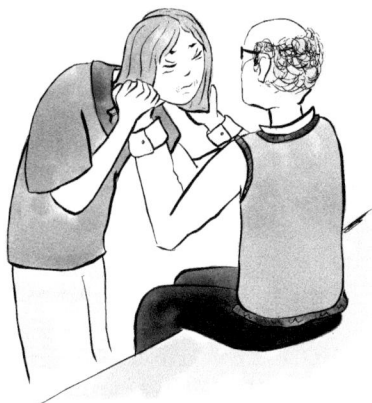

Abb. 7.1: Gewalt von Menschen mit Pflegebedarf gegenüber Mitarbeitenden oder pflegenden Angehörigen.

Bei Gewaltereignissen von Bewohner*innen gegenüber Mitarbeiter*innen handelt es sich um ein eher unterbeleuchtetes Thema, obwohl Mitarbeitende häufig davon berichten, wird es eher randständig diskutiert. Gewaltereignisse in dieser Konstellation zeigen unterschiedliche Ausprägungen und die Mitarbeitenden schließen die Schilderung von individuellen Erlebnissen zumeist damit ab, dass man von der Reaktion der Kolleg*innen oder der Leitungskräfte enttäuscht oder überrascht gewesen sei.
Die Mitarbeitenden wurden unter anderem mit den folgenden Aussagen konfrontiert:

- »Müsst ihr schauen, wie ihr damit umgeht!«, »Noch nie gehört!«
- »Kann gar nicht sein!«, »Hab dich nicht so!«

Daher habe man sich entschieden, solche Vorkommnisse nicht mehr im Team zu thematisieren.
Diese Gewaltkonstellation wird überwiegend im Bereich der psychiatrischen Versorgung in den Blick genommen, kommt aber gleichermaßen in der Altenhilfe vor. Im Setting Psychiatrie besteht die Gefahr der Normalisierung oder einer Verharmlosung, gemäß dem Motto: »Du weißt doch, wo du arbeitest«. Die Thematik wird auch eingehend unter Ar-

beitsschutzgesichtspunkten und den Folgen für die Mitarbeitenden und deren Gesundheit diskutiert (u. a. Arbeitsausfall und Traumatisierung, etc.).

Im Rahmen der Pandemie haben Gewaltphänomene gegenüber Pflegenden zugenommen. Interessanterweise waren Gewaltausübende nicht nur die Menschen mit Pflegebedarf selbst, sondern auch deren Angehörige. Dies führte zu »Moral Distress« bei Altenpflegenden, wie (Begerow und Gaidys 2022) feststellten. Moral Distress äußert sich unter anderem in Gefühlen von Wut, Ohnmacht und Hilflosigkeit und kann zu Personalausfall und sogar Kündigungen führen. Letztlich kann damit auch eine individuelle Grenze überschritten werden und Pflegende selbst Gewalt gegenüber Bewohner*innen ausüben. Ohnmacht und Machtlosigkeit bilden oft das Fundament für solche Handlungen.

Im Folgenden werden zuerst die Formen der Gewalt dargestellt. Es folgen interessante Aspekte aus Studien zur Prävalenz. Anschließend werden Auslöser oder Risikofaktoren skizziert. Zudem werden Folgen aufgezeigt und Empfehlungen formuliert, wie man bei Gewaltereignissen agieren kann, bzw. abschließend wird erläutert, welche Aspekte in Einrichtungen zu berücksichtigen sind, wenn man sich mit dieser Gewaltkonstellation intensiver auseinandersetzen möchte.

7.1 Formen von Gewalt von »Bewohner*in gegenüber Mitarbeiter*in

Neben den bereits im ▶ Kap. 6.1 dargestellten Formen von Gewalt, kommen speziell die folgenden Formen von Gewalt von Bewohner*innen gegenüber Mitarbeitenden vor. Eine Literaturübersicht zeigt (Zeller et al. 2009), dass Pflegekräfte in Pflegeheimen mit einem breiten Spektrum aggressiver Verhaltensweisen konfrontiert sind. Insbesondere über verbale (z. B. Drohungen und Beleidigungen, sexuelle Belästigung) und körperliche Aggressionen (z. B. Treten, Beißen, usw.) wird berichtet.

In kollegialen Fallberatungen wird oft von einem »Überraschungseffekt« berichtet. Kolleg*innen schildern, wie die Stimmung von Bewohner*innen oder Kunden*innen plötzlich kippt – von Freundlichkeit zu Beschimpfungen und Handgreiflichkeiten. Dieser unerwartete Stimmungswechsel führt bei den Pflegekräften zu einer gewissen Hilflosigkeit.

7.2 Prävalenz Gewaltkonstellation »Bewohner*in gegenüber Mitarbeiter*in«

Folgend werden Prävalenzerhebungen der letzten zehn Jahre vorgestellt. Die Prävalenz oder zum Teil die Inzidenz wird in den Studien sehr unterschiedlich angegeben. Eine einheitliche Darstellung ist daher nicht möglich. Die Darstellung dient einer orientierenden Einschätzung. Nicht immer wurden in den Erhebungen ausschließlich Mitarbeitende im Bereich Altenpflege berücksichtigt, weil Forschende Pflegende in unterschiedlichen Settings befragt haben.

> **Beispiel: Untersuchung von (Weidner et al. 2017)**
>
> Hier wurden 402 Pflegende mittels Fragebogen (Zufallsstichprobe) bezüglich ihrer persönlichen Gewalterfahrungen in den vergangenen drei Monaten befragt. 13,7 % der Befragten gaben an, Opfer von Gewalt gewesen zu sein. 11,2 % erlebten dies »eher häufig« und 2,5 % sogar »sehr häufig«. 60 % der Pflegenden gaben an, dass sie »eher selten« oder »sehr selten« Gewalterfahrungen erleben. 17,9 % hingegen erleben keine Gewalt, die gegen sie selbst gerichtet war. Eine Aufarbeitung von Gewalterfahrungen – so die Autoren*innen dieser Befragung – sei eher selten: Vier der fünf Befragten weisen darauf hin, dass diese nicht erfolgt sei.

Fragebogenerhebung

Die Inhalte dieses Buches fokussieren auf Gewaltereignisse in allen Settings der Altenhilfe, daher werden auch übergreifende Ergebnisse dargestellt und auch Studien berücksichtigt, die die Pflege und Betreuung in der Häuslichkeit thematisieren (► Tab. 7.1).

Befragungsort	Prävalenz & Anmerkung	Autor*in
Stationäre Altenpflegeeinrichtungen[27], (Deutschland)	69,0 % der Pflegenden haben eine verbale sexuelle Belästigung/Gewalt in den letzten 12 Monaten erlebt. 53 %[28] der Pflegenden gaben an, dass sie in den letzten 12 Monaten mindestens eine körperliche sexuelle Belästigung oder Gewalt erlebt haben.	(Vaupel et al. 2021)
Stationäre Altenpflegeeinrichtung[29], Deutschland)	Innerhalb der letzten vier Wochen haben zwei Drittel der Befragten ein	(Görgen et al. 2020)

Tab. 7.1: Prävalenz der Gewaltkonstellation Bewohner*innen/Kunden*innen gegenüber Mitarbeitenden.

---

27 292 Pflegeheime.
28 Sexuelle Belästigung und Gewalt (nonverbal und körperlich), Erleben von unerwünschtem Verhalten, z. B. unerwünschtem Körperkontakt und körperlichen Übergriffen.
29 73 Pflegeheime.

Tab. 7.1:
Prävalenz der Gewaltkonstellation Bewohner*innen/Kunden*innen gegenüber Mitarbeitenden.
– Fortsetzung

Befragungsort	Prävalenz & Anmerkung	Autor*in
	gegen sie gerichtetes aggressives Verhalten erlebt.[30] Ein Drittel der Befragten wurde innerhalb der letzten vier Wochen mit physisch aggressivem Verhalten konfrontiert, 14,3 % der Befragten haben sexuelle Übergriffe erlebt.	
39 Einrichtungen (6 Behindertenrichtungen, sechs Krankenhäuser und 27 Geriatrische Einrichtungen (ambulant & stationär)[31]	56 % der Befragten berichteten von körperlicher Gewalt im letzten Jahre und 78 % von verbaler Gewalt. Beschäftigte der stationären Altenhilfe hatten ein erhöhtes Risiko, körperliche Gewalt zu erleben. Frauen sind zudem häufiger betroffen als Männer. Jüngere Mitarbeitende hatten gegenüber ihren älteren Kollegen, ein höheres Risiko von physischer Gewalt betroffen zu sein. Besonders betroffen sind sehr junge Pflegekräfte (< 20 Jahre): Vor allem in der stationären Altenpflege erleben Pflegekräfte unter 20 Jahren überdurchschnittlich häufig sowohl verbale als auch körperliche Gewalt[32]	(Schablon et al. 2018b; Schablon et al. 2018a)
Stationäre und ambulante Altenpflegeeinrichtungen[33], (Deutschland)	69 % der befragten Pflegenden (stationär) haben körperliche und 80,8 % verbale Gewalt innerhalb der letzten 12 Monate erlebt[34] 21 % der befragten Pflegenden (ambulant) haben körperliche und 70 % verbale Gewalt innerhalb der letzten 12 Monate erlebt.	(Wirth. et al. 2017)
Geriatrie Zentren, Stationäre Altenpflegeeinrichtungen (26 Einrichtungen), (Österreich)	64578 Behandlungstage mit 294 Gewaltereignissen und einer Inzidenz von 0,46 %[35]	(Dorfmeister und Stefan 2015)

---

30 Befragung von 1326 Mitarbeitenden.
31 1973 Beschäftigte wurden befragt.
32 Aström et al (2002) verweisen in einer Studie zur Erfahrungen des Personals zum Umgang mit Gewalt in der Altenpflege, dass insbesondere junge Pflegekräfte und Pflegehelfer häufiger von Gewaltereignisse betroffen waren als Fachkräfte.
33 274 befragte Pflegekräfte stationär und 92 Pflegekräfte ambulant.
34 Altenpflegekräfte in stationären Altenhilfeeinrichtungen wiesen signifikant höhere emotionale Anforderungen, häufigere Rollenkonflikte sowie eine höhere Burnout-Symptomatik und Symptome von Stress auf.
35 Dreimal höheres Risiko als Mitarbeitender geriatrischer Einrichtungen von Gewalt betroffen zu sein.

7.3 Auslöser und Risikofaktoren sowie mögliche Strategien

Obwohl es vielfältige Gründe für das Auftreten aggressiven Verhaltens gibt, scheint es, dass solches Verhalten vom komplexen Zusammenspiel zwischen Bewohner*innen und der Umgebung abhängt, einschließlich des zwischenmenschlichen Interaktionsstils und organisatorischer Faktoren (Zeller et al. 2009).

7.3.1 Umwelt- und organisationsbezogene Auslöser und Risikofaktoren

Die Arbeitsbedingungen in Pflegeheimen können zu Aggression gegenüber den Mitarbeitenden führen. Personalmangel und eine hektische Aufgabenerfüllung führen dazu, dass Aggression als unvermeidlicher Teil der Arbeit wahrgenommen wird (Zeller et al. 2009). Dies wird von den Mitarbeitenden als Teufelskreis beschrieben, der nur schwer zu durchbrechen ist. Wenn Pflegende beispielsweise angespannt in ein Zimmer kommen, überträgt sich diese Anspannung auf das Gegenüber. Die kann eine Eskalation der Situation fördern und zu einem Gewaltvorfall führen.

> Dieses Phänomen kann als »Mehrdesselben« bezeichnet werden, da die angespannte Stimmung der Pflegenden die Bewohner*innen beeinflusst, was wiederum die Anspannung der Pflegenden erhöht. Es entsteht ein Kreislauf, der die Situation weiter verschärft und potenziell zu weiteren Gewaltvorfällen führen kann.

Aggressives Verhalten von Bewohner*innen wird gleichermaßen mit Faktoren, wie unzureichender Personalausstattung, obligatorischen Überstunden, zu wenig Zeit für Aktivitäten des täglichen Lebens und starren institutionellen Routinen assoziiert. Der Mangel an Privatsphäre in Einrichtungen, vorgegebene Tagesstrukturierung durch die Institutionen sowie eine »maligne Sozialpsychologie[36]« befördern gleichermaßen Gewaltereignisse (Hirsch 2011).

---

36 »Maligne Sozialpsychologie« ist eine Art von Verhalten, welches bei Menschen mit Demenz zu einer Entpersonalisierung führen kann. Das bedeutet: Die betroffene Person nimmt sich nicht mehr als Individuum wahr, sondern als Objekt oder Problem.

7.3.2 Bewohner*innenbezogene Auslöser und Risikofaktoren

Die Studie von (Song et al. 2023) hebt hervor, dass körperliche Gesundheitsstörungen und kognitive Beeinträchtigungen oft Auslöser für reaktives Verhalten bei Bewohner*innen sind. Dieses Verhalten ist eine Reaktion auf bestimmte Reize oder Situationen und kann durch Ängste ausgelöst werden, die durch das Umfeld entstehen, insbesondere bei Menschen mit Demenz.

Mitarbeitende gehen davon aus, dass das Vorhandensein einer Demenz Gefühle von Abhängigkeit, Ohnmacht und Frustration hervorrufen kann. Die empfundene Abhängigkeit bei den Aktivitäten des täglichen Lebens bedroht die Privatsphäre und die Würde der Bewohner*innen, sodass reaktives Verhalten befördert werden kann. Gewalt kann also dann auftreten, wenn Menschen mit Demenz nicht verstehen, warum sie Hilfe benötigen, beispielsweise beim Essen, Anziehen oder beim Gang zur Toilette. Unzufriedenheit oder Unverständnis kann dann durch Gewalt zum Ausdruck gebracht werden (Graneheim et al. 2012).

In Situationen, in denen Pflegekräfte die Bewohner*innen bei der Erfüllung ihrer Bedarfe unterstützen oder sogar die Aktivitäten vollständig übernehmen, erkennen die Bewohner*innen häufig den Verlust von eigenen Fähigkeiten, die sie früher selbstständig ausführen konnten. Pflegekräfte beschreiben es als unvermeidlich, in den persönlichen Raum von Bewohner*innen einzudringen, um die Körperpflege durchzuführen. Dieser Moment wird gleichzeitig als besonders schwierig wahrgenommen.

Mit dem Rückgang der kognitiven Fähigkeiten verschlechtert sich zunehmend die Fähigkeit, ihre Bedürfnisse verbal zum Ausdruck zu bringen. Daher nutzen sie oft aggressives Verhalten als letzte verbleibende Möglichkeit, um sich auszudrücken oder auf sich aufmerksam zu machen.

> Um sich dieser Gewaltkonstellation zu nähern, bedarf es Raum für Gespräche und Interaktion, wie beispielsweise kollegiale Fallberatungen. Durch entsprechende Beratungen zeigt sich eine zunehmende Sensibilisierung, sodass Alltagserfahrungen als Gewaltereignisse wahrgenommen und benannt werden. Hier berichten Pflegende sehr häufig von alltäglichen Situationen, die belastend sind. Diese werden zumeist von den Pflegende erst einmal gar nicht als Gewalt wahrgenommen, vielmehr steht das Verständnis für das Gegenüber (die Bewohner*innen und Kund*innen) im Vordergrund. So werden Gewaltsituationen mit Menschen mit Demenz von den Pflegenden eher heruntergespielt, »die kann ja nichts mehr dafür« oder »das ist halt so in der Demenz«.

Gleichzeitig gilt es zu bedenken: In stationären Einrichtungen oder in der Häuslichkeit gibt es auch Bewohner*innen und Kund*innen ohne Demenz, die immer wieder die persönlichen Grenzen überschreiten. Sie beschimpfen oder beleidigen Mitarbeitende aufgrund ihrer Hautfarbe oder Herkunft. Diese Phänomene sind als Gewaltereignisse zu betrachten.

Die jeweilige Biografie sowie erlernte Normen machen diese Gewaltphänomene erklärbar, sie sind deswegen aber nicht hinzunehmen oder zu entschuldigen. Es ist unerlässlich, diese Form von Gewalt offen zu thematisieren und klare Spielregeln festzulegen. Wenn diese verletzt werden, kann auch die Kündigung des Pflege- oder Heimvertrages in Betracht gezogen werden.

Zudem werden auch Bewohner*innen in Schutz genommen, die ihr Handeln noch einschätzen können. Als besonders belastend werden Personen wahrgenommen, die im fünf- bis zehn-Minuten Takt klingeln. Die erhöht die innere Anspannung, denn man möchte seine Arbeit schaffen. Dem Gegenüber kann jedoch nicht vermittelt werden, dass auch noch andere Personen der Hilfe bedürfen.

7.3.3 Mitarbeiter*innenbezogene Auslöser und Risikofaktoren

Während der Verlust der kognitiven Fähigkeiten bei Menschen mit Demenz zunimmt, bleiben ihre emotionalen Kompetenzen lange Zeit stabil und die sogenannten »Antennen« für zwischenmenschliche Beziehungen bleiben auch im fortgeschrittenen Stadium einer Demenz gut erhalten, sodass die Bewohner*innen oder Kund*innen Stress, Hektik und Veränderungen in der Stimme der Pflegenden wahrnehmen.

Pflegende empfinden es als besonders herausfordernd, Bewohner*innen unter Zeitdruck zu betreuen. Arbeiten unter (Zeit-)Druck hindert sie daran, sich auf die Fähigkeiten und den Rhythmus des Gegenübers einzustellen, was zu Widerstand führen und den Druck wechselseitig erhöhen und Gewalt auslösen kann.

Zusätzlich können die Missachtung der Präferenzen von Bewohner*innen oder Kund*innen, das Nichtbeachten ihrer konkreten Wünsche, mangelnder Respekt und der Verlust von Entscheidungsrechten und -möglichkeiten aggressives Verhalten auslösen. Das bedeutet, dass eine entsprechende Haltung von Pflegenden Gewaltereignisse begünstigen kann (Zeller et al. 2009), siehe hierzu das folgende Fallbeispiel.

Fallbeispiel

Ein älterer Herr mit fortgeschrittener Demenz zieht sich selbst an. Dabei zieht er teilweise zwei Paar Strümpfe übereinander. Einige Pflegende können das schwierig aushalten und versuchen den älteren Herren zu überreden, das zweite Paar Socken auszuziehen. Dies führt beim Gegenüber dazu, dass er wütend und laut wird und die Intervention ablehnt. Der ältere Herr lässt sich zudem nur von männlichen Pflegenden rasieren, was auch zu Konflikten im Alltag mit weiblichen Pflegenden führt.

Wenn kein männlicher Pfleger verfügbar ist, versucht der ältere Herr oft, sich selbst zu rasieren. Dies hat bereits zu ernsthaften Problemen, wie tiefen Schnittverletzungen, geführt. Die Frage zwischen Selbstbestimmtheit und individueller Gefährdung wird als Ambivalenz im Alltag beschrieben, die es im Team gemeinsam auszutarieren gilt. Auch die Frage, wie sich individuelle Wünsche angesichts der Personalknappheit realisieren lassen, beschäftigt Mitarbeitende.

7.4 Umgang mit Gewalterfahrungen und Folgen

Einerseits müssen die Pflegenden selbst und ihre jeweilige Reaktion in den Blick genommen werden und andererseits gilt es, die Reaktion von Kolleg*innen und Vorgesetzten zu thematisieren. Viele Pflegekräfte teilen es nicht mit, wenn sie von Gewalt betroffen waren. Es wird von einer hohen Dunkelziffer ausgegangen (Ferns 2006; Ferns und Chojnacka 2005, Hirschberg et al. 2009a).

Snyder et al. (2007) kamen im Rahmen einer Untersuchung in den USA in Langzeitpflegeeinrichtungen zum Ergebnis, dass Pflegefachkräfte durchschnittlich 26 Vorfälle von aggressivem Verhalten erlebten, aber 95 % dieser Vorfälle *nicht* gemeldet wurden. Sharipova et al. (2008) beziffern die Melderate mit 21 %. Meldungen werden ihrer Einschätzung nach nicht vorgenommen, weil diese zeitaufwendig sind und keine adäquate Unterstützung durch die Vorgesetzten erfolgt. Das heißt: Diese Meldungen bleiben folgenlos. Die Mitarbeitenden nehmen diese Gewaltphänomene dann zunehmend als Teil der Arbeit wahr und es entsteht die Gefahr, Gewalt in der Altenpflege »herunterzuspielen« (ebd.).

Dieses Verhalten bzw. eine solche Praxis kann als Hinweis gedeutet werden, dass Pflegende dazu neigen, diese Gewalterlebnisse mit sich selbst auszumachen (Nau et al. 2018).

Zeh et al. (2009) geben in einem Literaturüberblick den Hinweis, dass Verletzungen, die durch Gewaltereignisse entstehen, in Deutschland in den Pflege- und Betreuungsberufen nicht systematisch erfasst werden. Sie zeigen auf: »Bei 356 als Arbeitsunfall gemeldeten Übergriffen waren 35 % der Verletzungen durch Schläge ins Gesicht und an den Kopf entstanden […], 3 % der Betroffenen gaben psychische Unfallfolgen an« (ebd. S. 456). Konsequenzen für die gewaltausübende Personen erfolgen kaum. So stellen Aström et al. (2002) fest, dass bei 62,8 % der dokumentierten Vorfälle keine Konsequenzen erfolgt sind.

Neben Verletzungen, wie Prellungen, offenen Wunden sowie Hämatomen (Aström et al. 2004), zeigt sich im Hinblick auf das Thema »Arbeitsschutz« vor allem, dass Personen, die von Gewalt betroffen sind, ein hohes Belastungserleben zum Ausdruck bringen.

Unabhängig davon, ob jemand körperlich verletzt wurde, zeigen sich demnach Auswirkungen, die nicht immer sichtbar sind, aber »nachhaltig zerstörender als das Verletzungsereignis an sich« sind (Nau et al. 2018). Stress, eine akute oder posttraumatische Belastungsstörung können die Folge eines Gewaltereignisses sein. Kritisch ist zu sehen, dass psychische Folgen oder Verletzungen (wie Angst, Resignation, Gefühle von Unzulänglichkeit oder Ohnmacht, Schuld oder Kränkung) zumeist der Unfallversicherung nicht gemeldet werden.

Aus Sicht von Nau et al. (2018) hängt das unter anderem damit zusammen, dass ärztliches Durchgangspersonal, welches nach einem Arbeitsunfall einbezogen wird, sich eher über »chirurgische Deutungssysteme« leiten lassen (Nau et al. 2018). Um entsprechende Hilfestellung zu erhalten, sollte dieses Personal unbedingt über psychische Folgen, wie Angstzustände, informieren, damit Betroffene zeitnah Hilfestellung erhalten. Viele Unfallkassen stellen eine psychotherapeutische Versorgung[37] sicher, damit zeitnahe probatorische[38] Sitzungen in Anspruch genommen werden können (ebd.). Das folgende Fallbeispiel greift ein Negativbeispiel auf, wie mit Personen nicht umgegangen werden sollte, die von Gewalt betroffen sind.

Fallbeispiel

Herr Kauer thematisiert einen gewaltsamen Übergriff, der mit körperlichen Verletzungen (u. a. Frakturen) einherging. Als der Fall vor Gericht verhandelt wurde, fragte der Richter, ob das »nicht zum Berufsrisiko gehöre«. Hier wird wiederum eine doppelte Traumatisierung oder Entwertung gegenüber dem Betroffenen deutlich. Es wird nämlich damit suggeriert, Gewalt oder das »Verschlagen zu werden«, gehöre per se zum Berufsbild helfender Berufe.

In der oben bereits erwähnten Studie von Vaupel et al. (2021) konnte zudem festgestellt werden, dass ein Zusammenhang besteht zwischen dem Auftreten verbaler sexueller Belästigung und psychischer Gesundheit (wie emotionaler Erschöpfung) der Betroffenen.

Alle weiteren Arten von sexueller Belästigung und Gewalt weisen zudem bedeutsame Zusammenhänge beispielsweise mit Depressivität und psychosomatischen Beschwerden auf. Vaupel et al. (2021, S. 30) resümieren abschließend: »Verbale und nonverbale sexuelle Belästigungen und Gewalt sind Formen der Aggression, die anhand der Ergebnisse vermuten lassen,

---

37 Therapeut*innen mit Trauma-Qualifikation.
38 Die probatorische Sitzung ist eine Art von Probesitzung, die vor Beginn einer Langzeitpsychotherapie durchgeführt wird. Sie dient dazu, dass sich Patient*innen und Therapeut*innen gegenseitig kennenlernen und testen können, ob eine Therapie sinnvoll wäre.

dass sie als psychisch sehr belastend für Beschäftigte sein kann. Vermutlich ist das Nebulöse, in ihrer Wirkung stark verunsichernd und beschämend und könnte von den Betroffenen als sehr gravierend empfunden werden und ist daher in ihrer Bedeutung auf das psychische Befinden ernst zu nehmen.« Lanctôt und Guay (2014) beschäftigen sich in einem Literaturreview mit den Folgen von Gewalt am Arbeitsplatz und resümieren zudem, dass psychologische (wie posttraumatischer Stress, Depression) und emotionale Folgen (wie Wut, Angst) Auswirkungen auf die Arbeitsleistung (z. B. Krankenstand, Arbeitszufriedenheit) haben.

Fallbeispiel

In einem Workshop schilderte eine Auszubildende einen Gewaltvorfall, bei dem sie wenig oder gar keine Unterstützung erlebt hatte. Nachdem sie von einem Klienten mit dem Ellenbogen in einer Affekthandlung am Auge getroffen wurde, schickte man sie in die Notfallambulanz. Dort wurde sie mit Schmerzmitteln versorgt und wieder an den Arbeitsplatz zurückgeschickt. Das Erleben von Gewalt wurde mit ihr nicht aufgearbeitet. Das »Krankwerden und -sein« als Abstandsoption zum Gewaltvorfall wurde erwähnt. Dennoch war dies keine tragfähige Intervention aus ihrer Sicht, die dazu führte, den Vorfall zu be- oder verarbeiten. Notwendige Leistungen, z. B. psychologische Unterstützung durch die berufliche Unfallversicherung, kamen nicht zum Tragen.

7.5 Umgang mit Gewalt gegenüber Mitarbeitenden

Schaller et al. (2021) geben in einem systematischen Review einen vertieften Einblick in Gewalterfahrungen von Pflegenden, u. a. auch in stationären Altenpflegeeinrichtungen. Sie empfehlen die Entwicklung zielgruppenspezifischer und praktikabler Interventionen zur Gewaltprävention, insbesondere für den Umgang mit Gewalterfahrungen von Pflegekräften.

Sato und Kodama (2021)[39] konnten die folgenden inhaltlichen Bausteine identifizieren, die im Rahmen von Schulungen zum Thema Gewalt gegenüber Pflegenden integriert werden sollten: Verstehen der Mechanismen von Wut und Aggression, Aufrechterhaltung der Selbst-

---

39 Der Bildungsbedarf wurde aus der Sicht von Pflegefachkräften, Auszubildenden und aus der Sicht von »neutralen« Beobachtenden untersucht.

wahrnehmung[40], aufmerksames Zuhören, Umgang mit dem eigenen Empfinden und dem persönlichen Auftreten sowie eine Kommunikation, die auf die jeweiligen Fähigkeiten und das Krankheitsbild des Gegenübers abgestimmt ist.

In diesem Kontext ist die »Suche nach Lösungen« für aggressives Verhalten von Bewohner*innen oder Kund*innen ein kontinuierlicher Prozess, da das, was von Bewohner*innen oder Kund*innen heute akzeptiert wird, morgen eine gegenteilige Reaktion auslösen kann. Wenn es zu aggressivem Verhalten kommt, können Pflegekräfte die Situation sowohl verbal als auch nonverbal beruhigen, die Personen von ihrem Verhalten ablenken, um aggressives Verhalten zu unterbrechen und eine weitere Eskalation zu verhindern. In manchen Situationen kann es sinnvoll sein, die Bewohner*innen oder Kund*innen mit ihrem Verhalten zu konfrontieren, um Verständnis zu fördern und aggressives Verhalten zu begrenzen. Bei Beschimpfungen, Drohungen oder körperlichen Angriffsversuchen ist es ratsam einen räumlichen Abstand herzustellen, um ruhig zu bleiben und sich mental und physisch von der Situation zu distanzieren.

Ohne Frage: Die Vermeidung von Gewaltereignissen und damit -erlebnissen ist immer die beste Lösung. In diesem Zusammenhang sind kollegiale Fallberatungen zu empfehlen. Hier können Pflegende frühzeitig einen Fall einbringen. Alle Beteiligten lernen gemeinsam, Lösungen zu entwickeln, um Gewaltereignisse zu vermeiden. Es ist außerdem wichtig, alle Mitarbeitenden in verbalen sowie atraumatischen taktilen Deeskalationstechniken zu schulen, damit Mitarbeitende sich im Notfall selbst schützen können (▶ Kap. 15.6).

Wenn Mitarbeitende dennoch ein Gewaltereignis erleben, ist die erste Reaktion bzw. Betreuung besonders wichtig. Aussagen, wie »Hab dich nicht so!« oder »Du weißt doch, wo du arbeitest« oder »Ist mir auch schon passiert«, sind zu unterlassen. Sie befördern eher eine Spirale, heißt von Gewalt betroffene Personen werden sich in Zukunft gut überlegen, ob sie ein Gewaltereignis melden. Damit eskaliert die Schwelle von Gewaltereignissen und diese werden immer weniger thematisiert, still ausgehalten und die Mitarbeitenden werden eine andere Art der Bewältigung suchen (z. B. Krankenstand, Ausbildung weiterer Gesundheitsprobleme, Kündigung, etc.) (Deery et al. 2011).

Ersthelfer*innen sollten für solche Vorkommnisse entsprechend geschult werden, damit sie in eine Betreuung von betroffenen Kolleg*innen eingebunden und diese somit sinnvoll betreut werden. Die Berufsgenossenschaft für Gesundheitsdienst und Wohlfahrtspflege (BGW) spricht von

---

40 Die Aufrechterhaltung der Selbstwahrnehmung in Situationen, in denen Gewaltausübung droht, bezieht sich auf die Fähigkeit, in dieser Situation die Kontrolle über die eigene Wahrnehmung und Emotionen zu behalten. Es geht darum, die eigenen Gedanken und Gefühle wahrzunehmen und zu regulieren, damit eine adäquate Reaktion ermöglicht wird.

der »Ersten Hilfe für die Seele« [41] und plädiert dafür, eine sogenannte »Kollegiale Erstbetreuung« durch Kolleg*innen sicherzustellen (Berufsgenossenschaft für Gesundheitsdienst und Wohlfahrtspflege. o. A.). Qualifizierungen von Erstbetreuern*innen werden von der BGW finanziert und entsprechende Anbieter*innen können auf der Internetseite eingesehen werden[42].

Standards in der betrieblichen psychologischen Erstbetreuung (bpE) bei traumatischen Ereignissen werden auch von der Deutschen Gesetzlichen Unfallversicherung e. V. (DGUV 2017) empfohlen und beschrieben. Detaillierte Informationen, wie eine Umsetzung in der Praxis erfolgen kann, können Sie dem ▶ Kap. 14.3 entnehmen.

Diese »Erste Hilfe« soll sicherstellen, dass die betroffene Person innerhalb der ersten 48 Stunden psychosoziale Hilfestellungen erhält und die weitere Betreuung der Betroffenen unterstützt wird. Es wird eine entsprechende Handlungshilfe »Prävention von Gewalt und Aggression gegen Beschäftigte« zur Verfügung gestellt (BGW, 2018).

Die beste Handlungshilfe nutzt aber nichts, wenn eine organisationale Umsetzung der Inhalte nicht stattfindet. Psychische Folgen oder Verletzungen werden zumeist nicht der Unfallversicherung gemeldet (Nau et al. 2018). Dies hängt unter anderem damit zusammen, dass Durchgangsärzt*nnen, welche nach einem Arbeitsunfall einbezogen werden, wie bereits erwähnt, sich eher durch »chirurgische Deutungssysteme« (Nau et al. 2018, S. 28) leiten lässt.

Zu guter Letzt ist darauf hinzuweisen, dass alle Gewalterlebnisse, mit oder ohne Folgen, nochmals mit den Mitarbeitenden thematisiert werden sollten. Dies beinhaltet auch eine adäquate Reflexion im Team. Diese ist für alle Beteiligten sinnvoll und ermöglicht eine gemeinsame Lernerfahrung, Ereignisse zu bearbeiten, zu reflektieren und ggf. weitere zu vermeiden.

7.6 Fazit und To Do's

DIE zentrale Aufgabe ist es, Mitarbeitende zu ermutigen, Gewaltsituationen, die ihnen im Alltag begegnen, anzusprechen, um ihre eigene Betroffenheit oder Angst (»Ich trau mich nicht Frau XY zu duschen«) zu thematisieren. Hierfür muss eine Gesprächs- und Vertrauenskultur geschaffen werden, damit Befindlichkeiten und kritische Situationen thematisiert

---

41 https://www.bgw-online.de/bgw-online-de/themen/gesund-im-betrieb/umgang-mit-gewalt/hilfe-fuer-betroffene-nach-gewaltvorfaellen-21726?utm_source=chatgpt.com, letzter Zugriff am 07.07.2025.

42 https://www.bgw-online.de/bgw-online-de/themen/gesund-im-betrieb/umgang-mit-gewalt/qualifizierung-von-kollegialen-erstbetreuerinnen-und-betreuern-18202, letzter Zugriff am 07.07.2025.

werden können. Häufig gehen Mitarbeitende davon aus, dass nur sie von Gewalt oder kritischen Ereignissen betroffen sind (z. B. Abwehrhandlungen, schlagen oder beißen) und sind erst einmal erleichtert, dass es nicht nur »an ihnen liegt«. Das ermöglicht erst einmal eine Entlastung, verbessert jedoch den Umgang mit der gewaltausübenden Person noch nicht. Vor allem bei jungen Menschen, wie etwa Auszubildenden (z. B. bei sexualisierter Gewalt), müssen Hemmschwellen beachtet und im Rahmen der Ausbildung thematisiert werden, da diese Personen ggf. Scham empfinden, über solche Ereignisse zu berichten.

Folgende Hinweise sind ergänzend oder vertiefend zu verstehen:

- Es ist wichtig, alle Gewaltvorfälle zu dokumentieren. Diese Dokumentation kann dazu beitragen, andere Mitarbeiter*innen frühzeitig zu informieren und damit auch zu schützen. Zudem ist eine Dokumentation sinnvoll, um Gewaltvorfälle auszuwerten und zu analysieren.
- Das Thema »potenziell abwertende Reaktionen« gegenüber Mitarbeitenden muss als Teamaufgabe begriffen werden, damit eine gemeinsame Basis geschaffen wird, die deutlich macht, dass solche Gewaltvorfälle im beruflichen Alltag der Pflegenden vorkommen, diese aber keinesfalls zu tolerieren sind oder empathieloses Handeln von Kollegen*innen rechtfertigen. Empathie und Fürsorge und der Blick auf die betroffene Person selbst und ihre jeweilige Berufserfahrung sind unerlässlich.
- Nutzen Sie Teamgespräche als Gelegenheit, um Gewaltvorfälle zu besprechen und gemeinsam Strategien zur Bewältigung zu entwickeln. Durch die Reflexion dieser Ereignisse im Team können alle Beteiligten voneinander lernen und besser verstehen, wie sie auf ähnliche Situationen in der Zukunft reagieren können. Eine Supervision kann dabei helfen, diese Prozesse zu leiten und zu unterstützen.
- Sinnvoll sind auch Fallbesprechungen mit dem gesamten Team, wenn ein Großteil des Teams von (möglichen) Gewaltphänomenen betroffen ist, um eine gemeinsame Vorgehensweise abzustimmen, insbesondere Vereinbarungen zum Umgang mit Bewohner*innen oder Kund*innen. Diese sollten auch mit diesen besprochen werden. Es gilt Lösungen auszuloten und den Bewohner*innen/Kund*innen auf Augenhöhe mitzuteilen, dass etwas nicht mehr leistbar ist. Das kann für ein Team bereits zu einer enormen Entlastung führen. Voraussetzung: Alle Personen halten sich an die gemeinsamen Vereinbarungen einer Fallbesprechung.
- Es sollte die Möglichkeit für Mitarbeitende geschaffen werden, aus belastenden Situationen auszusteigen, um eine etwaige Eskalation zu verhindern. Die auslösende Situation sollte in einer kollegialen Fallberatung (▶ Kap. 14.6/Stoppkarte) thematisiert werden, um Anhaltspunkte für einen veränderten Umgang mit Bewohner*innen/Kund*innen oder die Möglichkeit zu diskutieren, sich zu entlasten (z. B. Wechsel Mitarbeitendeneinsatz).

- Bei allen Besprechungen im Team *muss vermieden* werden, dass Mitarbeitende eine Bühne erhalten und signalisieren »Ich weiß gar nicht, was ihr alle habt«. Solche Aussagen sind kontraproduktiv und Personen, die eine für sie problematische Situationen einbringen, sind frustriert.
- Pflegende sowie Mitarbeitende anderer Professionen müssen eigene Grenzen erkennen und Grenzen setzen. Deeskalierendes Verhalten und notwendiges »Handwerkszeug« sind wichtig und sollten immer wieder vermittelt/geschult werden, um Intervention der Deeskalation und zum Selbstschutz einzuüben (▶ Kapitel 15.6).
- Es ist wichtig, Konflikte mit Bewohner*innen oder Kund*innen auszutragen, da dies beiderseits Entlastung schaffen kann. Obwohl dies Emotionen und möglicherweise Ärger auslösen kann, führt ein »weiter so«, zu Dauerschleifen von Anspannung, Wut und einem Gefühl der Hilflosigkeit und Ohnmacht bei den Pflegenden. Gemeinsame Vereinbarungen können jedoch zur Entlastung beitragen.

Ein Verfahren zur Gewaltkonstellation »Gewalt von Bewohner*innen/Kund*innen gegenüber Mitarbeiter*innen sollte klare Wege und Verantwortungen beschreiben, damit Mitarbeitende Hilfestellung erhalten. Es sollte also klar sein, wie vorgegangen wird, wenn es zu einem Gewaltvorfall kommt. Eine »Erste Hilfe für Körper und Seele« sollte erfolgen (▶ Kap. 14.3 und ▶ Kap. 22, elektronisches Zusatzmaterial):

»Erste Hilfe für Körper und Seele«

- Wenn Gewaltenwirkungen durch Bewohner*innen auftreten, darf dies nicht auf die leichte Schulter genommen werden. Es sollte Personen geben, die sich um die Betroffenen kümmern und Unterstützung anbieten. Die Betroffenen sollen im Mittelpunkt des Geschehens stehen und bestimmen können, welche »Schutzräume« sie benötigen.
- Betroffene Mitarbeitende sollten begleitet werden. Erfolgt eine Krankschreibung, sollte man sich nach dem Wohlergehen des Mitarbeitenden erkundigen, vorausgesetzt, die Person wünscht dies. Bei der Rückkehr in die Einrichtung/den Dienst sollte das Gewaltereignis thematisiert und konkrete Hilfestellungen oder Entlastung angeboten werden.
- Notfallseelsorge kann eine sinnvolle Ergänzung sein, um Betroffenen und Beteiligten zeitnah ein Gespräch anzubieten. Supervision ist hilfreich und wichtig. Die Frequenz hängt vom Setting und dem jeweiligen Bedarf ab. Neben dem Eintrag ins Verbandbuch und der Vorstellung beim Durchgangsarzt, sollten die Mitarbeitenden auf die Möglichkeit von Beratungsstellen im Landkreis und auf probatorische Sitzungen durch geschulte Therapeut*innen der Unfallkasse hingewiesen werden.
- Bei wiederholtem Missbrauch kann die Kündigung des Pflege- bzw. des Heimvertrages in Betracht gezogen werden. Betroffene Mitarbeiter*innen können Anzeige gegen Gewaltausübende erstatten, wenn sie dies wünschen. Es ist wichtig, dass solche Entscheidungen gemeinsam getroffen werden und dass alle Beteiligten sich an die vereinbarten Maßnahmen halten.

> Die besten Handlungshilfen und Strategien *sind nutzlos*, wenn sie nicht in die Praxis umgesetzt werden. Stellen Sie daher sicher, dass Ihre Organisation bereit und in der Lage ist, diese Empfehlungen umzusetzen und eine sichere und unterstützende Umgebung für alle Mitarbeiter*innen zu schaffen.

Im ▶ Teil II des Buches können Sie konkrete Hinweise einsehen, welche Verfahren die Wilhelmshilfe entwickelt hat und was zu beachten ist. Die Verfahren und Regelungen sowie entsprechende Schulungsmodule finden Sie im elektronischen Zusatzmaterial (▶ Kap. 22) als Anregung.

Die folgende Abbildung gibt einen Einblick in die Themen, die mit diesem Kapitel einhergehen und die vertieft werden können.

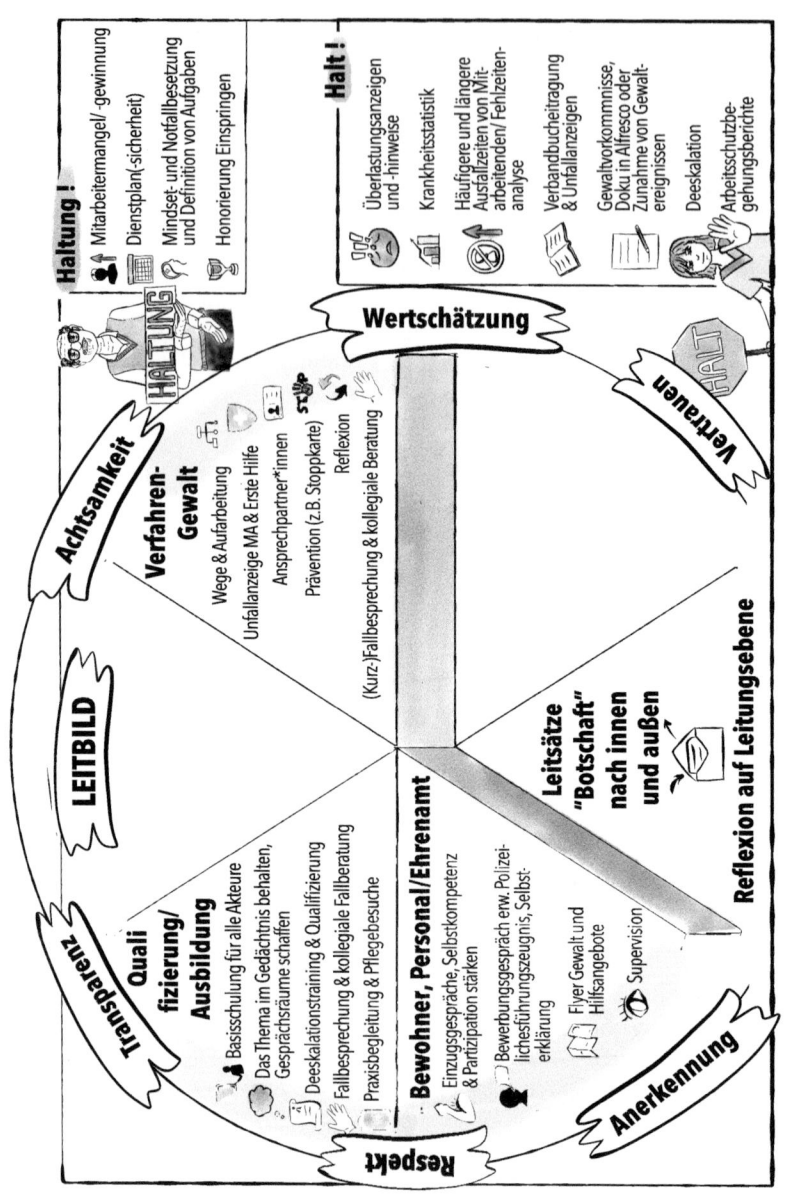

Abb. 7.2: Kapitel zur Umsetzung rund um das Thema Gewalt von Bewohner*innen gegenüber Mitarbeitenden.

8 Gewaltkonstellation Mitarbeiter*innen gegenüber Bewohner*innen oder Kund*innen

»Der Mythos Einzelfälle trägt zu einer Verharmlosung der Problematik bei.« (Hirsch)

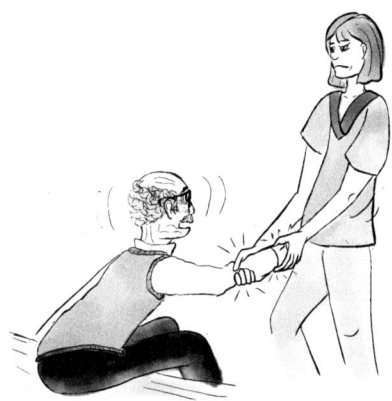

Abb. 8.1: Mitarbeiter*innen gegenüber Bewohner*innen/Klient*innen.

Gewalthandlungen an älteren Menschen leben davon, dass diese Handlungen toleriert oder sogar noch gefördert werden (Hirsch 2012). Und wie im Zitat angedeutet, befördert der Mythos »das sind nur Einzelfälle« oder »es gibt immer einzelne schwarze Schafe« eine Verharmlosung auf der einen Seite sowie eine Tabuisierung auf der anderen Seite. Wie bereits beschrieben, werden Gewaltereignisse von Mitarbeitenden gegenüber Bewohner*innen oder Klient*innen meist medial in den Blick gerückt und skandalisiert, was oft zu Forderungen nach strengeren Regelungen oder Überprüfungen führt. (Görgen 2019) hebt hervor, dass bei »Gewalt gegen Menschen mit Pflegebedarf« oft prototypische Bilder entstehen. Dazu gehören unter anderem serienhafte Tötungsdelikte in Krankenhäusern/Pflegeeinrichtungen und »Pflegeskandale« in der (stationären) Altenhilfe, bei denen Menschen mit Pflegebedarf unzureichend versorgt werden. Auch überforderte Angehörige, die sich in einer emotional aufgeladenen Situation in der häuslichen Pflege befinden, stehen im Fokus.

Einrichtungen und Dienste sind gut beraten, nicht zu reagieren, sondern proaktiv zu agieren und sich des Themas Gewalt von Mitarbeitenden gegenüber Bewohner*innen und Kunden*innen anzunehmen. Ziel ist es, eine Fehlerkultur zu befördern, damit Mitarbeitende sich trauen, Gewaltereignisse anzusprechen, sodass sie selbst sowie die betroffenen Bewohner*innen/Kund*innen entsprechende Unterstützung erhalten. Verständnis für Mitarbeitende zu haben, bedeutet *nicht (!)*, dass ein Gewaltereignis toleriert wird.

Im Folgenden werden die verschiedenen Formen von Gewalt skizziert, Prävalenzerhebungen sowie Risikofaktoren und Strategien vorgestellt. Abschließend werden die Folgen von Gewaltereignissen dargestellt. Ein Fazit und To Do's schließen das Kapitel ab.

8.1 Formen von Gewalt von Mitarbeiter*innen gegenüber Bewohner*innen oder Kunden*innen

Conti et al. (2022) haben in einem systematischen Review mit Metaanalyse Gewalt von Mitarbeitenden gegenüber Bewohner*innen[43] in der Langzeitpflege (LTC[44]) untersucht. Die Analyse umfasste 19 Artikel und ergab die höchsten Gesamtprävalenzen für freiheitsentziehende Maßnahmen (22 %), gefolgt von verbaler Gewalt und Vernachlässigung mit jeweils 20–22 %. Es stellte sich heraus, dass in Pflegeheimen im Vergleich zur häuslichen Pflege häufiger verbale Gewalt von Bewohner*innen oder ihren Angehörigen berichtet wurde.

Eine Metaanalyse von Yon et al. (2019b) bezog sich auf Gewaltvorkommnisse gegenüber älteren Menschen in stationären Einrichtungen und berücksichtigte neun Studien. In vier dieser Studien wurden Bewohner*innen und ihre vertretungsberechtigten Personen selbst befragt. Dabei wurde festgestellt, dass in den letzten 12 Monaten 33,4 % der Bewohner*innen psychische Gewalt, 14,1 % körperliche Gewalt, 11,6 % Vernachlässigung und 1,9 % sexuelle Gewalt erlebt hatten. In sechs Studien wurden die Selbstangaben der Beschäftigten berücksichtigt. Dabei gaben 64,2 % der Befragten an, in den letzten zwölf Monaten mindestens eine Gewalthandlung gegenüber Menschen mit Pflegebedarf ausgeübt zu haben. Am häufigsten wurde psychische Gewalt (32,5 %) angegeben.

---

43 Klient*innen.
44 Long-term care.

8.2 Prävalenz[45] Gewaltkonstellation Mitarbeiter*innen gegenüber Bewohner*innen/Kunden*innen

Die Prävalenz oder zum Teil die Inzidenz wird in den Studien sehr unterschiedlich angegeben. Eine einheitliche Darstellung ist daher nicht möglich.

In der folgenden ▶ Tab. 8.1 werden unterschiedliche Studienergebnisse zur Prävalenz skizziert.

Tab. 8.1: Prävalenz Mitarbeiter*in gegenüber Bewohner*innen/Klienten*innen.

Befragungsort	Prävalenz & Anmerkung	Autor*in
Hochbetagte[46] auch in stationären Altenhilfeeinrichtungen (Deutschland)	54,1 % haben binnen der letzten 12 Monate mindestens ein Gewaltereignis erlebt.	(Brijoux et al. 2021)
	Einschüchterung 39,2 %, Bevormundung 32,6 %, Vernachlässigung 27,0 %, Beschämung und Schuldzuweisung, 23,1 %, Finanzielle Ausbeutung 10,9 % & körperliche Aggression 8,8 %.	
Stationäre Altenhilfeeinrichtung (Schweiz)	Pflegekräfte[47] beobachteten 50,8 % emotionale, 1,4 % körperliche Gewalt und 23,7 % Vernachlässigung.	(Blumenfeld Arens et al. 2017)
	Es gab keinen signifikanten Unterschied zwischen Special Care Units (SCUs) und Nicht-SCUs.[48]	
Stationäre Altenhilfeeinrichtung (Deutschland)	Befragung, wie oft Gewalt von professionellen Pflegekräften gegen Menschen mit Pflegebedarf ausgeübt wird.	(Eggert et al. 2017)
	Verbale Aggression: 2 % kommt oft vor, 23 % gelegentlich, 55 % selten. Vernachlässigung: 2 % oft; 17 % gelegentlich; 39 % selten. Körperliche Gewalt: 1 % oft; 7 % gelegentlich; 38 % selten.	

---

45 Die Prävalenz oder zum Teil die Inzidenz wird in den Studien sehr unterschiedlich angegeben. Eine einheitliche Darstellung ist daher nicht möglich.
46 Nicht nur Pflegeheime im Fokus. Mittels einer bivariaten Sensitivitätsanalyse der erhobenen Daten zeigte sich ein signifikanter Zusammenhang zwischen dem Pflegeheimstatus und den Gewaltereignissen gegenüber Bewohnern*innen.
47 4599 Pflegende in 156 Einrichtungen.
48 Höhere Werte für ›Arbeitsbelastung‹ gegenüber den Pflegenden waren mit einer höheren Rate an emotionaler Misshandlung und Vernachlässigung verbunden.

Tab. 8.1:
Prävalenz Mitarbeiter*in gegenüber Bewohner*innen/Klienten*innen.
– Fortsetzung

Befragungsort	Prävalenz & Anmerkung	Autor*in
Ambulante Dienste (Deutschland)	40 % der Befragten[49] gaben mindestens eine problematische Verhaltensweise innerhalb der letzten zwölf Monate an, die die Pflegenden selbst als Misshandlung oder Vernachlässigung bewerteten. Zirka ein Fünftel berichtete von Formen verbaler/ psychischer Gewalt, 19 % von Vernachlässigung und 9 % von physischer Gewalt.	(Rabold und Görgen 2007)

8.3 Auslöser und Risikofaktoren sowie mögliche Strategien

8.3.1 Umwelt- und organisationsbezogene Auslöser und Risikofaktoren

In einer Befragung von Eggert et al. (2017)[50] wurden in stationären Einrichtungen Verbesserungspotentiale identifiziert, die auf gewaltbegünstigende Aspekte hinweisen. Es stellte sich heraus, dass fast die Hälfte der Einrichtungen zum Thema »Gewalt von Mitarbeitenden gegenüber Bewohner*innen« kein speziell fortgebildetes Personal hat. Darüber hinaus werden in 28 % der Fälle die Gewaltvorkommnisse in keinem Fehlerberichtssystem dokumentiert. Bei 20 % der Einrichtungen ist der Umgang mit solchen Vorfällen im Rahmen des Qualitätsmanagements nicht konkretisiert.

Fehlerkultur besonders wichtig

Nach Meinung von 74 % der Befragten sei eine gute Fehlerkultur besonders wichtig, um Gewalt von Mitarbeitenden gegenüber Bewohner*innen zu reduzieren. Die Hälfte der Befragten sieht den Einsatz von mehr Pflegepersonal als mögliche Lösung an, um Gewalt zu verhindern oder zu reduzieren. 44 % sind der Meinung, dass eine bessere Unterstützung für überlastetes Personal hilfreich wäre. Ebenso viele (44 %) halten eine verbesserte Ausbildung zum Thema »Konflikte, Aggression und Gewalt« für besonders wichtig (ebd.).

---

49 Befragung von 503 Mitarbeitenden ambulanter Pflege durch eine postalischen Befragung.
50 Die Studie wurde als computergestützte Telefonbefragung durchgeführt. Befragt wurden PDLs und QBs in stationären Einrichtungen. N= 250 Befragte aus 250 verschiedenen Einrichtungen.

In einer qualitativen Studie bestätigten zwei Drittel der Befragten einen Zusammenhang zwischen dem Mangel an Fachkräften und gewalttätigem Verhalten. Es wird davon ausgegangen, dass dieser Mangel das Gewaltpotenzial Pflegender verstärkt (Kraft 2022). Weidner et al. (2017) fanden heraus, dass knapp ein Drittel (31,6%) der 258 Befragten ihre Fähigkeit, Gewalt frühzeitig zu erkennen und zu deeskalieren, als unzureichend einschätzen. Diese deutet auf einen entsprechenden Qualifizierungsbedarf hin.

Blumenfeld Arens et al. (2017) berichten über den Zusammenhang zwischen Gewalt gegen Bewohner*innen und der Größe der Einrichtung sowie dem Betreuungsverhältnis. Das heißt, mehr Bewohner*innen pro Wohnbereich bei gleichzeitig weniger Personal sowie eine höhere Personalfluktuation weisen Zusammenhänge mit vermehrtem Auftreten von Gewaltereignissen auf.

Es wird unter anderem angeregt, die Teamarbeit und die Personalausstattung zu verbessern und andere Arbeitsstressoren, wie Rollenkonflikte oder -unklarheiten, zu verringern. Zudem wird die Schaffung einer Sicherheitskultur angeregt (Blumenfeld Arens et al. 2017). Diese Maßnahmen werden als vielversprechende Ansatzpunkte für die Verringerung der Misshandlung älterer Menschen gesehen. Darüber hinaus raten die Autoren*innen den Leitungen von (stationären) Einrichtungen der Altenhilfe, die verschiedenen Formen der Misshandlungen gegenüber alten Menschen in internen und externen Schulungen zu thematisieren. Dies soll Pflegende auf schwierige Pflegesituationen und Arbeitsstressoren vorbereiten und damit die Möglichkeiten schaffen, ihr eigenes Verhalten zu reflektieren (ebd.).

> Arbeitsstressoren verringern

Zu ähnlichen Ergebnissen kommen Botngård et al. (2021). Beispielsweise kann ein stressiges oder schlechtes Arbeitsumfeld das Burnout-Risiko des Personals erhöhen, was sich in Form von Erschöpfung, Müdigkeit, Stress oder Unzufriedenheit äußern kann. Dies kann wiederum zu Misshandlungen gegenüber Bewohnern*innen führen. Im Gegensatz dazu fördern Pflegeheime, die ein stabiles und positives Arbeitsumfeld bieten, die Zufriedenheit der Mitarbeitenden sowie eine gute Pflegequalität. Die Autor*innen identifizieren einen institutionellen Faktor, der mit psychischer Misshandlung in Verbindung steht, die fehlende Unterstützung der Mitarbeitenden durch eine Führungskraft.

Angesichts einer zunehmenden Arbeitsverdichtung kann es hilfreich sein, wenn Mitarbeitende die Möglichkeit erhalten, zu signalisieren, dass sie eine bestimmte Person nicht mehr pflegen können, weil sie an ihre persönliche Grenze gekommen sind. Die Situation wird im Rahmen einer kollegialen Fallberatung besprochen, und es wird gemeinsam nach Möglichkeiten gesucht, die betreffende Person zu entlasten oder zu beraten, wie man künftig mit den jeweiligen Bewohner*innen umgehen könnte (Berger et al. 2023).

Letztlich ist es als Träger und Einrichtung nicht möglich, den Fachkräfte- und Personalmangel vollständig zu beeinflussen, da dies ein gesamtgesellschaftliches Phänomen ist. Trotzdem können Mitarbeitende

> Mitarbeitende unterstützen, Überforderungen zu erkennen

dabei unterstützt werden, Überforderungssituationen zu erkennen, darüber zu sprechen und aus diesen auszusteigen oder im Team Hilfe zu suchen.

Dieser Hinweis soll *nicht so* verstanden werden, als gäbe es keine berechtigten Einflüsse der Rahmenbedingungen, wie den Fachkraftmangel oder die Arbeitsverdichtung oder als hätten Träger keine Einflussmöglichkeiten. Diese Verhältnisse oder Bedingungen lassen sich nur nicht immer sofort beheben. Daher ist es unerlässlich, alternative Handlungsstrategien im Verhalten der Pflegenden und des Teams aufzuzeigen.

8.3.2 Bewohner*innen/Kund*innen bezogene Auslöser und Risikofaktoren

Wie bereits bei anderen Konstellationen von Gewalt zeigen sich auch bei den Bewohner*innen oder Kund*innen Auslöser und Risikofaktoren für Gewalt. Diese können Aggressionen bei Menschen mit Pflegebedarf auslösen und gleichzeitig Gewaltanwendung durch Pflegekräfte fördern. Handlungen wie Kneifen, Schlagen oder sexuelle Belästigung durch Menschen mit Pflegebedarf kommen in Pflegesituationen vor und können zu weiteren Konflikten führen Botngård et al. (2021) und ggf. zu einer Eskalation beitragen.

Da Bewohner*innen mit Demenz Phänomene, wie Unruhe und aggressives Verhalten zeigen, ist es wichtig, dass das Pflegepersonal geschult wird, um mit diesen Situationen umzugehen und den Teufelskreis von Gewalt zu durchbrechen. Blumenfeld Arens et al. (2017) nennen die folgenden Faktoren, welche durch weitere Literaturangaben ergänzt werden:

Risikofaktoren
- Körperliche Beeinträchtigung
- Pflegebedürftigkeit (Lacher et al. 2016) und die Abhängigkeit von Personal bei Aktivitäten des täglichen Lebens[51]
- Fortschreitende Demenz und aggressive Verhaltensweisen, die durch eine Demenz auftreten (z. B. Angst, Schmerz)
- Verletzung oder Entzug der Privatsphäre (Bates und McLoughlin 2019) bzw. keine Möglichkeit, das eigene Zimmer wohnlich zu gestalten sowie Umgebungsbedingungen, die keine Orientierung bieten (Zeisel et al. 2003)
- Gewalterfahrung in der Vergangenheit (Lacher et al. 2016)

In einer retrospektiven Analyse von Gewaltvorfällen durch Mitarbeitende gegenüber Menschen mit Pflegebedarf in stationären Einrichtungen zeigt sich, dass die Betroffenen zu 79,7 % weiblich und zu 75,9 % 75 Jahre oder

---

51 Insbesondere Menschen mit mehrfachen Einschränkungen wie z B, Kombination von geistiger und motorischer Einschränkung. Es wurde zudem ein statistisch signifikanter Zusammenhang zwischen dem Grad der Einschränkung der pflegebedürftigen Person und dem Auftreten von Vernachlässigung festgestellt.

älter waren. Zudem war eine erhebliche Anzahl dieser Frauen, etwa 47,2 %, nicht in der Lage, zu kommunizieren (Frazão et al. 2015).

Trotz zunehmender Forschung über Gewalt gegenüber Menschen mit Pflegebedarf zeigen viele Fach- und Leitungskräfte im Gesundheitswesen unzureichende Kenntnisse und nehmen die Misshandlung älterer Menschen weder als häufiges noch als ernstes Problem wahr. Es fehlt an entsprechendem Wissen, wie Vorfälle von Gewalt gegenüber Menschen erkannt, gemeldet und bearbeitet werden können (Botngård et al. 2021).

8.3.3 Mitarbeiter*innenbezogene Auslöser und Risikofaktoren

Im Folgenden kann es zu einer Überschneidung bereits dargestellter struktureller Auslöser und Risikofaktoren kommen. Blumenfeld Arens et al.(2017) nennen die folgenden mitarbeitendenbezogenen Aspekte, die durch entsprechende Erkenntnisse anderer Autoren*innen ergänzt werden:

- Kündigungsgedanken und Arbeitsstressoren wie Rollenkonflikte, Rollenambiguität (Widersprüchlichkeit von Erwartungen an eine Rolle) und Arbeitsüberlastung
- Burnout, emotionale Erschöpfung und Distress des Personals (Botngård et al. 2021)
- Erhebliche Konflikte mit Bewohner*innen oder Kund*innen
- Aggressives Verhalten von Bewohner*innen und Kund*innen, welches zur Belastung der Pflegekräfte beiträgt und durch die Erschöpfung des Pflegepersonals verstärkt und Rollenunklarheit verschlimmert wird
- Eine negative Einstellung des Pflegepersonals gegenüber den Bewohner*innen oder Kund*innen sowie Stress im Privatleben der Mitarbeitenden können problematisch sein (Botngård et al. 2021)
- Altersstereotype (negative Überzeugungen über ältere Erwachsene im Allgemeinen) sowie Altersdiskriminierung (d. h. nachteilige Behandlung älterer Erwachsener) können Gewaltphänomene gegenüber alten Menschen begünstigen. Es wurde festgestellt, dass Mitarbeitenden mit einer solchen negativen Einstellung (Botngård et al. 2021) eher dazu neigen, alle Formen von Gewalt gegenüber Bewohner*innen/Kund*innen zu begehen

Es konnte auch eruiert werden, dass eine höhere Arbeitszufriedenheit und ein höheres Lebensalter des Personals mit einer geringeren Wahrscheinlichkeit von Misshandlung älterer Menschen und aggressivem Verhalten der Bewohner*innen korrelieren[52].

---

52 Korrelation: Es gibt eine Beziehung zwischen zwei Dingen oder Aspekten. Wenn zwei Aspekte negativ korrelieren, bedeutet das, dass sie »in entgegengesetzte Richtungen gehen«. In diesem Fall bedeutet eine negative Korrelation zwischen der Arbeitszufriedenheit und der Misshandlung älterer Menschen, dass eine

Zudem konnte festgestellt werden, dass ältere und besser ausgebildete Mitarbeitende häufiger Gewaltvorfälle melden, was darauf hindeuten könnte, dass sie ein umfassenderes Verständnis davon haben, was Gewalt ist, sich von etwaigen Folgen weniger bedroht fühlen und sie ein größeres Interesse daran haben, dass gegen diese vorgegangen wird.

Dieses Ergebnis unterstreicht die Notwendigkeit, das Qualifikationsniveau und die Kompetenzen in den Blick zu nehmen. Zudem muss bedacht werden, dass eine zunehmend vielfältige Belegschaft eine Vielzahl kultureller Normen und Einstellungen gegenüber Frauen, älteren und behinderten Menschen mit sich bringt, die gegebenenfalls nicht mit den gesellschaftlichen und gesetzlichen Vorstellungen von Gewaltausübung gegenüber älteren Menschen konform sind (Radermacher et al. 2018). Dies muss im Rahmen von Teams besprochen und reflektiert werden.

Die bereits dargestellte Studie von Kraft (2022) macht nochmals auf Auslöser aufmerksam, die auch eine individuelle Komponente von Stressverarbeitung verdeutlichen. Ein Teil der Pflegenden gibt an, bereits vor Beginn des Dienstes gestresst zu sein und den bevorstehenden Dienst daher negativ wahrzunehmen (z. B. vorhandene Besetzung und Aufwand für die Betreuung und Pflege der Menschen mit Pflegebedarf). Während und nach der Arbeit wurde Überforderung und Frustration beschrieben, wenn eine abnehmende Personalausstattung einem hohen Pflegeaufwand gegenübersteht. Der Alltagsstress insgesamt führt dazu, dass man weniger Geduld hat und die Gefahr besteht, sich gegenseitig hochzuschaukeln.

Eine Studie von Chen et al. (2020) liefert wichtige Erkenntnisse über das Verhalten von Pflegekräften in Langzeitpflegeeinrichtungen. Sie zeigt, dass mehr als die Hälfte der Pflegekräfte (51,9%) eine Neigung zu missbräuchlichem Verhalten gegenüber älteren Menschen mit Demenz aufweisen. Bemerkenswert ist, dass die Studie einen Zusammenhang zwischen den Persönlichkeitsmerkmalen der Pflegekräfte und ihrer Neigung zu Missbrauch feststellt. Insbesondere Pflegekräfte mit freundlicheren, mitfühlenderen Persönlichkeiten neigen weniger zu Missbrauch. Diese Ergebnisse unterstreichen die Bedeutung der Persönlichkeitsmerkmale der Pflegekräfte bei der Prävention von Missbrauch. Die Forscher betonen jedoch, dass weitere Untersuchungen in diesem Bereich notwendig sind.

---

höhere Arbeitszufriedenheit mit einer geringeren Wahrscheinlichkeit von Misshandlung älterer Menschen korreliert.

8.4 Umgang mit Gewalterfahrungen und Folgen

Gewalt gegenüber Bewohner*innen ist für die Betroffen mit einer höheren Depressionsrate, Einsamkeit sowie einer geringeren Lebenszufriedenheit und Autonomie assoziiert (Brijoux et al. 2021). In der folgenden Aufzählung werden die Folgen dieser Gewaltkonstellation dargestellt.

Folgen von Gewalt von Mitarbeitenden gegenüber Bewohner*innen und Kund*innen

- Länger andauernde körperliche und psychische Beeinträchtigung nach massiver körperlicher Gewaltanwendung
- Gefühle der Erniedrigung, Beschämung, Missachtung und Hoffnungslosigkeit bis zur Selbstaufgabe
- Auftreten von psychosomatischen Erkrankungen
- Angst vor Dritten und Chronifizierung von Angst
- Pathologische Trauerreaktion, zunehmende Isolation sowie Rückzug von Aktivitäten und Vereinsamung
- Verlust von Vertrauen in Angehörige oder professionelle Pflegekräfte, wenn diese die Täter sind
- Reaktive Depression
- Hilflosigkeit
- Destruktive Umgangsweisen mit sich selbst bis zum Suizidversuch
- Armut nach finanzieller Ausbeutung

Wenn Gewalt gegenüber Bewohner*innen oder Klient*innen von Mitarbeitenden ausgeübt und dies bekannt wird, dann wird häufig darauf verwiesen, dass »man nichts davon bemerkt habe«. Dennoch können im Team Folgen auftreten, die thematisiert werden sollten (Hirsch 2012, S. 63, Zentrum für Qualität in der Pflege 2020):

- Verunsicherung, Angst und Schuldgefühle
- Hilflosigkeit und Machtlosigkeit (Was tun?)
- Wut und Aggression gegenüber Kolleg*innen
- Vertrauensverlust in die Kolleg*innen
- Verminderte Arbeitsmotivation und Verschlechterung der Arbeitsqualität
- Aufgeheizte oder aggressive Stimmung

Eine qualitative Interviewstudie mit professionellen Pflegefachkräften und Führungskräften aus dem Bereich Altenpflege (Siegel et al. 2018) zeigt verschiedene Aspekte auf.

Erstens: die Dokumentation von Gewalt ist für die Interviewteilnehmenden *nur dann* wichtig, wenn Pflegekräfte Opfer von Gewalt geworden sind. Zweitens: das Ansprechen von beobachteten Gewaltsituationen von Kolleg*innen zeigt sich schwierig bzw. wird als »*Wagnis*« bezeichnet, weil Kolleg*innen darauf hinweisen könnten, dass man selbst schon einmal so reagiert habe. Es wird wahrgenommen, dass Gewalt im Pflegealltag immer noch ein *Tabuthema* ist. Drittens glaubt eine Leitungskraft, dass Gewaltvorkommnisse aus *Angst* vor Negativschlagzeilen oftmals verheimlicht werden. »*Wegsehen*« sei immer noch verbreitet, denn häufig wissen Leitungen um die Gewaltbereitschaft und -anwendung von Kolleg*innen.

Kultur der Transparenz

> Siegel et al. (2018) legen nahe, dass Probleme *klar benannt*, dokumentiert und im Rahmen von Gesprächen gemeinsam analysiert werden sollten. Sie betonen die Bedeutung einer Kultur der Transparenz, des Vertrauens und der gegenseitigen Wertschätzung, die es in Pflegeeinrichtungen zu befördern gilt. Es ist wichtig, dass Pflegekräfte, die Gewalt beobachtet oder selbst ausgeübt haben, sich offenbaren können.

Leistungserbringende, wie Pflegeheime oder ambulante Pflegedienste sollten Gewalt als Thema in ihr internes Qualitätsmanagementsystem integrieren. Durch eine Aufnahme dieses Themas werden Voraussetzungen geschaffen, die eine gezielte Bearbeitung von Gewaltereignissen ermöglichen.

8.5 Fazit und To Do's

In Altenpflegeeinrichtungen gibt es immer wieder Situationen, in denen Mitarbeitende an ihre Grenzen stoßen und Bewohner*innen oder Kund*innen anschreien oder fester anfassen. Es ist unerlässlich, in der Praxis mit solchen Situationen umzugehen und es muss um die Prävention solcher Ereignisse gehen. Gleichzeitig ist es von großer Bedeutung, eine Gesprächs- und Fehlerkultur zu befördern, damit solche Ereignisse nicht geleugnet oder unter den Teppich gekehrt werden.

Klar ist, dass es auch Mitarbeitende mit krimineller Energie geben kann, wie beispielsweise den Krankenpfleger Niels K., der Patient*innen in Kliniken bewusst schädigte, um sich selbst hervorzuheben oder einen »Kick« zu erleben[53]. Manchmal erhalten solche Mitarbeitenden, die Gewalt aus-

---

53 Niels H. hatte Personen in einem Zustand gebracht, der eine Reanimation erforderlich machte. Diese Reanimationen wurden dann von ihm selbst durchführt. Er erhielt durch die Rettung einen »Kick« bzw. verspürte eine Befriedigung. Unter Kollegen*innen war Niels H. als »Rettungsrambo« bekannt. Einen Verdacht gab es bereits früh und der Krankenpfleger arbeitete nach Auflösung des Arbeitsvertrages an einem anderen Klinikum weiter, bis er auf frischer Tat ertappt wurde. Verurteilt wurde der Krankenpfleger zu lebenslanger Haft, weil

geübt haben, Auflösungsverträge und ein wohlwollendes Arbeitszeugnis und wechseln zum nächsten Träger, obwohl ein Gewalt-Verdacht im Raum steht. Zur Anzeige kommt es meist sehr spät oder gar nicht und die betreffenden Personen schädigen in der Zwischenzeit weitere Menschen mit Pflegebedarf.

Solche Personen sind sicher nicht der Regelfall, aber es sind dennoch zwei Punkte zu beachten. *Erstens* kann es sinnvoll sein, bei Verdachtsfällen, Kontakt mit dem vorherigen Arbeitgeber*innen aufzunehmen, um herauszufinden, ob es dort bereits auch zu einem Verdachtsfall gekommen war. Der Datenschutz ist dabei ein Thema, sodass dieses Vorgehen keine offizielle Empfehlung sein kann. Letztlich muss man aber sagen: Kommt es bei unterschiedlichen Trägern zu einem Gewaltvorfall, ist dieses Vorgehen zumindest eine Möglichkeit, um die Einschätzung einer weiteren Person zu hören und diese für die eigene Entscheidung zu berücksichtigen (s. den Fall von Niels. H.). Es kann auch sinnvoll sein, sich mit der Polizei vor Ort zu beraten.

Kontakt zur vorhergehenden Arbeitsstelle

Zweitens ist es als Träger oder Einrichtung wichtig, sich mit der Frage auseinanderzusetzen, ob von Mitarbeitenden ein erweitertes polizeiliches Führungszeugnis verlangt werden soll (▶ Kap. 18). Hierzu bedarf es der engen Zusammenarbeit mit der Mitarbeitendenvertretung.

erweitertes Führungszeugnis

Viele der angedeuteten Maßnahmen konzentrieren sich auf die Prävention von Gewaltereignissen und zielen auf eine frühzeitige Deeskalation und Vermeidung ab. Die Wahrnehmung der Führungskräfte bezüglich Gewalthandlungen an älteren Menschen ist entscheidend, um Gewaltakte des Personals gegenüber Bewohner*innen/Kund*innen zu verhindern oder zu reduzieren. Ihr Verständnis und ihre Einstellung beeinflussen die Art und Weise, wie das Pflegepersonal die Pflege durchführt (Botngård et al. 2021). Daher sollten entsprechende Schulungen wiederholt angeboten werden, damit das Thema Gewalt im Gespräch bleibt. Die Erfahrung zeigt, dass Mitarbeitende ein hohes Interesse und einen hohen Austauschbedarf haben und somit eine Sensibilisierung erfolgen kann. Fortbildungsveranstaltungen sollten jedoch *für alle Akteur*innen* (Bewohner*innen, Angehörige und Ehrenamtliche) angeboten werden und es sollte darüber informiert werden, wie Gewaltvorfälle gemeldet werden oder wie mit einem Verdachtsfall umgegangen wird.

- Die Aufnahme des Themas in das interne Qualitätsmanagement wirkt einer Tabuisierung entgegen. Es sollte ein Verfahren entwickelt werden, wie bei einem Gewaltvorfall oder -verdacht von Mitarbeitenden gegenüber Bewohner*innen oder Kund*innen vorgegangen wird und welche

---

man davon ausging, dass er für den Tod von 30 bis 90 Menschen verantwortlich sein soll. Die genaue Zahl bleibt unbekannt. Zudem wurde Anklage gegen acht weitere Mitarbeiter*innen an beiden Kliniken wegen Totschlags durch Unterlassen erhoben. Man ging davon aus, dass ein Verdacht bestanden habe und man diesem aber nicht konsequent nachgegangen war. Die Anklage wurde zwischenzeitlich fallengelassen.

Schritte einzuleiten sind. Dieses Verfahren sollte auch die Versorgung und Betreuung der Bewohner*innen nach einem Gewaltvorfall, die Einleitung einer ärztlichen Untersuchung/Behandlung sowie die zeitnahe Information der Angehörigen umfassen.

- Wird bei Verdachtsfällen eine Freistellung notwendig, sollte dies offen kommuniziert und als Freiraum für alle genutzt werden, um den Sachverhalt zu klären. Letztlich bleibt die Freistellung immer schwierig und wichtig ist ein offener Umgang und zwar, dass man das »Reden über« unterlässt und auf die Folgen einer Rufschädigung aufmerksam macht. Die Unschuldsvermutung gilt auch bei verdächtigten Mitarbeitenden, wie das folgende Fallbeispiel verdeutlicht. Eine enge Zusammenarbeit mit der Mitarbeitendenvertretung ist zu forcieren. Sie kann auch bei Gesprächen die Kolleg*innen durch ihre Anwesenheit unterstützen.

Fallbeispiel

Eine Auszubildende hatte angeführt, dass sie von einem männlichen Praxisanleiter sexuell missbraucht worden sei. Der Mitarbeitende wurde freigestellt und durch die entsprechenden Ermittlungen wurde klar, dass nicht der Praxisanleiter, sondern der Vater die Auszubildende missbraucht hatte. Der Ruf des Kollegen war durch diese Behauptung stark geschädigt worden, insbesondere weil in den Teams sehr viel über diesen Praxisanleiter gesprochen wurde und eine Vorverurteilung stattgefunden hatte.

- In Schulungen sollten alle Mitarbeitenden darauf hingewiesen werden, dass bei auffälligen Verhaltensweisen von Kolleg*innen (z. B. plötzlicher harscher Ton, weinende Kolleg*innen, etc.) auf Entlastungsmöglichkeiten aufmerksam gemacht werden sollte. Es geht darum, miteinander und nicht übereinander zu sprechen.
- Es sollte im Team abgesprochen werden, wie man gemeinsam ins Gespräch kommt, wenn man Auffälligkeiten bei Kolleg*innen beobachtet und Sorge hat, dass eine Person Gewalt anwenden könnte. Eigene Grenzen und Überforderungssituationen im Team sollten zeitnah aufgegriffen und thematisiert werden. Kollegiale Fallberatungen und Fallbesprechungen können hilfreich sein, um frühzeitig Gewalt und Grenzen von Mitarbeitenden zu thematisieren und entsprechende Maßnahmen abzuleiten.
- Risikofaktoren auf Seiten der Bewohner*innen oder Kund*innen sollten gezielt in den Blick genommen werden und aufreibende Verhaltensweisen in Fallbesprechungen thematisiert werden. Ziel muss es sein, die Verhaltensweisen verstehbar zu machen, ggf. zu reduzieren oder aber Strategien des Umgangs und der gegenseitigen Entlastung im Team zu schaffen (verstehende Diagnostik: Holle et al. 2011; Halek 2019. Die Unterlagen des »Wittener Modells bei Menschen mit Demenz« können im Internet kostenlos heruntergeladen werden, Buscher et al. 2012).

- Gleichermaßen sollten Mitarbeitende bei belastenden Situationen (privat oder beruflich) Hilfestellung durch die Leitung erhalten und über Beratungsstellen in der Kommune informiert werden, um sich ggf. professionelle Hilfe zu holen. Zudem können entlastende Maßnahmen am Arbeitsplatz unterstützend sein.
- Supervision kann sinnvoll und zielführend sein, wenn Situationen durch das Team nicht mehr bewältigbar sind oder sich dies bereits andeutet.
- Organisational bedingte Risikofaktoren, wie Arbeitsverdichtung und Fachkräftemangel, sind in den Blick zu nehmen und sollten aktiv bearbeitet werden. Verhältnisse zu verändern ist dabei ein wichtiger Aspekt. Gleichermaßen ist das Verhalten der Mitarbeitenden zu berücksichtigen, z. B. soll gemeinsam überlegt werden, welche Tätigkeiten bei Ausfall von Mitarbeitenden nicht durchgeführt werden können. Der Einsatz von Ehrenamtlichen kann unterstützend sein.
- Maßnahmen zur Erhöhung der Arbeitszufriedenheit sind mit den Mitarbeitenden zu entwickeln. Arbeitszufriedenheit ist zu verstehen als ein Gefühl, das von mehreren Faktoren wie Arbeitsbedingungen und sozialen Beziehungen beeinflusst wird. Teams und die Pflege der sozialen Beziehung (miteinander statt gegeneinander) sind daher für die Arbeitszufriedenheit zentral.
- Bewohner*innen, Kund*innen sowie ihre Angehörigen sollten über Pflichten, aber auch über ihre Rechte als pflegebedürftiger Menschen aufgeklärt werden. Es macht daher Sinn, im Rahmen des Einzugsprozesses oder bei Abschluss eines Pflegevertrages, die Charta für Pflegebedürftige an die betreffenden Personen sowie ihre An- und Zugehörigen weiterzugeben.
- Die Charta sollte Grundlage für gemeinsame Gespräche sein, bei denen reflektiert wird, ob es niedrigschwellige Gewaltereignisse oder Grenzverletzungen gibt, die im Pflegealltag nicht mehr als solche wahrgenommen werden (z. B. jemand zur Begrüßung an den Fußsohlen kitzeln, jemand an die Nase greifen oder wenn beim Betreten des Zimmers zwar geklopft, aber nicht kurz gewartet wird). Hinweise sollten aufgenommen und entsprechend bearbeitet werden (▶ Kap. 16.3 und ▶ Kap. 17).
- Die Schaffung einer Ombudsstelle ist zu empfehlen, um sich mit einer unabhängigen Person zu besprechen oder zu beraten. Flyer und Aushänge in den Einrichtungen machen Sinn, um das Angebot bekannt zu machen. Auch ein Hinweis auf der Homepage des Trägers sowie die persönliche Vorstellung der Ombudsperson in den Einrichtungen sind zu empfehlen.
- Eine Zusammenstellung von Kontaktmöglichkeiten, um Beratung oder Hilfe in Anspruch zu nehmen, sollte beim Träger der Einrichtung/dem ambulanten Dienst allen Akteur*innen zur Verfügung gestellt werden. Diese Zusammenstellung kann beispielsweise auch bei Beratungsgesprächen übergeben werden und kann dem elektronischen Zusatzmaterial (▶ Kap. 22) entnommen werden.
- Die Studie von Freytag et al. (2021) hebt einen wichtigen Aspekt hervor: Präventionsstrategien gegen Gewalt sind während der COVID-19-Pan-

demie in Vergessenheit geraten. Die Befragten der Studie gaben an, dass Gewalt verstärkt möglich gewesen sei, da sie weniger offensichtlich war. Es wurde sogar von einem »Stillstand oder Rückgang« von Gewaltereignissen gesprochen, da diese nicht bemerkt wurden. Die Erkennung von Gewalt in der Pflege erfordert ein hohes Maß an Sensibilität. Die Autor*innen der Studien halten es für plausibel, »dass eine durch andere Ereignisse reduzierte Aufmerksamkeit dazu führt, dass Gewalt nicht mehr sichtbar ist, aber stattfindet« (S. 247).

Einrichtungen verweisen oft darauf, dass durch die Pandemie und die daraus resultierenden Einschränkungen bestimmte Aspekte nicht mehr aktiv bearbeitet werden konnten. Dennoch muss daran erinnert werden, dass die Bemühungen um Gewaltprävention *wieder* aktiviert werden müssen.

8 Gewaltkonstellation Mitarbeiter*in gegenüber Bewohner*in

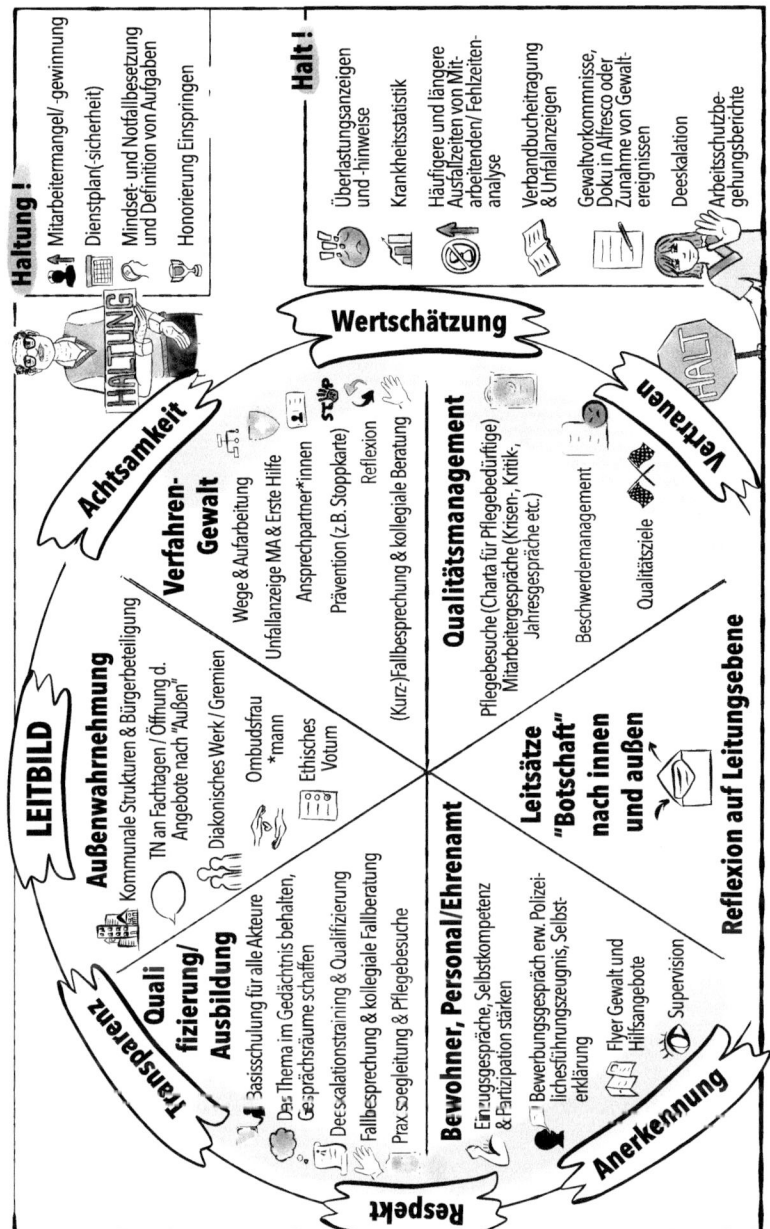

Abb. 8.2:
Kapitel zur Umsetzung rund um das Thema Gewalt von Mitarbeiter*innen gegenüber Menschen mit Pflegebedarf.

Im ▶ Teil II des Buches können Sie konkrete Hinweise einsehen, welche Verfahren die Wilhelmshilfe entwickelt hat und was zu beachten ist. Die Verfahren und Regelungen sowie entsprechende Schulungsmodule finden Sie im elektronischen Zusatzmaterial (▶ Kap. 22) als Anregungen.

9 Gewaltkonstellation Mitarbeiter*innen gegenüber Mitarbeiter*innen

»Mobbing ist die permanente Injektion mit einer Überdosis von Gefühlskälte.« (F. Schmidberger)

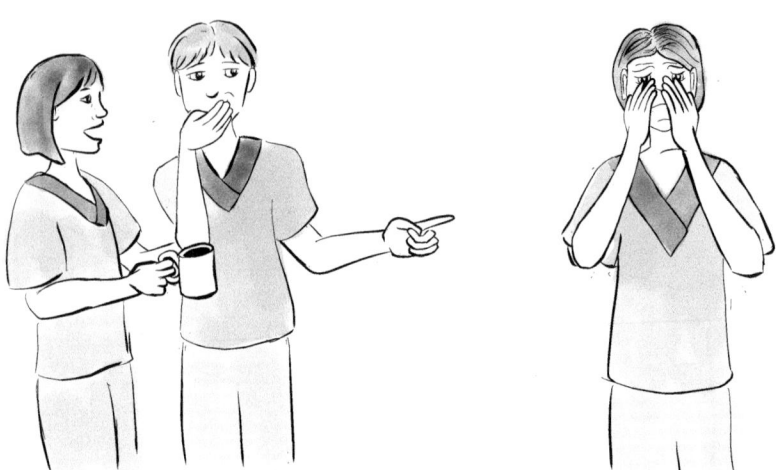

Abb. 9.1: Gewalt von Mitarbeiter*innen gegenüber Mitarbeiter*innen – Feindseligkeit.

»Ich werde gemobbt in meinem Team« – so oder so ähnliche Aussagen hört man von Mitarbeitenden. Bei genauerem Hinhören wird klar, dass der Begriff »Mobbing« häufig und vor allem inflationär verwendet wird. Es gibt zweifellos Mobbing in Pflegeeinrichtungen – ohne Frage! Allerdings zeigen sich viele Abstufungen und Nuancen, bevor man von Mobbing sprechen kann.

Vorstufen von Mobbing bahnen sich an und deuten darauf hin, dass dies auch ein Problem in der Pflege ist. Konflikte und Probleme werden nicht offen ausgetragen und gelöst, sondern es wird eher übereinander als miteinander gesprochen. Übereinander reden kann ganze Teams auf Dauer beschäftigen und letztlich dazu beitragen, dass sich eine Kultur des Misstrauens entwickelt.

Neben diesem Misstrauen zeigt sich in der Praxis zugleich eine Kultur des Schweigens und Mittragens bzw. der Duldung, wenn sich Anzeichen von Mobbing zeigen. Dennoch, oder gerade dann, wenn Aussagen, wie »ich werde gemobbt« getätigt werden, wird klar, dass jemand dies so empfindet. Leitungskräfte sind dann aufgefordert, zu handeln, um Konflikte frühzeitig zu bearbeiten. Es gibt eine Vielzahl von Publikationen zum Thema

»Mobbing am Arbeitsplatz«, sodass wir nur skizzenhaft auf diese Gewaltkonstellation von Mitarbeitenden gegenüber Mitarbeitenden eingehen können. Bedenken Sie dennoch: *Es ist wichtig, auf solche Situationen zu reagieren und sie nicht zu ignorieren!*

Wie erwähnt, wird der Begriff Mobbing inflationär genutzt, sodass die folgende Definition, die in den Publikationen der Deutschen Gesetzlichen Unfallversicherung (DGUV) verwendet wird, in diesem Beitrag zugrunde gelegt wird.

> **Definition**
>
> »Mobbing ist eine konflikthafte Kommunikation am Arbeitsplatz unter Kolleginnen bzw. Kollegen oder zwischen Vorgesetzten und Mitarbeitenden, bei der eine Person von **einer oder einigen** Personen systematisch, **oft** (mindestens einmal pro Woche) und **während längerer Zeit** (mindestens über sechs Monate) mit dem Ziel des Ausstoßes aus dem Arbeitsverhältnis direkt oder indirekt angegriffen wird.« (Leymann 1993, Hervorhebungen durch die Autorin)

Die BGW ergänzt hierzu, dass es mehr oder weniger versteckte Handlungen, Schikanen, Demütigungen, Intrigen, Kränkungen oder Verletzungen etc. sein können, und es daher kaum eine oder keine Chance auf eine zufriedenstellende Lösung für die beiden beteiligten Parteien geben kann (BGW 2021).

Mobbing kann weiter differenziert werden in das sogenannte »Bossing« oder »Staffing«. Bossing, wie es das Wort schon andeutet, bedeutet, dass eine Person, die in der Hierarchie übergeordnet ist, eine ihr Untergeordnete anfeindet oder attackiert. Staffing dreht diesen Vorgang um, also Mitarbeitende attackieren ihnen vorgesetzte Personen.

In der Literatur wird insbesondere das Phänomen der Feindseligkeit in der Pflege thematisiert. Ein Schlüsselbegriff hierbei ist die »horizontale Feindseligkeit« oder »lateral violence«. Es handelt sich um eine besondere Form des Mobbings. Bei dieser Art von Feindseligkeit können nicht nur bestimmte Personen zielgerichtet attackiert werden, sondern ein ganzes Team kann betroffen sein.

Professionell Pflegende erleben verschiedene Formen von Feindseligkeit durch Menschen mit Hilfebedarf, Angehörige, ärztliches Personal und Kolleg*innen (Martach und Völkel 2016). Daher spricht man von einem »kollektiven Problem« in der Pflege, da die mit Frust und Not verbundene Energie, die bei den Pflegenden ankommt, weitergegeben wird (Bensch 2022). Pflegekräfte erkennen jedoch oft nicht, dass es sich um horizontale Gewalt handelt. Negative Verhaltensweisen werden auf individuelle Persönlichkeiten, die Arbeitsmoral oder auf konkrete Ereignisse zurückgeführt (Taylor 2016). Diese Gewalt kann sich insbesondere auch auf Auszubildende (Fairbanks 2013) auswirken, die dieses Verhalten im Rahmen ihrer beruflichen Tätigkeit als »normal« erleben und möglicherweise übernehmen (Martach und Völkel, 2016).

> *Offene Feindseligkeit* kann sich in verschiedenen Formen äußern, wie Einschüchterungen, Demütigungen, Lästerungen oder nonverbale Gesten, wie das Hochziehen der Augenbrauen. Auf der anderen Seite gibt es auch *verdeckte Feindseligkeiten*, die subtiler sind. Diese können Sarkasmus, Ignorieren, das Gesicht verziehen hinter dem Rücken des anderen, Sabotage, Lügen oder das Verbreiten von Gerüchten, das Zurückhalten von Informationen, das Infragestellen von Kompetenzen (Martach und Völkel 2016) oder das Suchen eines Sündenbocks umfassen (Bensch 2022). Darüber hinaus kann Feindseligkeit auch in der Arbeitsverteilung zum Ausdruck kommen, etwa durch Zuweisung unfairer Arbeitsaufträge oder Nachteile bei der Dienstplanung (Zegelin 2009).

Die »horizontale Feindseligkeit« entfaltet sich auf der gleichen Hierarchieebene: Pflegekräfte oder Vorgesetzte jeweils untereinander. Auch Vertretungen des mittleren Managements, wie etwa Wohnbereichsleitungen, sind häufig von horizontaler Gewalt betroffen. Sie müssen in der »Sandwich-Position« zwischen Führung und Mitarbeitenden ausbalancieren (Zegelin 2009).

Im Folgenden werden die Formen von Gewalt bzw. Mobbing umrissen, Prävalenzerhebungen sowie Risikofaktoren und Strategien vorgestellt. Insbesondere das frühzeitige Reagieren auf Konflikte im Team ist dabei zentral, um Teufelskreise oder Dauerschleifen zu unterbrechen. Es werden die Folgen von Gewaltereignissen vorgestellt und abschließend darauf verwiesen, wie man dieses Thema bearbeiten sollte.

Wichtig: Es gibt auch andere Formen von Gewalt von Mitarbeitenden gegenüber Mitarbeitenden, dennoch erscheint Mobbing, in den unterschiedlichen Formen, ein zentrales Phänomen zu sein.

9.1 Formen von Gewalt von Mitarbeite*innen gegenüber Mitarbeiter*innen (Mobbing)

Gewalt von Mitarbeiter*innen gegenüber Mitarbeiter*innen zeigt sich in vielen Facetten und Abstufungen, die bereits unter dem Begriff »Feindseligkeit« angedeutet wurden. Dennoch fokussieren wir an dieser Stelle auf den Begriff des Mobbings:

- Anschreien, Beschimpfungen oder Beleidigungen (u. a. auch rassistische Äußerungen), Kränkungen, Diskriminierung, Stalking, sexuelle Übergriffe und körperliche Gewalt, jemanden ausschließen, ignorieren oder wie Luft behandeln, schlecht über jemanden sprechen oder Gerüchte verbreiten (BGW 2021; Beitzinger und Leest 2019).
- Informationen zurückhalten, keine, weniger oder sinnlose Aufgaben übertragen, Möglichkeit, sich zu äußern, einschränken, die Arbeitsleistung unfair bewerten (BGW 2021).
- Cybermobbing: Beschimpfungen und Beleidigungen im Internet, sich lustig machen (Beitzinger und Leest 2019).

Im Vorfeld gibt es meist Hinweise darauf, dass sich Gewalt gegen Kolleg*innen anbahnt. Häufig sind es erste Anzeichen im Team und Aussagen, dass man mit einer bestimmten Person nicht arbeiten möchte. Es können aber auch bestimmte Verhaltensweisen sein, die einen stutzig machen sollten, wenn Kolleg*innen eine andere Person rüde dazu auffordern, aufzustehen, weil das sein*ihr Platz sei oder wenn Mitarbeitende krank werden, sobald bestimmte Dienstplankonstellationen auftreten.

Mobbingprozesse sind komplex und vielschichtig. Zu den Warnsignalen zählen (Hofmann 2010) unter anderem eine Verschlechterung des Arbeitsklimas, die Bildung von Grüppchen im Team und dass schlecht übereinander gesprochen wird. Weitere Anzeichen können eine steigende Krankheitsquote sein sowie Kritik, die verallgemeinernd, destruktiv und persönlich kränkend geäußert wird. Es können vermehrt Streitigkeiten über Verantwortlichkeiten und Rollen auftreten und Diskussionen werden durch Endlosdebatten ersetzt. Informationen gehen ggf. dabei verloren. Die Beziehungen werden »eingefroren« und man spürt diese Atmosphäre, sobald man den Raum betritt. Oft kann man das Gefühl nicht genau fassen oder benennen, aber es ist gut, auf dieses »Bauchgefühl« zu vertrauen und dieses anzusprechen.

9.2 Prävalenz[54] Gewaltkonstellation Mitarbeiter*innen gegenüber Mitarbeiter*innen

In der folgenden ▶ Tab. 9.1 werden unterschiedliche Studienergebnisse zur Prävalenz skizziert. Studien werden zumeist in verschiedenen Settings oder Branchen, das heißt nicht nur in der Pflege durchgeführt. Die Erkenntnisse lassen sich auch auf Pflege und Betreuung übertragen.

---

54 Die Prävalenz oder zum Teil die Inzidenz wird in den Studien sehr unterschiedlich angegeben. Eine einheitliche Darstellung ist daher nicht möglich.

Tab. 9.1:
Prävalenz Mitarbeitende gegenüber Mitarbeitenden.

Befragungsort	Prävalenz & Anmerkung	Autor*in
Übergreifende Settings in der Pflege[55] (Deutschland)	Schriftliche Befragung vor Ort ergänzt durch schriftliche Online-Befragung.	(Coach for Care 2019)
	Mehr als ein Drittel (36 %) gibt an, dass es Mobbing und Unstimmigkeiten innerhalb des Teams gibt. Ein Viertel (26 %) klagt über nachweisbare Diskriminierung.	
Übergreifend alle Berufsgruppen (Deutschland, Österreich & deutschsprachige Schweiz)	Über alle Länder hinweg ist in den sozialen Berufen das Gefährdungspotenzial etwas höher (35 % Mobbingrisiko) als in den anderen Berufen (ca. 30–32 %).	(Beitzinger und Leest 2019)
	In Deutschland entsprechen die Zahlen etwa dem Gesamtergebnis. Das Mobbingrisiko in den sozialen Berufen ist in der Schweiz mit 42 % deutlich höher.	

Die zuletzt genannte Studie verweist darauf, dass sich die Situation seit der letzten Erhebung im Jahre 2018 verschärft hat. So ist die Prävalenzrate bei Mobbing in Deutschland zwischen 2014 und 2018 um 6,4 % und bei Cybermobbing um 13,6 % gestiegen. Seit 2018 habe sich der Anstieg der Raten beschleunigt. In Deutschland sei die Prävalenz bei Mobbing um 8,3 % und bei Cybermobbing sogar um 25,0 % gestiegen (Beitzinger und Leest 2019).

Auswertung AOK Mobbing-Telefon

Die Auswertung von Anrufen beim AOK-Mobbing-Telefon erbrachte 2021 die folgenden Ergebnisse (Institut für Betriebliche Gesundheitsförderung 2022)

Mobbinghandlungen erlebten die Anrufenden am häufigsten durch Vorgesetzte (62,5 %) sowie durch Kolleg*innen (25,0 %). Berichtet wird insbesondere von persönlichen Angriffen (47,9 %), ständiger Kritik (39,6 %) und dem Streuen von Gerüchten (33,3 %). 67,7 % der Betroffenen waren weiblich und mehr als die Hälfte waren 50 Jahre und älter (53,3 %).

---

55 Ambulante Pflege n=11, Palliativpflege n=22, Stationäre Pflege Krankenhaus n=36, Stationäre Pflege Heim n=5, Sonstiges n=10. Es wurden N=194 Pflegende befragt.

9.3 Auslöser und Risikofaktoren sowie mögliche Strategien

9.3.1 Umwelt- und organisationsbezogene Auslöser und Risikofaktoren

Mobbing wird durch organisatorische Rahmenbedingungen in Einrichtungen und Diensten befördert. Hier handelt es sich beispielsweise um starre Hierarchien, ein konkurrenzorientiertes Arbeitsklima oder aber die Äußerung unerwünschter Kritik sowie Spannungen und Konflikte in der Belegschaft (Beitzinger und Leest 2019).

In der Pflege führen außerdem eine zunehmende Arbeitsverdichtung sowie eine hohe Arbeitsbelastung (Berufsgenossenschaft für Gesundheitsdienst und Wohlfahrtspflege 2021) und Stress zu Konflikten.

Eigene Wertvorstellungen wie, »Ich muss doch meine Arbeit schaffen« (Arnold, 2008) und damit einhergehende unterschiedliche Ansprüche, verschärfen Konflikte zumeist (s. Fallbeispiel unten). Alle diese Auslöser können Mobbing befördern, eine fehlende Konfliktkultur begünstigt dieses Geschehen weiter. Gleichermaßen können die folgenden Faktoren auch Mobbing ermöglichen (ebd.):

Faktoren die Mobbing ermöglichen

- Häufige Arbeitsunterbrechungen sowie unpassende Schichtsysteme und viele Überstunden
- Schlechte Arbeitsorganisation (z. B. keine klar definierten Verantwortungsbereiche bürokratische Strukturen oder Veränderungen in der Organisationsstruktur)
- Intransparenz von Entscheidungen
- Ein geringer Zeitspielraum bei hohen Anforderungen an die Zusammenarbeit zwischen den Beteiligten, um die Menschen mit Pflegebedarf zu versorgen und die organisationalen Anforderungen in der Pflege zu bewältigen
- Unzureichendes Führungsverhalten sowie ungelöste, schwelende Konflikte oder Krisen im Betrieb, (dauernder) Wechsel im Management
- Fehlende Unterstützung und Anerkennung durch Team und Vorgesetzte
- Fehlende interkulturelle Kompetenzen
- »Stressende« Arbeitsumgebung wie beispielsweise Lärm

Letztlich wird deutlich, dass die Frage des Führungsstils sowie Defizite in der Organisation(-sgestaltung) Faktoren darstellen, die Mobbing begünstigen, aber nicht automatisch zu Mobbing führen. Es ist wichtig zu beachten, dass ein Konflikt zwischen Kolleg*innen auch deswegen zu Mobbing eskalieren kann, wenn die ausübende Person keine Sanktionen zu befürchten hat. Dies kann der Fall sein, wenn ein solches Verhalten von der Führungskraft selbst praktiziert wird und damit organisational erlernt wurde.

Darüber hinaus gibt es die sogenannten »Ermöglicher«. Dies sind Personen, die durch ihr passives Verhalten den Mobbingprozess »laufen lassen« (Berufsgenossenschaft für Gesundheitsdienst und Wohlfahrtspflege 2021) oder froh sind, dass sie selbst nicht betroffen sind oder im schlimmsten Fall mitmachen.

Fallbeispiel

In einer Fortbildung berichtet eine Mitarbeiterin, dass sie hohe Ansprüche an die Pflege und Versorgung von alten Menschen habe und diese nicht mit den Ansprüchen des Teams kompatibel seien bzw. sie allein damit stehe. So sorgt die Mitarbeiterin dafür, dass Menschen mit Pflegebedarf im Sinne einer aktivierenden Pflege nur so viel Hilfe wie nötig erhalten. Die Auszubildenden werden entsprechend angeleitet, diese Arbeitsweise umzusetzen, z. B. beim Essen eingeben. Begonnen habe der Konflikt subtil, mit Aussagen wie: »Du schon wieder« und endete dann damit, dass es Konflikte in Teambesprechungen gab. Aussagen wie »übertriebene Pflege« führten dazu, dass die Mitarbeiterin immer mehr an den Rand des Teams gedrängt wurde. Man machte Späße über sie, Kolleg*innen unterbrachen Gespräche, wenn sie den Raum betrat, usw. Die Mitarbeiterin hat ihre Stelle gekündigt, nachdem sie keine Unterstützung von der Leitung erhielt und die Konflikte im Team weiter zunahmen. In der letzten Woche ihrer Tätigkeit war sie krankgeschrieben.

Über diese Diskrepanz (s. Fallbeispiel) eigener Ansprüche zu den Ansprüchen des Teams wird von Mitarbeiter*innen in Fortbildungen häufig berichtet. Das heißt, besonders engagierte Pflegende erleben mit ihrem Anspruch an Pflege und Betreuung Konflikte im Team. Sie resignieren zumeist, bezeichnen sich selbst als Don Quichotte, der gegen Windmühlen kämpft, und beschreiben Phänomene, wie die »innere Kündigung« oder Anpassungsstrategien, damit sie den Alltag überhaupt meistern. Hofmann (2010) zeigt, dass Kolleg*innen, die bestehende Schwächen benennen, sehr schnell entsprechenden Sanktionen ausgesetzt werden.

9.3.2 Auslöser und Risikofaktoren bei Mitarbeitenden

Es gibt Persönlichkeitsmerkmale, die mit Gewalt in Verbindung gebracht werden können. Laut einer Untersuchung von Beitzinger und Leest (2019) werden Betroffene oftmals als emotional, weniger stabil und unsicherer wahrgenommen, obwohl sie eine größere Offenheit und Aufgeschlossenheit aufweisen. Personen, die Mobbing und Cybermobbing ausüben, zeigen hingegen geringere Werte bei dem Persönlichkeitsmerkmal »Gewissenhaftigkeit« auf. Menschen, die Gewalt gegenüber Kolleg*innen in Form von Mobbing ausüben, neigen dazu, weniger Rücksicht zu nehmen und/oder Empathie zu zeigen.

Als häufigste Ursache für Mobbing, die von den Betroffen angegeben wird, ist, dass ihr eigenes Verhalten nicht den Erwartungen der anderen entsprach (56%). 46% gaben an, dass ihre Kolleg*innen sich an ihrer Persönlichkeit störten, während 37% Neid vermuteten und 36% glaubten, unerwünschte Kritik geäußert zu haben.

Neben diesen Aspekten wurden oft solche benannt, die die Handlungs- und Persönlichkeitsseite betonen. So führten 39% das Mobbing darauf zurück, dass sie mehr leisteten als andere und 33%, dass ihre eigene Leistung vom Arbeitsumfeld geringgeschätzt wird.

Körperliche Besonderheiten oder Auffälligkeiten in der Erscheinung (24%) sowie die eigenen, Werte, Überzeugungen und Ansichten (19%) werden ebenfalls als Ursachen benannt. Geschlecht (11%) oder die eigene sexuelle Orientierung (9%) werden deutlich seltener von den Betroffenen als Motiv angenommen. Ähnliches gilt für Nationalität (10%) und die eigene Religion (7%) (Beitzinger und Leest 2019).

9.4 Umgang mit Gewalterfahrungen und Folgen

Gewalt von Mitarbeitenden gegenüber Mitarbeitenden ist für die Betroffenen mit schweren Folgen verbunden. Die folgende Auflistung bezieht Aussagen von Betroffene von Mobbing und Cybermobbing ein (Beitzinger und Leest 2019) und beinhaltet weitere in der Literatur beschriebene Folgen.

> Erste Folgen zeigen sich bereits früh, insbesondere die *Angst* davor, arbeiten zu gehen (und der damit verbundene *emotionale Stress*). Wiederkehrende Konflikte, die nicht gemeinsam gelöst werden, schwelen im Hintergrund und entzünden sich leicht, wenn Stress im Arbeitsalltag aufkommt. Diese schwelenden Konfliktfelder lösen bei Mitarbeitenden *Stress* aus und können dann zu einem *Burnout* führen. Eine Mitarbeiterin beschrieb: »Ich weiß nie, was auf mich zukommt und ob die Bombe wieder platzt und das stresst mich«. Die *Arbeitszufriedenheit* nimmt dadurch ab. Zudem wird deutlich, dass Mobbing am Arbeitsplatz bis in das *Privatleben* hineinwirken kann, aber nur unzureichend untersucht ist (Boudrias et al. 2021).

In folgender Auflistung können die Folgen von Gewalt von Mitarbeitenden gegenüber Mitarbeitenden eingesehen werden und es zeigt sich, wie tiefgreifend diese Folgen sein können.

Folgen von Gewalt von Mitarbeitenden gegenüber Mitarbeitenden (Mobbing & Vorstufen)

Mobbing & Vorstufen

- Persönlichkeitsveränderungen und Belastungssymptome
- Probleme mit dem Selbstvertrauen, Selbstzweifel, Sorgen
- Depression, Traumata
- Negative Auswirkung auf die subjektive Lebensqualität[56] insbesondere psychisches Wohlbefinden
- Privatleben: Dünnhäutigkeit, Aggressionen, Schockstarre, Weinkrämpfe
- Zwangsstörungen
- Schlafstörungen, Ermüdung und Erschöpfung
- Suizid- oder Suchtgefahr oder Konsum von Drogen sowie verstärkter Alkoholkonsum
- Medikamenteneinnahme
- Körperliche Symptome (Kopfschmerzen, Magen-Darm-Beschwerden, erhöhter Blutdruck oder Herz- und Atembeschwerden sowie Rückenschmerzen)
- Kündigungsbereitschaft nimmt zu
- Krankmeldungen
- Konzentrations- und Motivationsprobleme, Denkblockaden, Fehler nehmen zu

Folgen von Gewalt bei betroffenen Mitarbeiter*innen nach Betzinger Leest (2019) und BGW 2021

Folgen von Gewalt bei betroffenen Mitarbeiter*innen

In der Befragung von Beitzinger und Leest (2019) haben die Betroffenen angegeben, dass sie im Jahr 2020 durchschnittlich 11,3 Tage krankgeschrieben waren. Bei Personen, die nicht von Mobbing oder Cybermobbing betroffen waren, lag die Rate hingegen lediglich bei 6,4 Tagen.

Die Autoren*innen resümieren, dass »der deutschen Wirtschaft durch Produktionsausfallkosten im Krankheitsfall ein direkter Schaden von 8 Mrd. Euro« entsteht (S. 50). Diese Zahl zeigt sich über alle Berufsgruppen hinweg, macht aber deutlich, dass diese Gewaltkonstellation doppelten Schaden verursacht, indem diese dazu beitragen kann, dass Kolleg*innen das Arbeitsfeld verlassen, der Fachkräftemangel zunimmt und die entsprechenden Folgen, wie Arbeitsverdichtung und Stress, weiter zunehmen.

Konflikte und insbesondere Mobbing haben weitreichende Folgen auf die gesamte Organisation. Sie hinterlassen Spuren im Arbeitsklima und beeinträchtigen das Engagement der Mitarbeitenden. Und – darüber hinaus – schaden sie dem Ruf der Einrichtung (Beitzinger und Leest 2019).

---

56 Befragung zur subjektiven Lebensqualität mit Sozioökonomischen Panel (SOEP): Dabei zeigt sich, dass sich Mobbing oder Cybermobbing, massiv negativ auf die subjektive Lebensqualität von Betroffenen auswirken. So erreichen Menschen in Deutschland, die nicht betroffen sind einen Wert von durchschnittlich 66 Punkten, betroffene Menschen erreichen nur 58 Punkte (vgl. Beitzinger und Leest 2019).

Aber auch Bewohner*innen, Kund*innen oder Angehörige sind betroffen, weil sich diese Aspekte auch negativ auf die Pflegequalität auswirken können.

Es ist daher von entscheidender Bedeutung, die Person oder die Gruppe, die Mobbing ausübt, schnell zu stoppen. Zeitgleich muss die angegriffene Person aus der Situation herausgenommen, gestärkt und vor Anfeindungen geschützt werden (Hofmann 2010).

»Mobbingstrategien sind deshalb so zersetzend, weil sie in erster Linie auf Entwertung und Isolation zielen: Sie erschüttern Gewissheiten, verunsichern den Menschen in seinen Wahrnehmungen und lösen dadurch immense Selbstzweifel aus« (Berufsgenossenschaft für Gesundheitsdienst und Wohlfahrtspflege 2021).

9.5 Fazit und To Do's

Mobbing oder Konflikte werden von Unternehmen zumeist unterschätzt, daher macht es Sinn, sich intensiv mit dieser Gewaltkonstellation als Einrichtung oder Dienst auseinanderzusetzen.

Fallbeispiel

Eine Mitarbeiterin teilt der Leitung mit, dass sie es im Team kaum noch aushalte, sie werde von allen im Team gemobbt. Sie bittet die Leitung um Hilfe. Aufgrund von Krankheitsfällen und anderen Ereignissen kann die Leitung jedoch erst spät reagieren. In der Zwischenzeit ist sich das Team einig, dass die Mitarbeiterin »etwas an der Klatsche habe«. Ein konstruktives Gespräch ist kaum mehr möglich, da die Fronten bereits verhärtet sind. Die Mitarbeiterin wird krank und der Konflikt verschärft sich. Die Leitung entschließt sich, die Mitarbeiterin auf einen anderen Bereich zu versetzen. Die betroffene Mitarbeiterin nimmt sich als Opfer wahr und äußert gegenüber der Leitung: »Dieses Vorgehen ist typisch und jetzt werde ich als Opfer bestraft. Jetzt hat das Team gewonnen«. Die Leitungskraft hat auf beiden Seiten dargestellt, dass die Versetzung die Mitarbeiterin aus dem bestehenden Konflikt nehmen soll. Zudem soll die Situation mit Hilfe eines Supervisionsprozesses aufgearbeitet werden. Letztlich wird von der betroffenen Mitarbeiterin das Bild von Gewinnern und Verlierern bemüht. Die gibt es aber in einem solchen Konflikt nicht.

Der Lerngewinn: Konflikte müssen früh angesprochen werden.

Das Fallbeispiel verdeutlicht den vielzitierten Grundsatz »Störungen haben Vorrang«[57]. Ein guter Umgang mit Konflikten und eine entsprechende Konfliktkultur sind nützlich und hilfreich, um Mobbing zu verhindern. Störungen haben wirklich Vorrang! Denn das frühzeitige Ansprechen von Konflikten und unterschiedlichen Haltungen kann dazu beitragen, dass es gar nicht erst zur (weiteren) Eskalation kommt. Zudem kann durch frühzeitiges Einlenken auch verhindert werden, dass es zu einem Sogeffekt kommt. Was heißt das? Konflikte beginnen meist klein zwischen Personen. Im Laufe der Zeit kommen jedoch immer mehr Akteur*innen hinzu, die in den Dunstkreis des Konflikts gezogen werden und die mitmachen, ohne ihre eigene Rolle und ihren eigenen Anteil zu reflektieren.

Wichtig

Schmidt (2017, S. 391 f.) spricht in diesem Zusammenhang auch davon: »Wenn Betroffene etwas über längere Zeit als »Problem« erleben, engt sich ihr Wahrnehmungsfokus ein, ihr Erleben ist mit den Problemmustern assoziiert, sie »kreisen« quasi um das Problem. Meist denken sie dann nur an Lösungsstrategien, die das Problem stabilisieren oder verstärken, »die Lösung wird zum Problem« (Watzlawick).

In Teams bilden sich dann Organisationsmuster heraus, die nicht mehr dem Zweck der Organisation dienen, z. B. Feindschaften in Teams. Dadurch gewinnen Muster die Oberhand, die wechselseitige Blockaden auslösen können und die eigentlichen Ziele aus dem Blick geraten (Schmidt 2017). Die Folge ist die Klage über Teamkonflikte, mangelnde Kooperation und über Überlastungstendenzen.

Hier kann es hilfreich sein, wieder die gemeinsamen Ziele zu fokussieren, um eine Basis für eine gemeinsame Kooperation zu schaffen und gemeinsam Schritte festzulegen (Schmidt 2017). Erste Anzeichen oder wie oben dargestellt »Störungen« oder das »Klagen« sind aufzugreifen und es sollte ein gemeinsames Ziel formuliert werden, das mit (zieldienlichen), kleinen Schritte erreicht werden kann.

- Führungskräfte haben eine Verantwortung: Droht ein Konflikt zu eskalieren, sollten sie einschreiten. Das Einleiten von Sanktionen kann notwendig sein (Abmahnungen, Kündigung oder Versetzung), wenn Mitarbeitende andere Kollegen*innen dauerhaft schädigen.
- Eine Teamkultur zu fördern ist eine zentrale Aufgabe von Leitung und Mitarbeitenden! Diese Kultur entsteht nicht einfach nebenbei. Jeder und

---

57 Dieser Hinweis entstammt der »Themenzentrierten Interaktion nach Ruth Cohen®«: Diese geht davon aus, dass Störungen – ob innerer (emotionaler, körperlicher, kognitiver) oder äußerer (sozialer, ökologischer, politischer) Art als reale Einflussfaktoren erkannt und bearbeitet werden müssen, da sonst Lern- und Arbeitsprozesse erheblich behindern werden (Cohn 1983).

jede kann dazu beitragen, beispielsweise indem man anerkennende Rückmeldungen an die Kolleg*innen weitergibt. »Komplimente-to-go« (elektronisches Zusatzmaterial, ▶ Kap. 22) können im Alltag hilfreich sein. Rituale in Dienstübergaben können eingeübt werden, z. B. das Sprechen über »gelungene Momente«, z. B. »ich fand es toll, dass du mit Frau XY so empathisch umgegangen bist.«
- Gleichermaßen gilt es, eine Gesprächs- und Diskussionskultur zu stärken, bei der Mitarbeitende ihre Sichtweisen benennen, Interesse oder Bedürfnisse formulieren können und man sich zudem nach der Sichtweise des Gegenübers erkundigt. Bei Teambesprechungen können wechselnde Moderator*innen hilfreich sein, die eine solche Gesprächskultur einüben und dafür sorgen, dass die Beteiligten sich an gemeinsam vereinbarte Regeln halten.
- Auch eine gemeinsam Definition von »Haltung« im Team kann hilfreich sein. Jedes Team sollte diese gemeinsam erarbeiten. Folgende Ideen sind als Beispiele zu nennen:
  - Wertschätzung von Unterschiedlichkeit, Feedback ist willkommen, Fehler werden als Lernchance behandelt, Schaffung eines Lernklimas mit Freude, Spaß und Experimentierfreudigkeit
  - Schaffung von Räumen für das Äußern von Ängsten, Bedürfnissen, Interessen und Ambivalenzen etc.
  - Schaffung von Ritualen der wechselseitigen Wertschätzung, Raum für Blödeln, Ermutigungskultur, Einüben von Konfliktfähigkeit, usw. (Schmidt 2017)
- Betroffene von Mobbing sollten das eigene Verhalten reflektieren, um mögliche Angriffsflächen in den Blick zu nehmen und zu reduzieren. Gespräche im Familien- und Freundeskreis können hilfreich sein, um sich auszutauschen und »Angriffsflächen« gemeinsam zu reflektieren. Wenn Mobbing bereits stattfindet oder stattgefunden hat, macht es Sinn, einen Coach zur Reflexion in Anspruch zu nehmen. Gleichermaßen kann die Aufarbeitung von Mobbingvorfällen mit professioneller Unterstützung den Betroffenen helfen (BGW 2021).
- Als hilfreich werden von den Betroffenen Anlaufstellen für Mobbing und Konflikte beschrieben, damit diese frühzeitige Unterstützung und Hilfestellung erhalten. Das kann und muss nicht nur die Leitung sein, sondern kann auch eine Ombudsstelle oder spezifische Vertrauenspersonen bei der Mitarbeitendenvertretung sein oder Personen, die in der Einrichtung eine Deeskalationsfortbildung absolviert haben. Letztere können im Sinne eines Konfliktlotsens agieren. Auch externe Beratungsstellen sollten in den Einrichtungen bekannt sein. Eine Übersicht über Anlauf- und Kontaktstellen sollte regionale und überregionale von jeder Einrichtung erstellt werden. Ein Beispiel für eine solche Übersicht kann dem elektronischen Zusatzmaterial (▶ Kap. 22) entnommen werden. Und dennoch: Schnell handelnde Führungskräfte sind bereits bei einem Verdachtsfall DIE Schlüsselpersonen!
- Ein Verfahren zur Konstellation »Gewalt von Mitarbeitenden gegenüber Mitarbeitenden« sollte vorliegen und entsprechende institutionelle

Strukturen sowie spezifische Maßnahmen etabliert sein. Es muss für isolierte Betroffene und Mitarbeitende leicht sein, Mobbingprozesse niedrigschwellig melden zu können. Das Verfahren muss klar sein und sollte Ansprechpersonen in der Einrichtung benennen, um zeitnah Hilfe zu erhalten. Diese Hinweise sind wichtig, weil die betroffene Person meist verunsichert sind und Klarheit für die Betroffenen hilfreich ist.

»Eines der großen Probleme, Mobbingprozesse zu durchbrechen, ist die lähmende Kraft aus *Scham, Schweigen und Verunsicherung* bei allen Beteiligten. Die betroffene Person ist derart isoliert und verunsichert, dass sie nicht weiß, an wen sie sich wenden kann, um Hilfe zu bekommen. [....] Je mehr Menschen über Mobbing Bescheid wissen, desto unwahrscheinlicher ist es, dass es passiert. Die »Möglichmachenden«, die zu einem Mobbinggeschehen aus Unbehagen, Angst oder Bequemlichkeit schweigen, werden sensibilisiert und greifen beim nächsten Mal vielleicht ein.« (S. 22.)

- Fort- und Weiterbildungen zum Umgang mit Konflikten und zum Thema Mobbing sind zu empfehlen. Die sogenannte »45er-Liste« nach Leymann (1993) enthält Beispiele für Mobbing-Handlungen, die den Mitarbeitenden verdeutlichen, wie sich Mobbing im Alltag zeigen kann[58] Es gilt, die Rolle der Dulder und Zuschauer zu reflektieren, die gleichermaßen Verantwortung tragen. Diese Liste kann bei der DGUV in einer entsprechenden Organisationshilfe zum konstruktiven Umgang mit Konflikten am Arbeitsplatz heruntergeladen werden.[59] Ein interaktives Lernprogramm: »Risiko Übergriff – Konfliktmanagement im Gesundheitsdienst« kann Einsichten vermitteln, wie u.a. Konflikte zwischen Beschäftigten im Gesundheitsdienst vermieden und bewältigt werden können.[60]
- Eine Dienstvereinbarung zum Umgang mit Gewalt am Arbeitsplatz bzw. zum kollegialen Umgang sollte mit der Mitarbeitendenvertretung gemeinsam erarbeitet werden. Diese Vereinbarung dokumentiert die Position der Organisation zum Thema Mobbing nach innen und außen. Letztlich wird definiert, was unter Mobbing verstanden wird, welche Konsequenzen und Sanktionen die Ausübenden zu erwarten haben. Zudem wird das Verfahren beschrieben, wie Konflikte bearbeitet werden und ein Beschwerderecht eingeführt ist (BGW 2021).
- Eine Vorlage für eine solche Vereinbarung kann auf der Webseite der Deutschen Unfallversicherung einsehen werden[61]. Mit der Erstellung

---

58 Leymann (1993) unterteilt Mobbinghandlungen in fünf Kategorien: Angriffe auf die Möglichkeit zur Kommunikation, soziale Beziehungen, das soziale Ansehen, die Qualität der Berufs- und Lebenssituation sowie die Gesundheit.
59 https://publikationen.dguv.de/widgets/pdf/download/article/3723, letzter Zugriff am 09.01.2024.
60 https://www.gesundheitsdienstportal.de/risiko-uebergriff/, letzter Zugriff am 15.01.2024.
61 https://view.officeapps.live.com/op/view.aspx?src=https%3A%2F%2Fwww.ukh. de%2Ffileadmin%2FMedien%2FBereiche%2FUnternehmen_%25E2%2580%25 A6%2FMobbing%2F2020-05-28_UKH_Musterbetriebsvereinbarung_Mobbing. docx&wdOrigin=BROWSELINK, letzter Zugriff am 09.01.2024.

einer Dienstvereinbarungen treten nicht automatisch Verbesserung ein. Aber sie befördern im Prozess der Erstellung eine Diskussion und das Sichtbarwerden der Thematik. Gleichermaßen stärken sie das Bewusstsein für Gewalt und Stigmatisierung am Arbeitsplatz. So kann eine Auseinandersetzung dazu beitragen, Einstellungen oder Verhaltensweisen zu ändern, »die die Gewalt und Belästigung in all ihren Formen fortbestehen lassen« (Lloyd's Register Foundation 2022).

- Gleichermaßen kann eine Dienstvereinbarung vorbeugend wirken, indem sie potenziell Mobbende von einem Vorhaben abhält und gleichzeitig die Betroffenen dazu ermutigt, sich zu öffnen bzw. ihre Lage öffentlich zu machen (Berufsgenossenschaft für Gesundheitsdienst und Wohlfahrtspflege 2021). Denn es zeigt sich, dass viele Menschen immer noch zögern, ihre Meinung zu äußern, aus Angst um ihren Ruf und vor möglichen Vergeltungsmaßnahmen. Ein besseres Bewusstsein und mehr Wissen sind wichtige erste Schritte, um die Wahrnehmungen und Einstellungen zu verändern, die verschiedene Formen von Gewalt und Belästigung unterstützen oder tolerieren (Lloyd's Register Foundation 2022).
- Mitarbeitende können einen Beitrag leisten, indem sie sich jeden Tag selbst fragen: *Reflexionsfragen*
    - Wie habe ich meine Kolleg*innen heute behandelt?
    - Entspricht mein Verhalten und Handeln, wie es von professionell Pflegenden zu erwarten ist?
    - Wie habe ich beispielsweise heute über Kolleg*innen/die Leitungskräfte gesprochen?
    - Gibt es etwas, was ich in meinem Tun und Handeln und meinem Verhalten verändern oder verbessern kann?
    - Was habe ich heute dazu eigetragen, dass mein Arbeitsfeld positiv wahrgenommen wird?
    - Gibt es etwas vor dem ich Angst habe, es anzusprechen? Welche Gründe gibt es hierfür? (angelehnt an Bensch 2022)
- Pflegebesuche[62] bei Mitarbeitenden und Jahresgespräche können nützliche Instrumente sein, um konkret nach Konflikten oder nach ihrer Arbeitszufriedenheit zu befragen. Solche Strukturen können einen Schutzraum bieten (▶ Kap. 16.3, ▶ Kap. 17.2.2, ▶ Kap. 17.3).
- Supervisionsangebote oder Teamcoaching sollten bei Konflikten im Team angeboten werden, wenn diese nicht mehr allein zu lösen sind. Mitarbeitende können zur Teilnahme verpflichtet werden, nicht dazu gezwungen werden, etwas zu sagen. Streitbeilegungsverfahren und -dienste, d. h. der Einsatz von Mediation kann ebenfalls hilfreich sein (BGW 2021).
- In Teamcoachings kann zudem ein konstruktiver Umgang mit Konflikten oder eine wertschätzende Kommunikation eingeübt werden (BGW 2021).

---

62 Pflegebesuche sind bei der Wilhelmshilfe der Begriff für Pflegevisiten.

- Betroffene von Mobbing sollten das eigene Verhalten reflektieren, um mögliche Angriffsflächen in den Blick zu nehmen und zu reduzieren. Gespräche im Familien- und Freundeskreis können hilfreich sein, um sich auszutauschen und »Angriffsflächen« gemeinsam zu reflektieren (BGW 2021). Wenn Mobbing bereits stattfindet, sollte ein Coach zur Reflexion in Anspruch genommen werden. Die Aufarbeitung von Mobbingvorfällen mit professioneller Unterstützung kann den Betroffenen helfen!

Konfliktkultur geht alle an!

Zusammenfassend

Es ist sinnvoll alle Akteure*innen bzgl. Mobbing zu *sensibilisieren*, dieses aufzudecken, Führungskräfte *zu schulen* und eine Teamkultur zu schaffen, die sich an gemeinsamen Zielen ausrichtet und den Beschäftigten mehr Mitsprache durch flachere Hierarchien zu ermöglichen. Es geht nur gemeinsam, eine förderliche Konfliktkultur aufzubauen. Dafür reicht »nur« das Engagement der Führungskräfte nicht aus, u. a. auch die Mitarbeitendenvertretung, Gleichstellungsbeauftragte und vor allem die Mitarbeiter*innen sind gefragt und sollten sich aktiv beim Thema Mobbingprävention einbringen und dafür eintreten, dass Unterstützungsangebote vor Ort vorgehalten werden (Berufsgenossenschaft für Gesundheitsdienst und Wohlfahrtspflege 2021).

Im ▶ Teil II des Buches können Sie konkrete Hinweise einsehen, welche Verfahren die Wilhelmshilfe entwickelt hat und was zu beachten ist. Die Verfahren und Regelungen sowie entsprechende Schulungsmodule finden Sie im elektronischen Zusatzmaterial (▶ Kap. 22) als Anregung. In ▶ Abb. 9.2 sind die Themen und Kapitel hervorgehoben, die als Vertiefung oder ergänzend bearbeitet werden können.

Weiterführende Infobroschüren

- **Mobbing wirksam verhindern: DGUV forum 3/2020: DGUV forum** https://forum.dguv.de/issues/200422_DGUV_Forum_03_2020_S21-23_RZ_1.PDl letzter Zugriff am 14.07.2025
- **DGUV Information 206–013 »Stress, Mobbing & Co. Psychische Belastung im Arbeitsleben«** https://publikationen.dguv.de/widgets/pdf/download/article/1333, letzter Zugriff am 16.05.2025
- Bundesanstalt für Arbeitsschutz und Arbeitsmedizin (Hrsg.) (2011): »Wenn aus Kollegen Feinde werden. Der Ratgeber zum Umgang mit Moobing.« https://www.baua.de/DE/Angebote/Publikationen/Praxis/A12.pdf, letzter Zugriff am 14.07.2025
- BGW 2021: »Konflikte lösen – Mobbing verhindern: Eine Handlungshilfe« (Artikelnummer BGW 08-00-040), https://www.bgw-online.de/resource/blob/14666/fca776f4b494ad0ddd0257f318c6cd80/

bgw08-00-040-konfliktmanagement-und-mobbingpraevention-data.pdf, letzter Zugriff am 16.05.2025

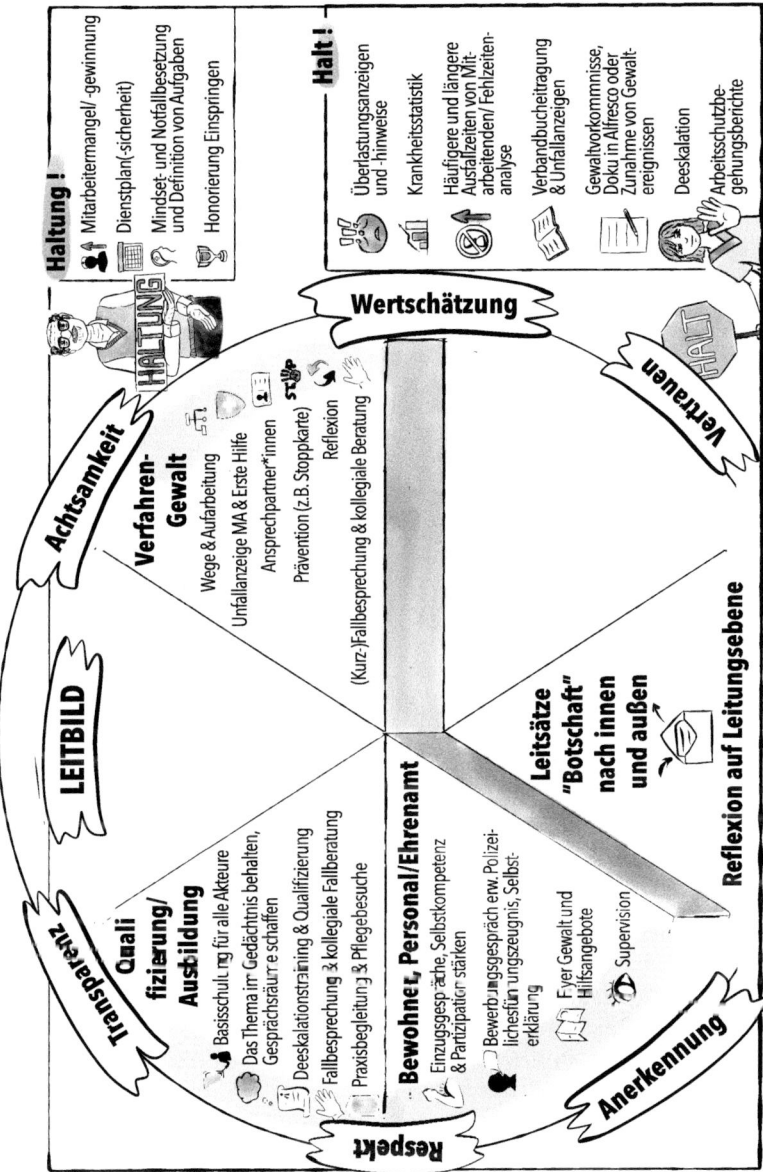

Abb. 9.2: Kapitel zur Umsetzung rund um das Thema Gewalt von Mitarbeitenden gegenüber Mitarbeitenden.

10 Gewaltkonstellation Gewalt in der Häuslichkeit

»Gewalt ist immer auch ein Hilferuf.«(C. Roth)

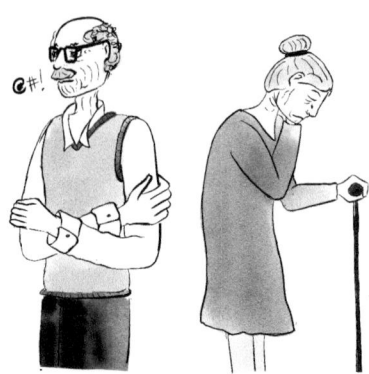

Abb. 10.1: Gewalt in der Häuslichkeit.

Häusliche Gewalt wird in den Kommunen sehr häufig auf Gewalt an Frauen und Kindern reduziert. Selbst, wenn das Thema »Gewalt in Lebenswelten« angesprochen wird, zeigt sich die Verengung auf die beiden bereits angesprochenen Zielgruppen. Gewalt gegen Frauen und Kinder zu verhindern, ist, ohne Frage, wichtig. Maßnahmen und Erkenntnisse können auch auf alte Menschen und deren An- und Zugehörigen übertragen werden. Es besteht jedoch die Gefahr, dass Maßnahmen zur Gewaltprävention oder entsprechende Hilfestellungen bei Gewalt gegenüber älteren Menschen ein blinder Fleck in der kommunalen Fürsorge bleiben. Dies gilt auch für Menschen mit Behinderung, die Gewalt erleben.

Es gibt zahlreiche Untersuchungen zur Prävalenz von Gewalt gegenüber älteren Menschen in der Häuslichkeit. Wenn diese Erkenntnisse in Fortbildungen thematisiert werden, zeigt sich bei den Teilnehmenden eine große Betroffenheit hinsichtlich des Ausmaßes. Es bleibt die Einsicht, dass dieses Phänomen unterschätzt wird.

kommunale Akteur*innen einbeziehen

Wenn man sich als Träger von Einrichtungen und Diensten der Altenhilfe mit dem Thema Gewalt auseinandersetzt, ist es unerlässlich, die Akteur*innen auf der kommunalen Ebene einzubeziehen (z. B. Senior*innenrat, Pflegestützpunkte, Altenhilfefachberatung, Vertreter*innen der Menschen mit Pflegebedarf, Kirche, Polizei, usw.). So kann das Thema »Gewalt in der häuslichen Pflege« auf die Agenda gesetzt und aktiv bearbeitet werden. Unsere Erfahrungen zeigen, dass die Akteur*innen sehr offen dafür sind, sich auf das Thema einzulassen und sich damit auseinanderzusetzen[63].

Das Zitat »Gewalt ist immer auch ein Hilferuf« beleuchtet zwei wichtige Aspekte. Erstens: Wenn Gewalt ausgeübt wird, dann ist ein Hilferuf erforderlich. Dieser kann jedoch von den Betroffenen oft nicht mehr getätigt werden, weil sie z. B. aufgrund einer Demenz nicht mehr in der Lage dazu sind oder sie Angst vor Repressalien durch die gewaltausübende Person haben. Manche Personen befürchten auch, dass sie in ein Pflegeheim umziehen müssen, wenn ihre An- oder Zugehörigen die Pflege nicht mehr ausüben können oder wollen. Zweitens: An- und Zugehörige stoßen oft an ihre Grenzen und die Ausübung von Gewalt kann als Hilferuf verstanden werden, um Unterstützungs- und Entlastungsleistungen zu erhalten. Die Gründe für die Ausübung von Gewalt sind unterschiedlich und vielfältig.

In Familien zeigt sich unserer Erfahrung nach oft eine lange Geschichte der Gewalt, und die Person, die über viele Jahre selbst Gewalt ausgeübt hat, kann sich im Alter in der Rolle wiederfinden, dass ihr Gewalt angetan wird.

> Gewalt in der Häuslichkeit zeigt sich in unterschiedlichen Konstellationen. Auch Menschen mit Pflegebedarf können Gewalt gegenüber An- und Zugehörigen oder Mitarbeitenden ambulanter Dienste ausüben. Gewalt gegenüber Mitarbeitenden ist ein bedeutsames Thema, da die Pflegeleistung meist alleine im privaten Raum der Pflegebedürftigen erbracht wird. Dies stellt einen psychosozialen Risikofaktor für Pflegende dar. Erkenntnisse zur Prävalenz von Gewalt in der häuslichen Pflege, die durch Mitarbeitende ambulanter Pflegedienste ausgeübt wird, sind in Deutschland rar (Petersen und Melzer 2023).

Ein wichtiger Hinweis ist ebenfalls, dass Gewalt gegenüber alten Menschen in der Häuslichkeit ein normatives Spannungsfeld für Pflegedienste darstellt. Im Rahmen des Projektes »Potenziale und Risiken in der familialen Pflege alter Menschen« (PURFAM) stellen die Autor*innen (Bonillo et al. 2013a) fest, dass die Aufdeckung einer Gewalthandlung bei ambulanten Pflegediensten einen Rollenkonflikt auslösen kann. Einerseits besteht eine Schweigepflicht und der Schutz der Privatsphäre, andererseits ist aber klar, dass es eine sogenannte Garantenpflicht für das Leben, die Gesundheit und/oder die körperliche Unversehrtheit der Klient*innen gibt. Dieses Spannungsfeld ist oft ein Balanceakt und muss immer wieder abgewogen werden. Es bedeutet nicht, dass man »zuschaut oder gewähren lässt«, wenn ein Gewaltvorfall in der Häuslichkeit beobachtet wurde.

Wenn ein Verdacht besteht und dieser gegenüber Angehörigen geäußert wird, ist das Vorgehen erschwert und kann zu einem Abbruch des Pflege-

---

63 Sie können im Kapitel »Ethisches Votum« nachlesen, wie man Akteure*innen auf der kommunalen Ebene einbindet und welche Folgen sich daraus ergeben können.

vertrages führen. Es bleibt das ungute Gefühl, dass der Mensch mit Pflegebedarf gefährdet sein könnte. Mitarbeitende beobachten bzw. warten daher oft sehr lange, bevor sie einen Verdacht gegenüber Angehörigen äußern.

Menschen mit Pflegebedarf oder deren An- und Zugehörige können auch Gewalt gegenüber Mitarbeitenden ausüben (z.B. rassistische Äußerungen, Beleidigungen, etc.). Die Kündigung des Pflegevertrages kann in solchen Fällen auch ein probates Mittel sein, wenn trotz wiederholter Gespräche, diese verbalen Aggressionen kein Ende nehmen. Mitarbeitende benötigen dann entsprechende Schutzräume!

Im Folgenden werden die verschiedenen Formen und die Prävalenz der unterschiedlichen Gewaltkonstellationen dargestellt. Daran anschließend werden Auslöser, und Risikofaktoren als Ansatzpunkt für Strategien beschrieben und daraufhin mögliche Strategien und Maßnahmen aufgezeigt. Das Kapitel schließt mit einem Fazit und den To Do's.

10.1 Formen von Gewalt in der Häuslichkeit gegenüber alten Menschen

In Studien zur Gewalt gegenüber alten Menschen in der Häuslichkeit/Kommune zeigen sich vor allem Formen von Gewalt, die in der eigenen Wohnung hinter verschlossenen Türen subtil erfolgen und möglicherweise nicht direkt erkennbar sind (wie z.B. blaue Flecken unter der Kleidung). Die Dunkelziffer von Gewalteinwirkung im häuslichen Bereich ist daher auch sehr hoch. Eine Zusammenstellung kann der ▶ Tab. 10.1 entnommen werden.

Tab. 10.1: Formen von Gewalt gegenüber alten Menschen in der Häuslichkeit.

Form	Zeigt sich, wie…
Psychische Gewalt	Beschimpfungen, Verängstigung, Beschämung, Zerstörung von Eigentum oder ältere Personen von Freunde und Familie fernhalten bzw. Besuche unterbinden
Finanzielle Ausbeutung	Veruntreuen oder unterschlagen von Geld, Eigentum oder Vermögen
Vernachlässigung	Vorenthalten von Nahrung, Wohnung, Kleidung und medizinischer oder pflegerischer Versorgung
Physische Gewalt	Schlagen, Treten, Schieben, Ohrfeigen, Verbrennen oder andere Gewaltanwendung, wie die Wohnung abschließen
Sexuelle Gewalt	Zu sexuellen Handlung zwingen

10.2 Prävalenz[64] von Gewalt gegenüber alten Menschen in der Kommune und in der Häuslichkeit

Bezogen auf die Europäische Union (EU) liegen Daten der Weltgesundheitsorganisation (WHO) vor, die folgende Erkenntnisse zu Gewaltformen gegenüber alten Menschen zusammenfassen (Sethi 2011). Hier werden Menschen in den Blick genommen, die über 60 Jahre alt sind:

- Etwa 2,7 % (4 Millionen ältere Mitbürger*innen) haben Misshandlungen in Form von körperlichem Missbrauch erlitten.
- Etwa 0,7 % (1 Millionen ältere Mitbürger*innen) haben einen sexuellen Missbrauch erlebt.
- Etwa 19,4 % (29 Millionen der älteren Mitbürger*innen) haben einen psychischen Missbrauch erlebt.
- Etwa 3,8 % (6 Millionen ältere Mitbürger*innen) wurden finanziell ausgebeutet.

In der folgenden ▶ Tab. 10.2 wird auf systematische Reviews und Meta-Analysen verwiesen. Diese zeigen Prävalenzraten anhand einer Vielzahl von Studien weltweit auf und bieten somit einen guten Überblick. Eine Befragung pflegender Angehöriger aus Deutschland wurde ergänzt.

Tab. 10.2: Prävalenz Gewalt in der Häuslichkeit gegenüber alten Menschen.

Studiendesign	Prävalenz & Anmerkungen	Autor*innen
Systematisches Review und Meta-Analyse[65] (Weltweit)	• Die gepoolte[66] Prävalenzrate für die Misshandlung älterer Menschen insgesamt betrug 15,7 % • Die gepoolte Prävalenz lag bei 11,6 % für psychische Misshandlung, 6,8 %, für finanzielle Misshandlung bei 4,2 %, für Vernachlässigung, 2,6 % körperlichen Missbrauch sowie 0,9 % für sexuellen Missbrauch.	(Yon et al. 2017)
Befragung pflegender Angehöriger (Deutschland)	• 32 % gaben an, psychische Gewalt, 12 % körperliche Gewalt, 11 % Vernachlässigung ausgeübt zu haben	(Eggert et al. 2018)

---

64 Die Prävalenz oder zum Teil die Inzidenz wird in den Studien sehr unterschiedlich angegeben. Eine einheitliche Darstellung ist daher nicht möglich.
65 Einbezug von 52 Studien aus insgesamt 28 Ländern von 1992 bis 2015. Gewalt übergreifend (44 Studien, n= 59 203 Teilnehmende, körperliche Gewalt (46 Studien, n = 64 946 sexuelle Gewalt (15 Studien, n= 43 332, Psychische Gewalt (44 Studien, n = 60 192, Finanzielle Gewalt (40 Studien, n = 45 915, Vernachlässigung (28 Studien, n = 39 515).

Tab. 10.2:
Prävalenz Gewalt in der Häuslichkeit gegenüber alten Menschen. – Fortsetzung

Studiendesign	Prävalenz & Anmerkungen	Autor*innen
	• 24 % gaben an, den Menschen mit Pflegebedarf angeschrien oder herumkommandiert zu haben, 16 % gaben an, den Menschen mit Pflegebedarf mit Worten eingeschüchtert oder bedroht zu haben.	
Systematisches Review und Meta-Analyse[67], Fokus alte Frauen (Weltweit)	• Die gepoolte Prävalenzschätzung für psychische Misshandlung lag bei 11,8 %, Vernachlässigung bei 4,1 %, finanzielle Gewalt bei 3,8 % sexuelle bei 2,2 % und körperliche Gewalt bei 1,9 % • Weltweit sind ca. 68 Millionen ältere Frauen von Gewalt betroffen, d. h. jede sechste ältere Frau.	(Yon et al. 2019a)
Systematisches Review und Meta-Analyse[68], Fokus »Ländliche Gebiete«[69] (Weltweit)	• Die gepoolte Prävalenzschätzung bzgl. Gewalt betrug 33 %. Die Prävalenz von körperlicher Misshandlung wurde auf 7 %, die von finanzieller auf 5 %, die psychischer/ emotionaler Misshandlung auf 17 % und Vernachlässigung auf 26 % geschätzt. • Die Prävalenz von körperlicher Misshandlung lag bei 7 %, finanzieller Gewalt bei 5 %, die von psychischer 17 % und Vernachlässigung bei 26 %.	(Zhang et al. 2022)

Brijnath et al. (2021) berichten zudem bei Gewalt gegenüber älteren Menschen, dass die Mehrzahl an Personen (61,2 %) nur eine Form von Gewalt erlebt. Jedoch berichten einige der der Betroffenen, dass sie zwei, drei oder vier Formen von Gewalt gleichzeitig erleben. So ist die am häufigsten erlebte Kombination der Gewaltformen »psychisch-finanzielle« (16,60 %, n = 386) und »psychisch-physische« (5,12 %, n = 119).

---

66 Man spricht hier von einer Prävalenzrate, die aus mehreren unterschiedlichen Studien errechnet/geschätzt wurde (»gepoolt«). Diese Methode wird häufig genutzt, wenn man eine Gesamteinschätzung der Prävalenzrate über alle Studien hinweg oder in einer bestimmte Gruppe oder Setting darstellen möchte.
67 Einbezug von 50 von 2002 bis 2015. Prävalenzrate wurde »gepoolt«, physische Gewalt (32 Studien, n = 86782, sexuelle Gewalt (21 Studien, n = 15045), psychische Gewalt (31 Studien, n = 85,153), finanzielle Gewalt (27 Studien, n = 19,344): Vernachlässigung (19 Studien, n =15,757).
68 Einbezug von 50 Studien von 2002 bis 2015. Prävalenzrate wurde »gepoolt«. Physische Gewalt (32 Studien, n= 86782), sexuelle Gewalt (21 Studien, n= 15045), psychische Gewalt (31 Studien, n=85,153), finanzielle Gewalt (27 Studien, n=19,344): Vernachlässigung (19 Studien, n=15,757).
69 13 Querschnittsstudien mit n=10313 wurden einbezogen.

Es bleibt festzuhalten, dass Gewalt gegen Menschen mit Pflegebedarf ein Phänomen ist, das quantitativ nur schwer zu fassen ist. Görgen (2019) merkt dazu an, dass weder die polizeiliche Kriminalstatistik noch die Viktimisierungssurveys verlässliche Aussagen zulassen. Seiner Einschätzung nach stoßen solche Befragungen bei Menschen mit Pflegebedarf aufgrund kognitiver und funktionaler Einschränkungen an Grenzen.

10.3 Prävalenz von Gewalt gegenüber Pflegenden in der Kommune und in der Häuslichkeit

In der ▶ Tab. 10.3 werden Prävalenzerhebungen zu Gewalterfahrungen gegenüber Pflegenden dargestellt, sowohl gegenüber Mitarbeitenden ambulanter Pflegedienste als auch gegenüber Angehörigen.

Tab. 10.3: Prävalenz Gewalt in der Häuslichkeit gegenüber Pflegenden.

Befragungsort	Prävalenz & Anmerkung	Autor*innen
Online Befragung von Mitarbeitenden ambulanter Pflegedienste[70] (Deutschland)	• Einige Male pro Jahr oder öfter wurde von den folgenden Formen von Gewalt berichtet 91 % der Befragten gaben an, Konflikte mit Angehörigen oder Menschen mit Pflegebedarf zu erleben. • 79,9 % gaben eine von Menschen mit Pflegebedarf oder Angehörigen ausgehende verbale Gewalt an. 52,1 % der Befragten erleben sexuelle Belästigung; das Erleben körperlicher Gewalt wird von 39,1 % der Personen berichtet. • Pflegende mit Berufserfahrung < 2 Jahre erleben häufiger als andere Altersgruppen »einige Male im Monat« bzw. »jeden Tag« körperliche Gewalt. Jüngere Altersgruppe berichtet »einige Male in der Woche« von sexueller Belästigung. Ein geringeres Alter ist Risikofaktor für Gewalterfahrungen in ambulanter Pflege.	(Petersen und Melzer 2023)
Befragung mittels Fragebogen von Mitarbeitenden ambulanter Pflege-	• 78,9 % erlebten aggressives Verhalten während ihrer Arbeitszeit. 75,6 % erlebten verbale Gewalt.	(Schnelli et al. 2021)

---

70 N = 972 Teilnehmende wurden in die Erhebung einbezogen.

Tab. 10.3: Prävalenz Gewalt in der Häuslichkeit gegenüber Pflegenden. – Fortsetzung

Befragungsort	Prävalenz & Anmerkung	Autor*innen
dienste[71] (deutsch-sprachige Schweiz)	• Bei 54,3 % der gemeldeten aggressiven Verhaltensweisen wurde bei der gewaltausübenden Person eine Demenz diagnostiziert.	
Befragung pflegender Angehörige mittels Fragebogen[72] (Deutschland)	• 47 % der befragten pflegenden Angehörigen gaben an von psychischer und/oder körperlicher Gewalt bzw. entsprechenden krankheitsbedingten gewaltförmigen Verhalten betroffen zu sein. • 45 % berichten von psychischer, 11 % von körperlicher Gewalt bzw. entsprechenden krankheitsbedingten Verhalten betroffen zu sein.	(Eggert et al. 2018)

Wenn man diese Zahlen auf sich wirken lässt, wird erneut deutlich, wie wichtig es ist, Gewaltausübung aus unterschiedlichen Perspektiven zu betrachten, diese im Blick zu behalten und als Träger und Einrichtung entsprechende Maßnahmen abzuleiten.

10.4 Auslöser, Risikofaktoren und Ansatzpunkte für Strategien

Das Wissen um Auslöser und Risikofaktoren auf den unterschiedlichen Ebenen kann Mitarbeitende ambulanter Dienste unterstützen, Hilfsangebote oder Maßnahmen zur Prävention anzubieten. Steinsheim et al. (2023) verweisen darauf, dass vor allem persönliche Ansprechpartner*innenhilfreich sein können, das Risiko, Gewalt auszuüben, zu verringern. Dies lässt sich sicher mit einem Vertrauensverhältnis auf der einen Seite und mit einer kontinuierlichen Beobachtung der Beziehung und Interaktionen zwischen den pflegenden An- und Zugehörigen und dem pflegebedürftigen Menschen auf der anderen Seite durch die Mitarbeitenden des ambulanten Pflegedienstes umsetzen.

---

71 N= 852 Mitarbeitende unterschiedlicher ambulanter Pflegedienste aus der deutschsprachigen Schweiz.
72 Innerhalb der letzten 6 Monate, n=1006.

10.4.1 Umweltbezogene Auslöser und Risikofaktoren

Mehrere Faktoren können hier benannt werden:

- *Ein niedrigeres Einkommen oder bestehende Armut:* Diese sind mit Gewalt gegenüber alten Menschen assoziiert und gelten als kontextuelle oder situative Stressfaktoren, die Gewalt begünstigen können (Burnes et al. 2015).
- *Mangel an sozialer Unterstützung:* Das heißt, ein Mangel an sozialer Unterstützung durch Freunde kann die Selbstwirksamkeit oder innere Stärke älterer Menschen schwächen und sie anfälliger für Misshandlung machen. Eine weitere Studie zeigte, dass fehlende soziale Unterstützung die Wahrscheinlichkeit körperlicher Misshandlung um 31 % erhöhte (Marzbani et al. 2023).
- *Fehlende Hilfestrukturen vor Ort:* Ein Mangel an solchen Angeboten kann ebenfalls ein Risikofaktor sein. Die Covid-19-Pandemie verdeutlichte dies, da Quarantänemaßnahmen den Zugang zum Gesundheitswesen und zu Beratungseinrichtungen erschwerten und Gewalt in der Häuslichkeit oft unentdeckt blieb.

10.4.2 Menschen mit Pflegebedarf und entsprechende Auslöser und Risikofaktoren

Die folgenden Faktoren können das Erleben von Gewalt erhöhen:

Risikofaktoren für Gewalterfahrungen

- *Funktionelle Beeinträchtigungen:* Ältere Personen, die stärker ausgeprägte funktionelle Beeinträchtigungen aufweisen, haben ein höheres Risiko für das Erleben psychischer und physischer Misshandlungen. Ein schlechter Gesundheitszustand wird oft mit Vernachlässigung in Verbindung gebracht. Aufgrund ihrer Funktionseinschränkungen sind ältere Personen kaum in der Lage dazu, sich gegen Gewalt zur Wehr zu setzen oder sich ihr zu entziehen (Burnes et al. 2015). Bei Menschen mit Demenz steigt die Wahrscheinlichkeit körperlicher Misshandlung mit einem höheren Grad an körperlichen Beeinträchtigungen (Steinsheim et al. 2023). Hinweise der WHO (World Health Organization 2022b) zeigen, dass ältere Menschen, insbesondere Personen mit Demenz, früheren Gewalterfahrungen und geringer Lebenszufriedenheit, ein erhöhtes Risiko haben, Gewalt zu erleben.
- *Pflegebedürftigkeit:* Die Befragungsergebnisse von Eggert et al. (Eggert et al. 2018) zeigen, dass 38 % der Menschen mit einem hohen Pflegegrad (vier bis fünf) von psychischer Gewalt und 24 % von körperlicher Gewalt betroffen sind. Bei Menschen mit Pflegebedarf mit einem Pflegegrad eins bis drei sind es 31 %, die von psychischer Gewalt betroffen sind, und 9 % von körperlicher Gewalt. Die Daten weisen darauf hin, dass Menschen mit Pflegebedarf, die nach Angaben der Angehörigen selbst kör-

perliche Gewalt ausüben, stärker davon betroffen sind, diese auch selbst zu erleben.
- *Beziehungsstatus und soziale Isolation:* Getrenntlebende oder geschiedene ältere Personen weisen ein höheres Risiko auf, Gewalt zu erleben, da ihre Beziehungen oft als instabil und/oder konfliktreich gelten. Außerdem stellen das Alleinleben und eine zunehmende soziale Isolation der Menschen mit Pflegebedarf einen bedeutsamen Risikofaktor dar, da kaum noch soziale Kontrolle stattfindet.
- *Psychische Gesundheit:* Depressionen und der psychische Gesundheitszustand älterer Menschen können sowohl Ursache als auch Folge von Gewalt sein (Sousa et al. 2021).
- *Sprachbarrieren:* Fehlende Sprachkenntnisse können zusätzlich dazu führen, dass man Schwierigkeiten hat, sich im System zurechtzufinden oder entsprechende Hilfsangebote zu nutzen bzw. ausfindig zu machen (Brijnath et al. 2021).

Die Studie von Dong und Simon (2014) (▶ Tab. 10.4) stellt Risikofaktoren und das damit verbundene Risiko für einen möglichen Missbrauch wie folgt dar.

Tab. 10.4: Risikofaktoren für Misshandlung an älteren Menschen.

Validierungsstudie »Elder Abuse Vulnerability Index« (Dong und Simon 2014)	
Risikofaktoren für Misshandlung älterer Menschen, wie Minimental State Status < 23, Schwierigkeiten beim Treppensteigen, depressive Symptome (CESD ≥ 4) und ein soziales Netzwerk < 2. Außerdem Alter 80+, weibliches Geschlecht, Hautfarbe, geringes Haushaltseinkommen sowie das Vorliegen von drei oder mehr Erkrankungen.	
Art und Anzahl der Risikofaktoren	**Risiko/Erhöhung**
drei oder vier dieser Risikofaktoren	fast viermal höheres Risiko für Misshandlung
fünf oder mehr dieser Risikofaktoren	26-fach höheres Risiko für Misshandlung

10.4.3 Zu- und Angehörige bezogene Auslöser und Risikofaktoren

Es zeigt sich, dass in 90 % der Fälle die gewaltausübende Person ein Familienmitglied ist, insbesondere ein Sohn/Schwiegersohn (42,3 %) oder eine Tochter/Schwiegertochter (32,3 %). Etwas mehr als ein Drittel der älteren Menschen (35,8 %,) gaben an, dass der Täter/die Täterin im gleichen Haushalt lebt.

Yan et al. (2023) stellen als Ergebnis ihrer Studie Risikoprofile vor. Dabei fanden sie heraus, dass isolierte sowie traumatisierte Pflegepersonen ein höheres Maß an Stress und Belastung aufweisen und weniger soziale Unterstützung und Resilienz haben. Gleichzeitig zeigten sie eine stärkere neurotische Persönlichkeitsstruktur sowie schwerere traumatische Kindheitserlebnisse. Diese beiden Gruppen zeigen *ein deutlich erhöhtes Risiko* für gewaltausübendes Verhalten. Das Wissen um diese Profile kann nützlich sein, um präventiv Maßnahmen abzuleiten.

Zudem wurden die folgenden Risikofaktoren benannt:

Risikofaktoren

- Überforderung, biografisch bedingte Beziehungskonflikte, ein hohes Aggressionspotenzial der Pflegenden oder der Menschen mit Pflegebedarf
- Schwierige soziale und gesundheitliche Situation der Pflegeperson und weitere Verpflichtungen, die das Risiko erhöhen, Gewalt auszuüben (Schwedler et al. 2017)
- Personen, die mit Menschen mit Demenz verheiratet sind, haben ein hohes Risiko, psychische Gewalt auszuüben, da sie eine hohe Belastung bei der Pflege der Angehörigen empfinden (Steinsheim et al. 2023)

Eggert et al. (2018) bestätigen diese Ergebnisse. Sie fanden heraus, dass Angehörige, die einen Menschen mit Demenz pflegen, häufiger von Gewaltausübung berichten. Dies trifft insbesondere auf diejenigen Angehörigen zu, die das Gefühl haben, weniger Zeit für sich und andere zu haben. Der subjektiv wahrgenommen Zeitmangel scheint hier besonders relevant zu sein. Ehe- oder Lebenspartner*innen berichten am häufigsten davon, psychische Gewalt auszuüben. Personen, die an ausgeprägteren Anzeichen einer Depression leiden, wie Niedergeschlagenheit, Antriebslosigkeit und Angst, üben häufiger psychische Gewalt aus. Dieses Muster zeigt sich auch bei der Ausübung von körperlicher Gewalt. Personen, die häufig »Wut und Ärger« erleben, berichten häufiger von psychischer und körperlicher Gewalt gegen Menschen mit Pflegebedarf.

Nau et al. (2018) und Eggert et al. (2018) nennen weitere Risikofaktoren und Belastungsquellen, die eine Gewaltausübung *durch An- und Zugehörige begünstigen* können:

- Fehlende Erholungsphasen (z. B. eine gestörte Nachtruhe), das Gefühl, ständig angebunden zu sein und Einschränkungen in der eigenen Lebensplanung.
- Die Pflege der An- und Zugehörigen geht zumeist mit einem Mangel an Außenkontakten einher. Dies kann zu einer zunehmenden Isolation führen und die Betroffenen erhalten wenig Anerkennung, was wiederum das Ausüben von Gewalt befördern kann.
- Die Erkenntnis, dass sich der Zustand der pflegebedürftigen Person nicht mehr verbessern wird, sowie die Angst, diese Person zu verlieren.
- Das Erleben von Leid, die Nähe zum Tod und Sterben und auch Ekelgefühle[73] bei der Ausübung von Pflege können dazu beitragen, Gewalt auszuüben.

---

73 Bundesministerium für Familie Senioren Frauen und Jugend 2002. Die Hinweise beziehen sich teilweise auf Studien, in denen nur professionell Pflegende, Mit-

Niens (2019) ergänzt weitere Aspekte, wie den Verlust der Privatsphäre im häuslichen Umfeld, ständig wechselndes Personal bei den ambulanten Diensten sowie die Angst, als Pflegeperson auszufallen. Auch Wissensdefizite bezüglich leistungsrechtlicher Vorgaben können eine Rolle spielen.

Wer pflegt die Pflegenden?

Die Frage »*Wer pflegt die Pflegenden?*« wird in einer Studie von (Munkejord et al. 2020) erörtert. Die Autor*innen befragten weibliche pflegende Angehörige. Die Teilnehmerinnen berichteten, dass das Zusammenleben mit einem Ehemann mit kognitiven Einschränkungen, trotz der unterstützenden Pflegeleistungen von außen, darin bestand, ständig auf der Hut zu sein, bei verschiedenen praktischen Dingen helfen zu müssen. Es bedeute zudem, Nacht für Nacht geweckt zu werden, immer wieder die gleichen Gesprächsfetzen zu wiederholen, sich mit Untreuevorwürfen, Aggressionen und manchmal Halluzinationen, Gewalt und Angst auseinandersetzen zu müssen. Es scheint daher notwendig, dass die Pflegenden mehr Informationen, mehr Unterstützung und Zeiten außerhalb der Betreuungssituation benötigen, sowie emotionale und psychologische Unterstützung.

10.4.4 Mitarbeiter*innen bezogene Auslöser und Risikofaktoren

Die Studie von Petersen und Melzer (2023) beleuchtet die Risikofaktoren, denen Mitarbeiter*innen ambulanter Pflegedienste ausgesetzt sind und die zu Gewaltausübung beitragen können:

- Unkenntnis über den Arbeitsablauf, wie zum Beispiel die Tourenplanung vor Schichtbeginn.
- Unterbrechungen der Pflege durch Telefonanrufe.
- Arbeitsplatzbezogene Faktoren, wie Personalmangel, Zeitdruck, Arbeitsverdichtung und erlebter Stress verstärken das Risiko einer Gewaltausübung. Es ist besonders wichtig, diese Risikofaktoren zu berücksichtigen. Ergänzend sind hierzu Risikofaktoren zu nennen, die bereits im ▶ Kap. 8.3 benannt sind.

10.4.5 Umgang mit Gewalterfahrungen und Folgen

In den untenstehenden Auflistungen werden die Folgen von Gewalt gegen ältere Menschen allgemein und die für Pflegende dargestellt

---

arbeitende ambulanter Pflegedienste erwähnt werden. Diese Hinweise sind aus Sicht der Autor*innen dieses Buches aber auch auf informell Pflegende übertragbar.

Dabei unterscheiden sich die Folgen für informelle oder professionell Pflegende nicht wesentlich, jedoch variieren sie in ihrer Intensität. Während Tourenpläne und der Einsatz von Mitarbeitenden geändert werden können, haben informell Pflegende oft einen hohen ethischen Anspruch an sich selbst. Sie fühlen sich verpflichtet, »durchzuhalten«, um sicherzustellen, dass die pflegebedürftige Person gut versorgt ist und können ihre Pflichten nicht einfach abgeben oder teilen.

Nach den Erfahrungen der Autor*innen dieses Buches neigen Angehörige dazu, Beratungs- und Entlastungsangebote erst spät, oder oft sogar zu spät, in Anspruch zu nehmen. Dies wird auch in Studien bestätigt. Das Belastungserleben hat sich zudem im Rahmen der Corona-Pandemie noch weiter erhöht (Theurer et al. 2022).

Folgen von Gewalt für *ältere Menschen*, die zuhause Gewalt erleben (WHO 2022)

Folgen häuslicher Gewalt

- Mentale oder neurologische Probleme/Erkrankungen (z.B. Suizidgedanken, Stress, Angst und Angstzustände)
- Schlechter allgemeiner Gesundheitszustand (urogenitale Beschwerden und Erkrankungen)
- Übermäßige Inanspruchnahme von medizinischen/gesundheitlichen Dienst-/Versorgungsleistungen (Hospitalisierung, Inanspruchnahme von Notaufnahmen, Einnahme von Medikamenten)
- Nicht übertragbare Krankheiten (Krankheit des Verdauungstraktes, endokrinologische Erkrankungen, Ernährungs- und Stoffwechselkrankheiten sowie Krankheiten des Nervensystems und kognitive Beeinträchtigung)
- Einzug in ein Pflegeheim
- Geringe Lebenszufriedenheit

Folgen von Gewalt in der Häuslichkeit *für Pflegende*, die Gewalt erleben

- Alle Gewaltformen (verbal, körperlich und sexuell) sind signifikante Prädiktoren für einen höheren Burnout-Score. Sexuelle Belästigung, verbale und körperliche Gewalterfahrungen beeinflussen negativ den Gesundheitszustand (Petersen und Melzer 2023)
- Körperliche Verletzungen (z.B. Kratzer, Platz- oder Bisswunden usw.)
- Psychische Probleme (Stress, Angst und Angstzustände)
- Traumata und posttraumatische Störungen (Nau et al. 2018)
- Unsicherheit und Veränderung der Pflegebeziehung
- Das Gefühl, versagt zu haben und Schamerleben

10.5 Mögliche Strategien und Maßnahmen

Im Folgenden werden mögliche Strategien bezogen auf die *unterschiedlichen Akteur*innen* formuliert, teilweise gibt es aber auch Überlappungen, die sich nicht gänzlich vermeiden lassen und ggf. redundant sind.

10.5.1 Fokus Maßnahmen in der Kommune

Das Thema Gewalt in der Kommune und im häuslichen Umfeld hat eine hohe Relevanz. Eine wachsende Anzahl von Studien widmet sich diesem Bereich und behandelt dabei unterschiedliche Fragestellungen. Es besteht weiterhin erheblicher Bedarf an Studien von hoher methodischer Qualität, um evidenzbasierte Interventionen ableiten zu können. Obwohl nicht alle Ergebnisse und Strategien aus anderen Ländern »eins zu eins« in Deutschland umgesetzt werden können, da die Strukturen im Gesundheits- und Sozialwesen variieren, ist es dennoch wichtig, proaktiv Maßnahmen zu ergreifen:

Sensibilisierung **Sensibilisierung und Bewusstsein schaffen:**

- Informationskampagnen zur Sensibilisierung der Bevölkerung sowie die Einrichtung einer »zentralen Anlaufstelle« für den Bereich Pflege und Gewalt gegen alte Menschen sind wesentliche Maßnahmen zur Verbesserung der Situation (Schwedler und Wellenhofer 2018).
- Eine Sensibilisierung und Empowerment in der Kommune (Brucker et al. 2017) könnte durch die Polizei, entsprechende Senior*innenorganisationen oder durch geschulte Ehrenamtliche vor Ort erfolgen. Es sind auch spezifische Angebote sinnvoll, die den Blick auf Gruppen mit besonderen Risiken lenken, wie z. B. Personen mit Mobilitäts- oder Kommunikationseinschränkungen.
- Informationsflyer oder -broschüren zum Thema Gewalt können für An- und Zugehörige, Pflegende und Ehrenamtliche hilfreich sein. Sie helfen, bestimmte Erlebnisse einzuordnen und Möglichkeiten der Prävention, aber auch des Umgangs mit Gewaltsituationen zu reflektieren und einzuleiten. Das Zentrum für Qualität in der Pflege (ZQP) bietet hierfür bereits eine Vielzahl von Informationsmaterialien für unterschiedliche Zielgruppen an. Die Broschüren sind kostenfrei erhältlich, wie z. B. die Broschüre »Gewalt gegen Pflegebedürftige verhindern« (ZQP 2021). Diese Materialien können durch Handlungsanweisungen für den Umgang mit Gewaltvorfällen in der Kommune ergänzt werden.

Qualifizierung **Qualifizierung und Vernetzung:**

- Schulungsangebote in der Kommune sollten situationsspezifische Aspekte in den Blick nehmen, wie den »Umgang mit Menschen mit De-

menz«, den »Umgang mit herausfordernden Situationen«, »Deeskalierende Strategien« sowie die Darstellung kommunaler Hilfsstrukturen.
- Arztpraxen und Krankenhäuser spielen eine zentrale Rolle bei der Erkennung von Gefahren für ältere Menschen (Dong 2015). Diese Akteur*innen sollten vernetzt sein, um Maßnahmen abzustimmen und zu koordinieren. Es ist daher notwendig, Hausärzt*innen, Pflegende und Krankenhauspersonal zu sensibilisieren und zu schulen (Brucker 2017), insbesondere in Bezug auf regionale Unterstützungs- und Vernetzungsstrukturen.

Schaffung von Schutzräumen und Stärkung der kommunalen Verantwortung: *Schutzräume*

- Es gilt weitere kommunale Angebote zu forcieren, wie beispielsweise die Idee der Frauenhäuser auf alte Menschen zu übertragen. Menschen mit Pflegebedarf, die Gewalt erleben, benötigen unter Umständen eine pflegerische Unterstützung, die in diesen Schutzräumen dann auch gewährleistet werden muss. Der Verweis auf die Unterbringung in Pflegeheimen reicht nicht aus, da hier nicht immer zeitnah Plätze zur Verfügung stehen. Eine Kommune kann durch dieses Engagement für Ältere ein positives Image erlangen (Lachs et al. 2021).
- Es ist von großer Bedeutung, die Vertretung älterer Menschen in den Kommunen und auf Landkreisebene zu stärken. Beispielsweise können Stadt- oder Kreissenior*innenräte, die sich mit diesem Thema aktiv befassen, eine wichtige Rolle einnehmen. Informations- und Unterstützungsangebote für Ehrenamtliche, die in den unterschiedlichen Organisationen tätig sind oder Besuche in Haushalten machen und möglicherweise mit Gewalt konfrontiert werden, sind unerlässlich.

Strukturelle und strategische Verankerung: *Verankerung*

- Es ist wichtig, sich als Träger aktiv für eine Bearbeitung des Themas »Gewalt gegen Ältere« stark zu machen. Die WHO hat zur Bekämpfung des Missbrauchs älterer Menschen fünf Prioritäten für das UN-Jahrzehnt des gesunden Alterns (2021–2030) formuliert (World Health Organization 2022a). Diese Aspekte sollten in kommunale Diskurse eingebunden werden, um aktiv daran zu arbeiten.
  - Bekämpfung von Altersdiskriminierung, da diese ein Hauptgrund dafür ist, dass Gewalt gegenüber älteren Menschen zu wenig Aufmerksamkeit geschenkt wird.
  - Erhebung von validen Daten, um das Bewusstsein für das Problem zu schärfen.
  - Entwicklung und Umsetzung von kostengünstigen und effektiven Interventionen, um Gewalt an älteren Menschen zu reduzieren oder zu stoppen.

- Das Erstellen einer Investitionsbewertung, die aufzeigt, dass die Bekämpfung von Gewalt gegen alte Menschen, gut angelegtes Geld ist.[74]
- Beschaffung von Fördermitteln oder finanziellen Mitteln, um das Thema mit entsprechenden Maßnahmen anzugehen.

10.5.2 Fokus Umgang mit alten Menschen, die Gewalt erfahren und die Gewalt ausüben

Um das Thema Gewalt gegenüber älteren Menschen gezielt und frühzeitig anzugehen, um die Situation zu verbessern, sind folgende Maßnahmen von Bedeutung:

Informationen

Information und soziale Unterstützung:

- Präventive Angebote sind wichtig, um das Thema Gewalt gegenüber alten Menschen frühzeitig in den Blick zu nehmen und anzusprechen. Soziale Unterstützung kann helfen, einer Vereinsamung vorzubeugen. Angebote von Kirchengemeinden, Kommunen und Vereinen oder der Besuch einer Tagespflege oder eines Tagestreffs, um gezielte Unterstützung zu erhalten, sind daher wichtig (Brucker et al. 2017).
- Fortbildungen zu Themen wie die Einschätzung und Früherkennung von Risikofaktoren sowie die Empfehlung von Maßnahmen (Brucker et al. 2017) u. a. könnten durch die Kommune oder ambulante Pflegedienste angeboten werden. Die Verknüpfung von telefonischen Beratungs- und Hilfeangeboten mit proaktiven, aufsuchenden Maßnahmen kann ebenfalls hilfreich sein (Brucker et al. 2017).
- Informationsflyer zum Thema Gewalt können älteren Menschen helfen, die verschiedenen Formen von Gewalt zu erkennen. Sie können Handlungsempfehlungen sowie Kontaktadressen verschiedener Hilfs- und Beratungsangebote enthalten, z. B. der »Weiße Ring«, Adresse für Opfer von Gewalt. Die Inhalte sollten die Betroffenen dazu ermutigen, Hilfe anzufordern (z. B. die Polizei).

Selbstbestimmung stärken

Stärkung der Selbstbestimmung und Schutzräume:

- Empowerment-Angebote[75] können über einen längeren Zeitraum für ältere Menschen und ihre Angehörigen[76] angeboten werden. Diese soll-

---

74 Eine eingehende Beschreibung der fünf Prioritäten kann unter »Tackling abuse of older people: five priorities for the United Nations decade of healthy ageing (2021–2030)« auf der folgenden Webseite eingesehen werden: Tackling abuse of older people: five priorities for the United Nations decade of healthy ageing (2021–2030) (who.int) Letzter Zugriff am 01.01.2023.
75 Empowerment umfasst Maßnahmen, die darauf abzielen, den Grad der Selbstbestimmung zu erhöhen. Dadurch sollen individuelle Interessen selbstverantwortlich und selbstbestimmt vertreten werden. Empowerment kann zudem die professionelle Unterstützung von Personen bedeuten mit dem Ziel, das Gefühl

ten auf gesundheitsförderndes Verhalten abzielen und können Themen wie körperliche Aktivität, Freizeitgestaltung, Schlaf, Ernährung, zwischenmenschliche Beziehungen, soziale Unterstützung und Stressbewältigung umfassen (Estebsari et al. 2018). Außerdem könnte auch das Thema »Gewalt in der Kommune« bei diesen Angeboten platziert werden.

- Ein jährlicher Pflegebesuch bei Menschen mit Pflegebedarf ohne die Anwesenheit der Angehörigen kann sinnvoll sein. In diesen Gesprächen geht es darum, die Inhalte der Charta für Pflegebedürftige zu reflektieren, das pflegerische Handeln insgesamt in den Blick zu nehmen, Betroffene zu Wort kommen zu lassen und Maßnahmen zu besprechen, um diese Situationen künftig zu vermeiden.
- Die Schaffung geeigneter Schutzräume, einschließlich Notunterkünfte für ältere Menschen mit pflegerischer Betreuung, ist wichtig. Ebenso, die Unterstützung bei psychischen Problemen und Suchtmittelabhängigkeit (Brucker et al. 2017).

Umgang mit speziellen Herausforderungen: Herausforderungen

- Der Fokus sollte auch auf ältere Menschen gerichtet sein, die Gewalt ausüben. Angehörige sollten beraten werden: Bei Menschen mit Demenz, die selbst Gewalt ausüben, geht es darum, eine Dimension von »Caring« also von Fürsorge zu ermöglichen. Eine verstehende Diagnostik zielt darauf ab, das Verhalten der Menschen mit Demenz zu verstehen, Risikofaktoren zu kennen und frühzeitig wahrzunehmen, wann eine Person zur Gewalt neigt. Familien- und Persönlichkeitsstrukturen sowie Verhaltensweisen sind Teil der individuellen Entwicklung oder eines familialen Systems. Lösungen zu finden ist daher anspruchsvoll. Eine Familienmoderation kann dabei eine Hilfestellung sein.
- Wenn Mitarbeitende ambulanter Pflegedienste von Menschen mit Pflegebedarf angegriffen werden, ist es sinnvoll, deeskalierende Strategien individuell zu entwickeln (z. B. in kollegialen Fallberatungen oder -gesprächen). Es gibt etablierte Strategien oder Empfehlungen, wie das ruhige, tiefe Sprechen, das Einhalten eines Sicherheitsabstands zur pflegebedürftigen Person, wenn diese aufgebracht wirkt (▶ Kap. 14.6, ▶ Kap. 15.6) oder aber den Einsatz von atraumatischen taktilen Abwehrtechniken. Aus Sicht der Autor*innen dieses Buches ist eine individuelle Betrachtungsweise sowie die Abstimmung im Team sehr erfolgversprechend und kann Gewalt von Seiten der Menschen mit Pflegebedarf reduzieren oder vermeiden. Voraussetzung ist, dass die je-

---

von Machtlosigkeit zu überwinden, indem Gestaltungsspielräume austariert werden.

76 Wichtig ist, dass eine Versorgung der pflegebedürftigen Angehörigen während dieser Zeiten sichergestellt ist. oder durch die Dienstleistenden direkt mit gewährliestet wird.

weils festgelegten Maßnahmen oder Strategien vom Team kontinuierlich umgesetzt werden. Hier können auch Angehörige einbezogen werden.

Fallbeispiel

Herr Bauer bemerkt seine zunehmende Vergesslichkeit, die dazu führt, dass er immer wieder von Pflegenden auf bestimmte Aspekte aufmerksam gemacht werden muss. Dies löst bei ihm laute Reaktionen und Unmut über die bevormundende Art der Pflegenden aus. Insbesondere die Hinweise von Frauen und die Frage der Rasur führen immer wieder dazu, dass weibliche Pflegende die Wohnung verlassen müssen, weil sie angeschrien werden. Folge ist, dass weibliche Pflegende Angst haben, u. a., weil sie nicht genau einschätzen können, ob Herr Bauer ggf. körperlich Gewalt ausüben wird. In einer kollegialen Fallberatung teilt eine männliche Pflegekraft mit, dass er Herrn Bauer stets humorvoll anspricht und spielerisch das Thema »Mann sein« thematisiert und einen Dialog auf Augenhöhe führt. »Wir machen das zusammen« – ermöglich es, dass Herr Bauer sich bei der Rasur ohne aggressives Verhalten unterstützen lässt. Herr Bauer merkt im Gespräch mit dem Pfleger zudem an, dass er merkt, dass er vergesslicher wird.

Die Rasur mit Unterstützung durch den männlichen Kollegen führt zu einer dauerhaften Entspannung der Situation. Zwar kann aufgrund von »frei« oder »krank« nicht täglich eine Rasur durch einen männlichen Kollegen sichergestellt werden, jedoch sind mehrere Rasuren in der Woche konfliktfrei möglich. Manchmal sogar mit einem abendlichen Bier. Dies führt zu einer verbesserten Situation für alle Beteiligten.

Das Fallbeispiel zeigt, dass das Wissen um Lösungen zumeist im Team vorhanden ist. Wenn Probleme oder Schwierigkeiten aktiv angesprochen werden und die Ergebnisse auch mit An- und Zugehörigen und den Betroffenen thematisiert werden und das Gegenüber Wertschätzung erlebt, kann das zu einer Deeskalation beitragen. Das funktioniert nicht immer und manchmal ist die Suche nach tragenden Lösungen ein *langwieriger Prozess*. In der Praxis zeigen sich auch spontane Gewaltanwendungen, ohne Vorwarnung. Hier ist es sinnvoll, dass Mitarbeitende **und** Angehörige bzgl. atraumatischer taktiler Techniken geschult werden.

10.5.3 Fokus ambulante Pflegedienste im Umgang mit pflegenden Zu- und Angehörigen, die Gewalt ausüben oder gefährdet sind, diese auszuüben

Ein systematisches Review von Dong (2015) kommt zu dem Schluss, dass Angehörige der Gesundheitsberufe gut geeignet sind, ältere Menschen auf Missbrauch zu untersuchen und Risiken zu erkennen. Die Art und Weise, wie ältere Menschen ihren Alltag bewältigen, kann auf prädisponierende

Faktoren[77] hinweisen, die ihre Unabhängigkeit und ihren Schutz vor Übergriffen beeinträchtigen können.

Folgende Maßnahmen können empfohlen werden, die den Umgang mit pflegenden An- und Zugehörigen adressieren:

Schulung, Austausch und Entlastung:

Austausch und Schulung bringen Entlastung

- Austausch und Schulung zum Thema Gewalt sollten allen Angehörigen angeboten werden. In den Schulungen erkennen die Teilnehmenden oft, dass auch andere ähnliche Probleme in der täglichen Pflege ihrer Angehörigen haben. Sie trauen sich, diese anzusprechen.
- Die Rückmeldungen zu diesen Schulungen zeigen, dass die Teilnehmenden im Anschluss an eine Schulung sich in der Familie besprechen, wie eine Entlastung der Hauptpflegeperson erfolgen kann. Dadurch entstehen ein Problembewusstsein und eine Offenheit in der Familie.
- Spezifische Entlastungsangebote vor Ort sollten pflegenden Angehörigen, die Menschen mit Demenz versorgen, bekannt sein. Beispiele hierfür sind die Alzheimergesellschaft (https://www.deutsche-alzheimer.de/) und andere Unterstützungsangebote, die mit Beginn der Pflegeverpflichtung ausgehändigt werden sollten.

> *Unsere Erfahrung zeigt, dass Angehörige häufig nicht um alle Leistungen wissen, die sie in Anspruch nehmen könnten.*
> Eine Übersicht über alle relevanten Entlastungs- oder Unterstützungsangebote, die durch das Pflegeversicherungsgesetz refinanziert werden, sollte den Angehörigen zur Verfügung gestellt werden. Bei Beratungseinsätzen bzw. -besuchen nach § 37.3 SGB XI (»Qualitätssicherungsbesuche«) können Angehörige konkret auf Belastungserfahrungen und auf Entlastungsangebote aufmerksam gemacht werden.

- Häusliche Pflegekurse (§ 45 SGB XI) oder Schulungsangebote in der Kommune sollten situationsspezifische Aspekte in den Blick nehmen, wie den »Umgang mit Menschen mit Demenz«, »Umgang mit herausfordernden Situationen« sowie »Deeskalierende Strategien«. Ein Angebot, wie eine »Woche für Angehörige« kann dazu beitragen, über Belastungen oder empfundenen Stress ins Gespräch zu kommen und Unterstützungs- und Entlastungsleistungen anzubieten.

---

77 Prädisponierende Faktoren sind Aspekte, die eine Person anfälliger für bestimmte Ereignisse machen (wie z. B. die genetische Veranlagung für bestimmte Krankheiten etc.). Sie erhöhen das Risiko, dass eine Person eine bestimmte Krankheit entwickelt oder wie in diesem Fall, dass Menschen ggf. Gewalt erleben.

frühe Hilfen **Beratungsangebote und frühzeige Hilfen:**

- Hilfsangebote: Eine Zusammenstellung von Beratungsstellen in der Kommune oder Kontaktadressen und Hilfsangebote, wie das Pflegetelefon des Bundesfamilienministeriums oder die Telefonseelsorge, können hilfreich sein, um über die eigene Befindlichkeit oder entsprechende Gewalthandlungen in anonymisierter Form zu sprechen. Ein offenes Ohr kann kritische Situationen entspannen, aber nicht unbedingt lösen. Hierzu bedarf es der bewussten Entscheidung, Hilfe anzunehmen.
- Beratungseinsätze sind unerlässlich, insbesondere bei der Aufnahme der Pflegeverpflichtung. Sie bieten eine frühzeitige Unterstützung und Begleitung bei der Umsetzung der Pflegeaufgabe. Darüber hinaus können sie Gewaltschutzaspekte beinhalten, wie Informationen zum Thema Demenz oder die Berücksichtigung belastender Beziehungen oder familialen Herausforderungen (Schwedler und Wellenhofer 2018).

Komplexität des Themas Gewalt **Komplexität von Gewalt in der Häuslichkeit und Abwägungsprozesse**

Das Thema »Gewalt in häuslichen Pflegesituationen« ist komplex und häufig die Folge einer langen Familiengeschichte, die möglicherweise bereits in der Vergangenheit mit Gewalt verbunden war. In Kombination mit anderen gewaltauslösenden Risikofaktoren wie Stress, Belastung und Krankheit, kann es zu einer Kumulation von Risikofaktoren kommen, ohne dass klar ist, welche der Faktoren schließlich die Gewaltausübung begünstigt haben oder lapidar gesagt »das Fass zum Überlaufen« gebracht haben.

Es zeigt sich, dass es sehr schwierig ist, pflegende Angehörige auf das Thema »Gewalt oder Überforderung« anzusprechen. Es besteht die Gefahr, abgewiesen zu werden oder dass An- und Zugehörige erschrocken oder empört reagieren – nach dem Motto – »hab' ich was falsch gemacht oder warum fragen Sie mich das?«

Es ist daher wichtig, Vertrauen aufzubauen und einen neutralen Ansatz zu wählen, der die Möglichkeit gibt, sich zu öffnen und sich mit anderen auszutauschen (z. B. Gesundheitswoche für pflegende Angehörige). Selbst Personen, die von Gewalt betroffen sind, können ablehnend reagieren und verbieten sich eine Einmischung in ihre privaten Angelegenheiten. Dies hängt oft mit einer möglichen Perspektivlosigkeit zusammen, wenn es zu einem Abbruch der Pflege durch Angehörige kommt (Bonillo et al. 2013a).

Die Autor*innen empfehlen hierzu: »Bei Verdachtsfällen gilt es daher, das weitere Vorgehen sorgfältig abzuwägen, damit die Vorteile eines Früherkennungsverfahrens potenzielle Nachteile überwiegen [...]« (Bonillo et al. 2013a, S. 51).

Für diese Abwägungsprozesse wurde im Projekt »Potenziale und Risiken in der familialen Pflege alter Menschen« (PURFAM, (Zank und Schacke 2013) ein Assessment entwickelt, das Mitarbeitende ambulanter Pflegedienste dabei unterstützen kann, diese Abwägungsprozesse unter Berücksichtigung der Wahrung des Selbstbestimmungsrechtes und Sicherstellung der körperlichen Unversehrtheit, vorzunehmen (Bonillo et al. 2013a).

Umgang mit Gewaltausübung und Konfliktlösung

Umgang mit Gewaltausübung

Bei der Betrachtung von Gewalt durch pflegende Angehörige ist es wichtig, das Paradigma einer vergeltenden Gerechtigkeit zu hinterfragen. Es ist oft nicht auf Fälle von Misshandlung älterer Menschen anwendbar und kann zusätzlichen unangemessenen Schaden verursachen. Folgendes Beispiel zur Reflexion: Sollten gestresste Betreuende belangt werden, die auf die demenzbedingte Unruhe eines Ehepartners/einer -partnerin in der morgendlichen Pflege mit einer Ohrfeige reagieren? Es gibt zahlreiche Beispiele solcher Übersprungshandlungen und keinem der Beteiligten ist mit einer starren Haltung gedient (Lachs et al. 2021). Dennoch ist klar: Eine Straftat sollte nicht unter den Teppich gekehrt werden« (Nau et al. 2018, S. 39). Familien- oder Fallkonferenzen können bei solchen Gewaltereignissen sinnvoll sein, vorausgesetzt, die Beteiligten sind dazu bereit, kognitiv in der Lage und es folgen entsprechende Maßnahmen.

Familien, die sich um pflegebedürftige Angehörige kümmern, stehen in Deutschland vor erheblichen Herausforderungen. Wenn ein Familienmitglied plötzlich Pflege benötigt, wird oft ein anderes Familienmitglied in die Rolle des Pflegenden gedrängt, ohne ausreichende Vorbereitung oder ein Bewusstsein für die damit einhergehenden Anforderungen. Diese Situationen können Konflikte hervorrufen und erfordern eine neutrale Moderation, um klare Grenzen zu setzen, Aufgaben zu verteilen und Verbindlichkeiten zu schaffen. In Deutschland ist das Konzept der Familienmoderation oder Konfliktgespräche in Pflegesituationen noch relativ neu, kann aber eine wertvolle Ressource sein. Diese Methode schließt an die o.g. Familien- oder Fallkonferenzen an (https://patientenedukation.de/themen/familienmoderation).

Die Hemmschwelle für die Inanspruchnahme eines moderierten Konfliktgesprächs ist sehr hoch. Daher ist es wichtig, den Zugang zu solchen Beratungsangeboten bekannt zu machen. Mitarbeitende ambulanter Pflegedienste könnten hierzu fortgebildet werden (Tolsdorf 2013, Unfallkasse-NRW[78]). Die Lösung von Konflikten in Familien ist ein wichtiger Schritt zur Unterstützung der familiären Pflege, die einen wesentlichen Teil der Pflegestrukturen in Deutschland ausmacht (Tolsdorf 2013).

Verfahren bei Verdacht und Gewaltvorfällen professionell und informell Pflegender

Vorgehen bei Verdachts- und Gewaltvorfällen

- Beobachtungen, die man als einzelne Person in der Pflege wahrnimmt, sind Verdachtsfälle, die es im Team zu kommunizieren gilt. In der Regel

---

78 https://zuhause-pflegen-berater.unfallkasse-nrw.de/seminar/familienmoderation-konfliktmoderation-im-rahmen-von-pflegebedurftigkeit, letzter Zugriff am 30.07.2024.

können Kolleg*innen entsprechende Beobachtungen bestätigen oder erklären, und es können gemeinsame Maßnahmen festgelegt werden. Kurz gesagt: Anzeichen wahrnehmen, Beobachtungen ansprechen und dokumentieren, Hilfe anbieten, Leitung verständigen, ärztliche Untersuchung anregen, ggf. Beschwerden formulieren (Medizinischer Dienst, Pflegekasse), Rat einholen bei einer Beratungs- oder Ombudsstelle, Polizei rufen bei körperlichen Verletzungen (Zentrum für Qualität in der Pflege (ZQP) 2021).
- Pflegende, die Kenntnis über aggressive Ereignisse haben, brauchen die Unterstützung des Teams. Bei Bedarf sind die Pflegekasse und die Polizei einzuschalten. Wenn Leib und Leben der Klient*innen gefährdet sind, ist eine Strafverfolgung zu prüfen und/oder es kann ein polizeilicher Platzverweis aus der Wohnung erfolgen. Wenn dieser Platzverweis nicht befolgt wird, ist eine Ingewahrsamnahme der gewaltausübenden Person anzuregen/zu prüfen.
- Hierfür braucht es erarbeitete Verfahren, wie man bei Verdachtsfällen und Vorfällen von Gewalt von Angehörigen gegenüber Klienten*innen (oder umgekehrt) vorzugehen hat (▶ Kap. 14 und ▶ Kap. 22, elektronisches Zusatzmaterial).

Für ambulante Pflegedienste *und ihre Mitarbeitenden, um Gewalt von Seiten der Mitarbeitenden zu vermeiden*, sind die folgenden Interventionen sinnvoll.

präventive Maßnahmen

Aus- und Fortbildung

- Gewaltpräventive Handlungsoptionen im Bereich der pflegerischen Aus- und Fortbildung: Schulung der Pflegenden zur (eigenen) Entlastung und zur Unterstützung von informell Pflegenden sowie zur Stärkung der Handlungskompetenzen sind sinnvoll, um eine gewaltfreie Pflege zu gewährleisten. Hierzu gehört auch die Vermittlung von Kompetenzen im Umgang mit aggressivem Verhalten von Menschen mit Pflegebedarf (Görgen et al., 2007). Insbesondere junge Mitarbeitende oder Personen mit wenig Berufserfahrung benötigen Schulung und gezielte Unterstützung.
- Die Ausbildung von Deeskalationstrainer*innen ist sinnvoll. Sie können bei Gewaltsituationen vermitteln oder bei der Analyse von Gewaltvorkommissen oder -verdachtsmomenten (u. a. auch gegen Pflegende) zum Einsatz kommen. Gleichermaßen können sie bei der Beratung von Angehörigen vor Ort unterstützen, um gemeinsam deeskalierende Handlungsoptionen zu entwickeln.

Unterstützung und Schaffung von Reflexions- und Gesprächsräumen

- Es kann sinnvoll sein als ambulanter Pflegedienst, Unterstützung zu suchen, um entsprechende Fallkonstellationen zu reflektieren und

tragfähige Strategien zu entwickeln. Nichts zu unternehmen, macht die Situation auf Dauer untragbar[79].
- Es sollte daher ein Angebot für kollegiale Fallberatungen und Supervisionen bestehen, um Gewaltausübung zu vermeiden. Die Kenntnis der jeweiligen Tour und der zu versorgenden Klienten*innen, einschließlich der Verhaltensweisen, die Aggressionen auslösen, ist für alle Kolleg*innen hilfreich. Diese Informationen sollten dokumentiert und mitgeteilt werden.
- Bei Schwierigkeiten mit Klient*innen sollte Flexibilität bei der Umplanung der Touren gegeben sein. Die Möglichkeit, in eskalierenden Situationen Hilfe zu holen, bietet den Mitarbeitenden ein Gefühl der Sicherheit. Es ist wichtig, dass genügend Personal vorhanden ist und die Möglichkeit besteht, Pausen zu nehmen oder sich für einige Minuten von der Tour zurückzuziehen.
- Darüber hinaus sollten Gespräche mit Mitarbeitenden geführt werden, die an ihre persönlichen Grenzen stoßen. Es sollten Lösungen entwickelt werden, z. B. die Vermittlung von Beratungsstellen oder Entlastungsangebote, wenn private Krisensituationen die Arbeit beeinflussen oder zu einer Überforderung führen.

Alle weiteren Maßnahmen bei Gewalteinwirkungen von und gegenüber Mitarbeitenden können dem ▶ Kap. 14.1 und dem ▶ Kap. 14.3 entnommen werden und unterscheiden sich nicht von den zu ergreifenden Maßnahmen im stationären Bereich. Wie bereits dargestellt, ist eine unmittelbare Hilfe für Mitarbeitende erschwert, weil häufig *keine weitere Person* in der Häuslichkeit anwesend ist, die den betroffenen Mitarbeitenden unterstützen könnte. Daher ist es für den Bereich der ambulanten Pflege *besonders wichtig*, deeskalierend zu wirken und gleichzeitig auch um atraumatische taktile Abwehrtechniken zu wissen (▶ Kap. 15.6). Es gilt, bei einer Gefahrenlage, die Wohnung zu verlassen und Hilfe zu holen!

---

[79] Rechtliche Rahmenbedingungen zum Thema Gewalt können auf der Homepage zur Kriminalprävention unter dem folgenden Link einsehen. https://www.polizei-beratung.de/infos-fuer-betroffene/haeusliche-gewalt/ (letzter Zugriff am 02.01.2024). Zudem ist der Abschlussbericht des PURFAM-Projektes eine Zusammenfassung zu rechtlichen Aspekten einsehbar (vgl. hierzu Bonillo et al. 2013a sowie der Abschlussbericht zu Rechtsschutzdefiziten und Rechtsschutzpotentialen bei Versorgungsmängeln in der häuslichen Pflege alter Menschen (Schwedler und Wellenhofer 2018 fokussieren auf rechtliche Aspekte und formulieren (S. 151) Handlungsempfehlungen, wie Verankerung des Grundsatz einer gewaltfreien Pflege im Gesetz, etc.

10.6 Fazit und To Do's

Die Umsetzung der beschriebenen Maßnahmen in den jeweiligen Strukturen und Systemen erfordert Zeit und einen langen Atem. Jedes System hat unterschiedliche Zugänge, Verantwortungs- und Beteiligungsstrukturen.

Bei Trägern kann sich beispielsweise ein Aufsichtsgremium fragen »Macht das Sinn, so viel über Gewalt zu sprechen?« Vorstände, Geschäftsführungen oder Leitungen stehen täglich vor einer Vielzahl von Aufgaben, die in Angriff genommen und umgesetzt werden müssen, wobei Gewalt dabei nur ein Thema ist. Kommunen setzen auf breite Beteiligungen, was oft lange Vorlaufzeiten erfordert und unterschiedliche Interessenslagen aufzeigt. Es ergibt sich also eine Ausgangslage oder Gemengelage, die es immer wieder neu einzuschätzen und zu bewerten gilt.

Prioritäten müssen abgewogen und umgesetzt werden. Es muss geprüft werden, ob die vorhandene Zeit sinnvoll investiert ist. Netzwerke in Kommunen können sehr arbeitsintensiv sein, aber die Ergebnisse für alte Menschen wenig ergiebig ausfallen. In solchen Fällen muss man sich möglicherweise auch entscheiden, sein Engagement an anderer Stelle einzusetzen.

Das heißt: Gewalt in der Häuslichkeit stellt eine doppelte Herausforderung für Träger und Einrichtungen der Altenhilfe dar. Es geht sowohl um die tägliche Versorgung vor Ort als auch um die Bemühung quartiersbezogene Strukturen zu schaffen, die für Ältere und pflegende Angehörige entsprechende Hilfe- und Unterstützungsstrukturen bieten, um Gewalt zu vermeiden. Diese Anstrengungen sind unerlässlich, denn mit dem demografischen Wandel sind die Bürger*innen aufgerufen, genau hinzusehen und für sich selbst, Nachbar*innen und Freund*innen, An- und Zugehörige Verantwortung zu übernehmen. Diese Aufgabe kann nicht allein von den Trägern der Altenhilfe geschultert werden. Arbeiten Sie *schrittweise* und *kontinuierlich* in Ihrem Dienst und in der Kommune an diesem Thema, denn steter Tropfen höhlt den Stein.

Im ▶ Teil II des Buches können Sie konkrete Hinweise einsehen, welche Verfahren die Wilhelmshilfe entwickelt hat und was zu beachten ist. Die Verfahren und Regelungen sowie entsprechende Schulungsmodule finden Sie im elektronischen Zusatzmaterial (▶ Kap. 22) als Anregung.

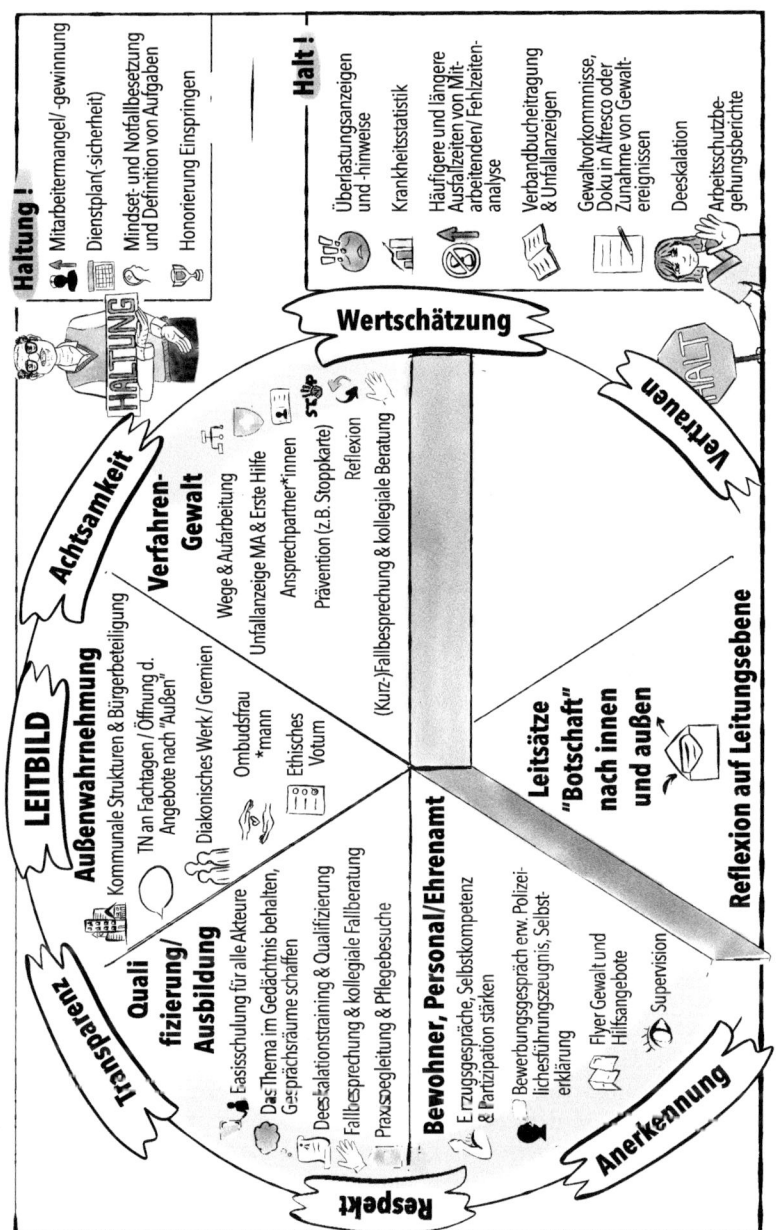

Abb. 10.2:
Kapitel zur Umsetzung rund um das Thema Gewalt in der Häuslichkeit.

11 Rechtliche Rahmenbedingungen zum Thema Gewalt

»*Das Fundament des Rechts ist Humanität.*« (A. Schweitzer)

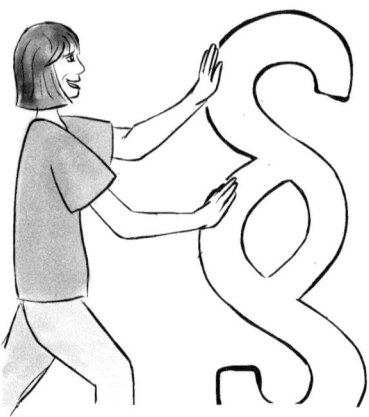

Abb. 11.1: Rechtliche Rahmenbedingungen.

Dieses Kapitel beleuchtet die rechtlichen Rahmenbedingungen rund um das Thema Gewalt. »Beleuchten« ist bewusst als Begriff gewählt, denn dieses Thema ist sehr komplex: Neben den unterschiedlichen Settings der Altenhilfe sind auch die unterschiedlichen Akteur*innen im Blick, wie Pflegende, Angehörige oder die Menschen mit Pflegebedarf. Außerdem wird in diesem Buch nicht nur auf einzelne Gewaltformen, wie beispielsweise »sexualisierte Gewalt« und auch nicht nur auf eine Gewaltkonstellation, wie die Gewaltereignisse von Mitarbeitenden gegenüber Bewohner*innen, eingegangen.

Unabhängig von der Form der Gewalt oder der Konstellation besteht eine erhebliche Unsicherheit darüber, was genau zu tun ist, wenn Gewalt beobachtet wird oder ein Verdacht auf Gewalt besteht. Hinzu kommt, dass die Betroffenen oft nicht wissen, welche Rechte und Pflichten sie haben, wenn sie Gewalt beobachten oder selbst erleben.

In Fortbildungen stellen Mitarbeitende oft die Frage, ob sie überhaupt Anzeige gegen gewaltausübende Pflegebedürftige erstatten sollen oder dürfen. Menschen mit Pflegebedarf hingegen befinden sich oft in einer Abhängigkeitssituation, sie möchten zuhause wohnen bleiben oder befürchten Repressalien, unabhängig vom Setting in dem sie leben. Für die Betroffenen ist es oft unklar, ob und welche alternativen Versorgungsmöglichkeiten bestehen. Eine ältere Frau, die Gewalt in der Häuslichkeit erfährt, kann beispielsweise nicht in einem Frauenhaus untergebracht werden, da solche Angebote für pflegebedürftige Frauen nur in Ausnahmefällen vorhanden sind. Darüber hinaus ist eine Unterbringung in einer stationären Einrichtung ggf. nicht gewünscht oder aufgrund fehlender oder belegter Plätze nicht möglich.

Die folgenden Ausführungen sollen als Hilfestellung dienen, um fundierte Entscheidungen zu treffen bzw. Sachverhalte anhand rechtlicher Aspekte zu bewerten.

11.1 Zentrale Rechte aller Akteur*innen

Das Grundgesetz, das für alle Menschen gilt, betont die Unantastbarkeit der Würde sowohl der Menschen mit Pflegebedarf als auch der Pflegenden. Artikel 1 des Grundgesetzes stellt klar:

»Die Würde des Menschen ist unantastbar. Sie zu achten und zu schützen ist Verpflichtung aller staatlichen Gewalt.« — Artikel 1 GG

Der darauffolgende Artikel 2 Abs. 1 ergänzt dies, indem jeder Person das Recht auf freie Entfaltung ihrer Persönlichkeit zugesichert wird, solange sie nicht die Rechte anderer verletzt oder gegen die verfassungsgemäße Ordnung oder das Sittengesetz verstößt.

Darüber hinaus unterstreicht der Artikel 2 Abs. 2 des Grundgesetzes, das Recht jedes Menschen auf Leben und körperliche Unversehrtheit und erklärt, dass die Freiheit der Person unverletzlich ist. Dies bezieht sich sowohl auf die physische als auch auf die psychische Unversehrtheit. Wenn man diese beiden Artikel des Grundgesetzes zusammen betrachtet, ergibt sich daraus das allgemeine Persönlichkeitsrecht, das das Recht auf Selbstbestimmung und Autonomie für alle Personen sichern soll (Bonillo et al. 2013b).

11.2 Rechte von Menschen mit Pflegebedarf auf Landes- und Bundesebene sowie Pflichten der Einrichtungen und Dienste

Das Pflegeversicherungsgesetz als Bundesgesetz (SGB XI) zielt im § 2 Abs. 1 darauf ab, dass die Leistungen den Pflegebedürftigen helfen sollen, »trotz ihres Hilfebedarfs ein möglichst selbständiges und selbstbestimmtes Leben zu führen, das der Würde des Menschen entspricht. […]«. Dieser Hinweis — Pflegeversicherungsgesetz gilt für alle Personen, die Leistungen nach dem Pflegeversicherungsgesetz erhalten und für Personen, Dienste und Einrichtungen, die diese Leistungen erbringen. Kontrollmöglichkeiten, vorallem in der häuslichen Pflege, werden als unzureichend beschrieben. Gleiches gilt für Beratungs-, Schulungs- sowie Hilfsangebote für pflegende Angehörige (Schwedler und Wellenhofer 2018).

Im Bereich des Pflegeversicherungsgesetzes wird zu möglichen Rechtsschutzdefiziten und Rechtsschutzpotentialen angemerkt, dass ein gesetzlich festgelegtes Recht auf gewaltfreie Pflege einen spürbaren Einfluss auf die Interpretation einschlägiger sozialrechtlicher Normen haben könnte. Ein spezifische Konkretisierung in der Sozialen Pflegeversicherung (SGB XI) könnte hierfür in Betracht kommen (Schwedler und Wellenhofer 2018). Es besteht in Zukunft ein entsprechender Handlungsbedarf.

In den Wohn- und Teilhabegesetzen der Bundesländer sind Würde und Selbstbestimmung sowie die Interessen und Bedürfnisse der pflegebedürftigen Menschen zentrale Aspekte [80]. Es wird erwartet, dass diese von Einrichtungen geschützt werden (s. Anforderungen an den Betrieb einer Einrichtung). Dies betrifft insbesondere stationäre Einrichtungen bzw. Formen des Wohnens, die unter die »heimrechtlichen« Bestimmungen fallen.

11.3 Charta der Rechte und Pflichten hilfe- und pflegebedürftiger Menschen

Ausgehend von diesen zentralen Rechten, bauen die Charta der Rechte hilfe- und pflegebedürftiger Menschen (Bundesministerium für Familie, Senioren, Frauen und Jugend und Bundesministerium für Gesundheit 2018)[81] und die Europäische Charta der Rechte und Pflichten älterer hilfe- und pflegebedürftiger Menschen (BIVA 2010)[82] auf den zentralen Rechten der Würde und Selbstbestimmung auf und betonen: »Jeder Mensch, unabhängig von Geschlecht, Alter oder Pflegebedürftigkeit, hat Anspruch darauf, dass ihm diese Rechte und Freiheiten zuerkannt werden, und jeder hat das Recht, seine Menschen- und Bürgerrechte zu verteidigen.« (BIVA 2010). Die Europäische Charta leitet wie folgt ein:

---

80 Exemplarisch wird hier das Wohn-, Teilhabe- und Pflegegesetz – WTPG des Landes Baden-Württemberg verwiesen. Dies kann https://dejure.org/gesetze/WTPG eingesehen werden. Letzter Zugriff am 30.04.2025.
81 https://www.bmfsfj.de/resource/blob/93450/be474bfdb4016bbbca9bf87b4cb9264b/charta-der-rechte-hilfe-und-pflegebeduerftiger-menschen-data.pdf, letzter Zugriff am 30.04.2025.
82 Die Charta wurde 2010 erstellt und 2014 von der BIVA veröffentlicht. Einsicht unter: Europäische Charta der Rechte und Pflichten älterer hilfe- und pflegebedürftiger Menschen (biva.de), letzter Zugriff am 14.07.2024.

»Die Würde des Menschen ist unantastbar. Alter und Pflegebedürftigkeit dürfen nicht dazu führen, dass die in den internationalen Dokumenten anerkannten und in den demokratischen Verfassungen verankerten Freiheiten und Rechte missachtet werden.«

Im Unterschied zur deutschen Version hebt die Europäische Charta (BIVA 2010) nicht nur die Rechte, sondern auch die Pflichten der pflegebedürftigen Menschen hervor. Damit wird die Mehrdimensionalität der Gewaltkonstellationen verdeutlicht. Es wird betont, dass Pflegebedürftige auch in die Verantwortung genommen werden sollen, insofern ihnen dies (noch) möglich ist. Gleichermaßen wird das Handeln auf Augenhöhe von Pflegebedürftigen untereinander und gegenüber (informellen) Pflegenden beschrieben/thematisiert.

Zu den Pflichten des Pflegebedürftigen heißt es in Artikel 10 (BIVA 2010, S. 24 f.):

Pflichten der Pflegebedürftigen

»10–1 die Rechte und Bedürfnisse jener Menschen respektieren, die in Ihrem Umfeld leben und arbeiten und auch auf das allgemeine Interesse der Gemeinschaft, in der Sie leben, Rücksicht nehmen. Ihre Rechte und Freiheiten sind dann einzuschränken, wenn andernfalls ähnliche Rechte anderer Mitglieder der Gemeinschaft beeinträchtigt würden.
10–2 die Rechte der Betreuungspersonen und des sonstigen Pflegepersonals auf eine angemessene Behandlung und ein Arbeitsklima, das frei von Belästigungen und Gewalt ist, respektieren.
10–3 sich Gedanken über Ihre Zukunft machen und die Verantwortung für die Auswirkungen Ihres Tuns und Unterlassens auf Ihre Betreuungspersonen und Angehörigen entsprechend der Gesetzgebung Ihres Landes übernehmen. Dazu gehört:
10–3.1 eine geeignete dritte Person zu benennen, die in Ihrem Namen Entscheidungen treffen und Sie vertreten kann. 10–3.2 Vorausverfügungen zu treffen, die detaillierte Angaben über Ihre Wünsche in Bezug auf Ihre Gesundheit und Ihr Wohlbefinden enthalten, einschließlich Ihrer Pflege und Ihrer Behandlungen während Ihrer restlichen Lebenszeit und in der letzten Lebensphase, ebenso wie die Regelung Ihres Besitzes und Ihrer finanziellen Angelegenheiten. Wenn Sie zu einer eigenen Willensbildung nicht mehr in der Lage sind, ist es die Pflicht Ihrer nächsten Verwandten oder eines beauftragten Vertreters, in Ihrem Namen Entscheidungen zu treffen, wobei Ihre Wünsche so weit wie nur irgend möglich respektiert werden sollen.
10–4 die zuständigen Behörden und die Personen in Ihrem Umfeld über eine Situation von Gewalt, Misshandlung oder Vernachlässigung informieren, die Sie entweder selbst erleben oder die Sie sehen.« (BIVA 2010)

An dieser Stelle wird die Charta als Teil der Rechte und Pflichten dargestellt. Wie die konkrete Einbindung in den Alltag erfolgt, kann im ▶ Kap. 17.1 eingesehen werden.

11.4 Strafrecht und Straftatbestände

Das Strafrecht stellt das stärkste Mittel des Staates dar, um in persönliche Freiheitsrechte einzugreifen. Es kommt nur bei schweren Rechtsverstößen zur Anwendung. Die Strafbarkeit einer Handlung ist nicht der einzige Maßstab für das Handeln einer Einrichtung, aber sie markiert die Grenze, bei deren Überschreitung unbedingt gehandelt werden muss. Strafrechtlich relevante Handlungen sind im Strafgesetzbuch (StGB) aufgeführt. Das Prinzip »im Zweifel für den Angeklagten/die Angeklagte« begrenzt die strafrechtlichen Feststellungen und damit die Möglichkeit einer Verurteilung. Selbst ein starker Verdacht reicht nicht für eine (Vor-) Verurteilung aus.

Einrichtungen müssen bereits bei einem begründeten Verdacht Maßnahmen ergreifen, um die Sicherheit der Menschen mit Pflegebedarf oder der Mitarbeitenden sicherzustellen. Eine Strafanzeige dient normalerweise nicht dazu, unmittelbare Gefahren abzuwehren. Sie ist ein formaler Schritt, um eine strafbare Handlung zur Anklage zu bringen, kann aber keine sofortige Schutzmaßnahme sein. Heißt: Man sollte sein Tun und Handeln nicht ausschließlich auf der Grundlage des Ausgangs eines Strafverfahrens ausrichten.[83]

Strafbestände Folgende Straftatbestände sind exemplarisch zu nennen:

- Körperverletzung (§ 223 StGB)
- Bedrohung (§ 241 StGB)
- Nötigung (§ 249 StGB)
- Misshandlung von Schutzbefohlenen (§ 225 StGB
- Fahrlässige Körperverletzung (§ 229 StGB)
- Fahrlässige Tötung (§ 222 StGB) oder Mord (§ 211 StGB)
- Freiheitsberaubung (§ 239 StGB)
- Sexueller Übergriff, sexuelle Nötigung und Vergewaltigung (§ 177 StGB)
- Totschlag (§ 212 StGB)

Eine Freiheitsberaubung kann bereits durch das Wegnehmen von personalen Hilfsmitteln, z. B. eines Rollators oder einer Prothese erfolgen. Wenn dadurch schwerwiegende Gesundheitsschäden oder sogar der Tod eintreten, können Tatbestände der schweren Körperverletzung (§ 226 StGB), der Körperverletzung mit Todesfolge (§§ 223, 227 StGB) oder der schweren Freiheitsberaubung (§ 239 Abs. 3 StGB) erfüllt sein (Schwedler und Wellenhofer 2018). Auch das Feststellen der Bremsen von Rollstühlen bei Menschen, die diese nicht mehr selbständig lösen können, stellt bereits eine freiheitsentziehende Maßnahme dar.

---

83 Diese Hinweise sind an das Praxishandbuch zum Blended Learning-Seminar Prävention sexualisierter Gewalt in der Altenhilfe – Leitung des Diözesan-Caritasverband für das Erzbistum Köln e. V. aus dem Jahre 2020 angelehnt (S. 79).

Diese Aufzählung macht deutlich, dass die genannten Straftatbestände keine Einbahnstraße sind, sondern auch zwischen Menschen mit Pflegebedarf und gegenüber Pflegenden auftreten können. Die einzelnen Straftatbestände können unter dem folgenden QR-Code nachgeschlagen werden.

https://www.gesetze-im-internet.de/stgb/BJNR001270871.html

Pflegeeinrichtungen sind keine rechtsfreien Räume, in denen Mitarbeitende oder Menschen mit Pflegebedarf Gewalt quasi erdulden müssen. Gewalttätige Übergriffe von Pflegebedürftigen sind gleichermaßen Straftaten und sollten zur Anzeige gebracht werden. Mitarbeitende müssen über dieses Recht informiert sein. In Fortbildungen äußern Mitarbeitende oft die Annahme, dass Anzeigen vom Unternehmen nicht gewünscht sind. Häufig wird auf eine Anzeige verzichtet, da die Menschen mit Pflegebedarf als Opfer einer Demenz gesehen und ihre Taten »entschuldigt« werden.

Die Schuldfähigkeit (§ 20 StGB) oder ggf. die verminderte Schuldfähigkeit (§ 21 StGB) wird von der Staatsanwaltschaft oder dem Richter/der Richterin festgestellt. Hierfür kann ein Sachverständigengutachten erstellt werden, das jeweils beurteilt, in welcher Weise sich die Demenz bei der Tat auf die Einsichts- und Steuerungsfähigkeit ausgewirkt hat (PEKo-Konsortium 2024). Auf dieser Grundlage wird dann die Schuldfähigkeit oder Schuldunfähigkeit festgestellt.[84]

Schuldfähigkeit

Schwedler und Wellhofer (2018) weisen darauf hin, dass Fälle von Körperverletzung, insbesondere solche, die in einem Pflegekontext gegenüber Menschen mit Pflegebedarf auftreten in der Rechtsprechung und Kriminalstatistik selten sind. Sie vermuten, dass dies daran liegt, dass in der Regel ein Strafantrag[85] des Betroffenen erforderlich ist, es sei denn, die Strafverfolgungsbehörde sieht ein besonderes öffentliches Interesse an der Strafverfolgung. Oft sind die Betroffenen weder körperlich noch kognitiv

---

84 Siehe hierzu https://www.rechtslupe.de/strafrecht/beurteilung-der-schuldfaehigkeit-sachverstaendigengutachten-und-urteilsgruende-3107571, letzter Zugriff am 30.04.2025.
85 Eine Strafanzeige ist die Meldung einer mutmaßlichen Straftat. Sie wird gem. § 158 gegenüber den entsprechenden Behörden (Polizei, Staatsanwaltschaft, Amtsgericht) gestellt und kann form- und fristlos erfolgen. Ein Strafantrag hingegen muss von dem Verletzten einer Straftat (§§ 77 ff StGB) gestellt werden. Hiermit wird der Wunsch ausgedrückt, dass die Verfolgung einer Straftat erfolgen soll. Ein Antrag ist bei Gericht oder der Staatsanwaltschaft schriftlich zu stellen oder bei einer anderen Behörde. Dies muss innerhalb einer Frist von 3 Monaten ab Kenntniserlangung einer Tat und des Täters erfolgen. Entnommen: https://www.juracademy.de/recht-interessant/article/strafantrag-strafanzeige-unterschied, letzter Zugriff am 30.04.2025.

in der Lage, diesen Schritt zu unternehmen. Außerdem sei die Beweislage für das Opfer oft ungünstig, was zu einer erheblichen Dunkelziffer führe.

So liege die Einleitung eines Strafverfahrens oder gar die Bestrafung eines pflegenden Angehörigen in der häuslichen Pflege in der Regel nicht im Interesse der Beteiligten. So könnten Strafen die Überforderung und Überlastung nicht abbauen oder verhindern. Zudem würde die vermehrte Androhung oder Verbreitung solcher Verfahren die Bereitschaft von Angehörigen zur Pflege kaum fördern.

Die Besonderheit der relevanten Straftaten bestehe darin, dass sie in der Regel nicht auf »kalkulierter Kriminalität«, sondern auf »Überlastungssymptomen oder affektiv kurzfristigen Taten in besonders belastenden oder konfliktreichen Situationen« beruhen. Daher kommen strafrechtliche Maßnahmen in diesem Kontext nur als letztes Mittel in Betracht.

Wenn Gewaltereignisse zwischen Menschen mit Pflegebedarf und ihren pflegenden Angehörigen auftreten und Pflegekräfte diese wahrnehmen, kann dies zu ambivalenten Gefühlen führen (▶ Kap. 10). Auf der einen Seite möchte man helfen, auf der anderen Seite jedoch keinen unbegründeten Verdacht äußern oder sich in die Privatangelegenheiten der Klient*innen einmischen. Es können sich auch Abwehrreaktionen zeigen, die zur Kündigung des Pflegevertrags führen. Dennoch sind Pflegekräfte verpflichtet (Garantenpflicht), von anvertrauten Personen Schaden abzuwenden. Wenn sie Gewalt wahrnehmen und nicht handeln, verstoßen sie gegen ihre Garantenpflicht und können strafrechtlich belangt werden (Zank und Schacke 2013). Dies gilt auch beispielsweise für eine Beihilfe zur Körperverletzung oder Misshandlung von Schutzbefohlenen.

Daher gilt, auf wahrgenommene Gewaltphänomene zu reagieren und nach den Gründen zu fragen (▶ Kap. 10). Dies ist eine Pflicht des Pflegepersonals. Überlastung kann Gewalt befördern, die Bereitschaft über Gewalt zu sprechen und Unterstützung anzunehmen, ist aus unserer Erfahrung jedoch sehr heterogen und unterscheidet sich jeweils.

Falls Gespräche oder Unterstützung oder Hilfe von Angehörigen abgelehnt wird, sollte mit dem Menschen mit Pflegebedarf das weitere Vorgehen geklärt werden. Wenn diese Person ihren Willen frei bestimmen kann und mit weiteren Maßnahmen nicht einverstanden ist, gilt das Recht auf Selbstbestimmung, welches zu Beginn erläutert wurde (Grundgesetz). In solchen Fällen unterliegen Mitarbeitende dann der Schweigepflicht (§ 203 StGB), um davon entbunden zu werden, muss eine Schweigepflichtentbindung durch die pflegebedürftige Person oder deren Vertretung erfolgen. Erst dann können externe Stellen informiert oder eingebunden werden. Werden ohne Einwilligung externe Stellen informiert, liegt eine Verletzung von Privatgeheimnissen vor (§ 203 StGB) (PEKo-Konsortium 2024).

> **Wichtig**
>
> Wenn ein rechtfertigender Notstand gemäß § 34 StGB vorliegt, kann die Weitergabe privater Daten gerechtfertigt sein. Dies ist der Fall, wenn nach Abwägung das Recht auf Selbstbestimmung und der Schutz von Privatgeheimnissen (§ 203 StGB) aus Sicht der betroffenen Person weniger schwerwiegend ist als die Verletzung ihres Rechts auf körperliche Unversehrtheit (Art. 2 Abs. 2).[86]

Bei erheblicher Gewalteinwirkung (Gefahr für Leib und Leben) ist es notwendig, die Polizei einzubeziehen. Bei Fällen von häuslicher Gewalt in der Pflege kann es auch zur Anwendung des Gewaltschutzgesetzes (GewSchG) kommen. Es ermöglicht, Maßnahmen wie das Betretungsverbot der Wohnung des Opfers oder ein Verbot, sich in einem bestimmten Umkreis der Wohnung des Opfers aufzuhalten, gerichtlich zu erlassen. Hierfür bedarf es zumeist Unterstützung durch Dritte (Nachbarn, ambulanter Pflegedienst, etc.).

Eine große Herausforderung ergibt sich dann, wenn pflegende Angehörige selbst Täter*innen sind und der pflegebedürftige Mensch in Abhängigkeit dieser Person lebt. In diesem Fall ist die Kurzzeitpflege eine Möglichkeit, das Opfer (zunächst) aus der Situation herauszunehmen.

In stationären Einrichtungen der Altenhilfe kann bei Gewalt von An- und Zugehörigen gegenüber Bewohner*innen auch ein Hausverbot ausgesprochen werden.

> **Wichtig**
>
> Informieren Sie sich als Einrichtung oder Dienst über die entsprechenden Straftatbestände. Laden Sie ggf. die örtliche Polizei ein, eine Fortbildungsveranstaltung für Mitarbeitende sowie den Heimbeirat oder Angehörige anzubieten. Häufig besteht Unsicherheit sowohl auf Seiten der Mitarbeitenden als auch bei Menschen mit Pflegebedarf und Angehörigen. Überlegen Sie in Ihrer Einrichtung, wie Sie mit den Straftatbeständen in den unterschiedlichen Konstellationen umgehen möchten/könnten.

---

86 Hierzu liegt von Zank und Schacke 2013 eine Empfehlung vor, die die gesetzliche Befugnis für bestimmte Berufsgruppen, in Verdachtsfällen Daten an die zuständige Stelle weitergeben zu dürfen, beschreibt.

11.5 Gewalt im »Speziellen« – Notwehr und Nothilfe

Mitarbeitende können in Situationen geraten, in denen sie sich verteidigen und Gewalt anwenden müssen, um sich selbst zu schützen und aus der Gefahrenzone zu entkommen.

Fallbeispiel

Eine Mitarbeiterin betritt ein Zimmer und trifft auf einen sehr aggressiven Bewohner. Die Gründe für seine Aggression sind unklar. Bevor sie das Zimmer verlassen kann, geht der Bewohner auf sie zu, drückt sie gegen die Wand und würgt sie am Hals. Sie befreit sich mit einer taktilen Technik vom Würgegriff und stößt den Bewohner zu Boden. Dieser verletzt sich beim Sturz und erleidet eine Fraktur am Arm.

Die Mitarbeiterin darf sich in solch einer Situation verteidigen. Allerdings gibt es Grenzen und rechtliche Vorgaben, die zu beachten sind.

Notwehr   Nach § 32 Notwehr StGB handelt niemand rechtswidrig, der eine Tat begeht, die »… durch Notwehr geboten ist. Notwehr ist eine Verteidigung, die erforderlich ist, um einen gegenwärtigen rechtswidrigen Angriff von sich oder einem anderen abzuwenden«.

Die Mitarbeiterin darf sich also zur Wehr setzen, wenn der Angriff *gegenwärtig* ist, d. h. er unmittelbar bevorsteht, gerade stattfindet oder noch andauert. Zudem muss der Angriff *rechtswidrig* sein. Das ist er dann, wenn sich die Mitarbeiterin zuvor korrekt verhalten und es keinen wirklichen Anlass für einen Angriff gegeben hat. In diesem Fall darf sich der Betroffene mit *geeigneten Mitteln* und *auf die schonendste Weise* verteidigen. Grundsätzlich sollte sie sich möglichst defensiv verhalten. Hält sich die Pflegeperson an diese Grenzen, ist die Verteidigung rechtlich in Ordnung.

In dem geschilderten Fallbeispiel darf die Mitarbeiterin also alles tun was notwendig wäre, um den Angriff abzuwehren. Notfalls schlagen oder nach ihm treten. Gleiches würde gelten, wenn in diesem geschilderten Fallbeispiel ein Kollege der Mitarbeiterin das Zimmer betritt und erkennt, dass seine Kollegin gerade angegriffen wird. Er dürfte und müsste ihr zur Hilfe kommen und sie verteidigen, ebenfalls jedoch nur mit geeigneten Mitteln

Nothilfe   und auf die schonendste Weise. Sein Verhalten wäre dann als sogenannte *Nothilfe*, also als Notwehr zugunsten eines anderen, gerechtfertigt. Auch er könnte nicht belangt werden.

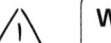

Wichtig

Zu bedenken in diesem Zusammenhang ist immer, dass Menschen mit Demenz eventuell nicht in der Lage sind, Situationen richtig einzuschätzen. Angriffe können daher auch entstehen, weil Bewohner*innen die an ihnen vorgenommen pflegerischen Handlungen nicht verstehen und dann mit Ablehnung oder gar mit Abwehr reagieren. Situationen, die zu einem Angriff führen könnten, sollten möglichst vermieden werden. Dennoch bleibt: Mitarbeiter*innen dürfen sich verteidigen oder aus einer Gefahrensituation bringen, sich befreien.

Solche und im Fallbeispiel beschriebene Übergriffe können oft, jedoch nicht grundsätzlich, verhindert werden. Einrichtungen müssen ihre Mitarbeitenden darin schulen, in solchen Situationen deeskalierend vorzugehen. Ebenso sollten sie regelmäßig in atraumatischen taktilen Abwehrtechniken geschult werden, um sich in Sicherheit zu bringen. Wenn es zu einem solchen Vorfall gekommen ist, sollte die Situation immer im Team reflektiert und der Einsatz der atraumatischen taktilen Techniken mit dem Menschen mit Pflegebedarf besprochen werden. Das Hauptziel der Notwehr besteht darin, sich aus der Gefahrenzone zu entfernen und Hilfe zu holen. Besteht die Gefahr, dass Menschen mit Demenz übergriffig reagieren, sollte dies in einer Fallbesprechung thematisiert und Handlungsoptionen besprochen werden. (▶ Kap. 14.6, ▶ Kap. 14.7, ▶ Kap. 15.7, ▶ Kap. 15.6).

Wichtig

Die Beachtung von Rechten und die Einhaltung von Pflichten sind für alle Akteur*innen wichtig und sollten klar und kontinuierlich benannt werden. Die Beteiligten sollten auch über ihre rechtlichen Möglichkeiten informiert sein, um ihre Rechte wahrnehmen zu können. Anlaufstellen oder Hilfeeinrichtungen sind zu benennen. Wenn jemand Gewalt erfährt, besteht ein Schutzbedürfnis seitens der Einrichtung. In solchen Fällen sollten alle rechtlichen Möglichkeiten geprüft und dem Betroffenen Hilfe angeboten oder vermittelt werden.

11.6 Ins Gespräch zu Rechten und Pflichten kommen

Abschließend stellt sich die Frage nach dem richtigen Zeitpunkt, um über die Rechte und Pflichten ins Gespräch zu kommen. Bei Einzug können Menschen mit Pflegebedarf und ihre Angehörigen über die Charta sowie ihre Rechte und Pflichten aufgeklärt werden. Im Falle eines Gewaltvorfalls gegenüber Menschen mit Pflegebedarf werden sowohl die Bewohner*innen als auch ihre Angehörigen über ihre rechtlichen Möglichkeiten informiert.

Während des Einstellungsprozesses sollten Mitarbeitende über die Haltung zum Thema Gewalt aufgeklärt werden. Selbstverpflichtungserklärungen können dabei helfen, dass Mitarbeitende diese Haltung aktiv unterstützen. Während der Einarbeitung kann das Thema beispielsweise im Rahmen von Einführungstagen für neue Mitarbeitende thematisiert werden. Informationen in der Einarbeitungsmappe, Fortbildungen zum Thema, ggf. unterstützt durch die örtliche Polizei, können dazu beitragen, das Thema präsent zu halten.

Anlassbezogene Gespräche können mit allen Akteur*innen notwendig werden. In diesen Gesprächen werden Grenzüberschreitungen angesprochen und auf die Pflichten hingewiesen, z.B. sexuelle Belästigungen vonseiten der Bewohner*innen zu unterlassen, oder sich als Mitarbeitende im Ton zu mäßigen. Wenn solche Verhaltensweisen weiterhin auftreten, kann bei Mitarbeitenden eine Abmahnung ausgesprochen werden und bei weiteren Verfehlungen eine Kündigung erfolgen. Bei Pflegebedürftigen kann die Kündigung des Heim- oder Pflegevertrages angesprochen werden. Wohl wissend, wie schwierig es ist, die Kündigung auch durchzusetzen. Meistens werden die Betroffenen einsichtig, wenn eine Kündigung droht.

Fallbeispiel

Eine ältere Dame beleidigte eine Mitarbeiterin mit rassistischen Äußerungen. Trotz mehrmaliger Gespräche änderte die Dame, die keine kognitiven Einschränkungen hat, ihr Verhalten nicht. Der älteren Dame und ihrer Tochter wurde verdeutlicht, dass solche Beleidigungen nicht mehr toleriert werden. Um die Mitarbeiterin zu schützen, wurde die Kündigung des Pflegevertrages in Aussicht gestellt.

11.7　Fazit und To Do's

Zank und Schacke (2013) bieten eine ausführliche rechtswissenschaftliche Auseinandersetzung mit dem Phänomen der Gewalt in der häuslichen Pflege. Viele der dort aufgeworfenen Fragen lassen sich auch auf die stationäre und teilstationäre Pflege übertragen.

Sie schlagen vor, bestehende Gewaltschutzgesetze auszubauen bzw. zu erweitern und das Thema Gewalt gegen alte Menschen zu berücksichtigen. Sie weisen darauf hin, dass im siebten Altenbericht des BMFSFJ (2017)[87] bereits eine Weiterentwicklung im Kontext von Pflegebeziehungen angeregt wurde. Internationale Erwachsenenschutzgesetze könnten als Grund-

---

87　Einsehbar unter: https://www.bmfsfj.de/resource/blob/120144/2a5de459ec4984cb2f83739785c908d6/7-altenbericht-bundestagsdrucksache-data.pdf, Letzter Zugriff am 30.04.2025

lage für ein entsprechendes Gewaltschutzgesetz dienen und einen Gewaltschutzbegriff beinhalten.

> Menschen mit Pflegebedarf muss bei Gewalt in ihrer jeweiligen Lebenswelt geholfen werden. Unsicherheit oder Angst dürfen dieser Hilfe nicht entgegenstehen. Autonomie und Selbstbestimmung müssen immer gegen das Recht auf körperliche und psychische Unversehrtheit abgewogen werden.

- Rechte und Pflichten sind für alle Menschen, die in den Einrichtungen der Altenhilfe leben und arbeiten wichtig und bilden einen gemeinsamen Handlungsrahmen.
- Sie sollten alle Akteur*innen zu rechtlichen Rahmenbedingungen informieren. Es sollte geklärt werden, wann und in welchem Zusammenhang Menschen mit Pflegebedarf und ihre An- und Zugehörigen sowie Mitarbeitende (wiederholt) informiert werden.
- Sie sollten überlegen, wann die Charta für Pflegebedürftige ausgehändigt und die Inhalte mit den Menschen mit Pflegebedarf reflektiert werden können.
- Sie sollten Mitarbeitende über die entsprechenden rechtlichen Rahmenbedingungen aufklären, einschließlich der Tatsache, dass auch Nichthandeln oder Unterlassen eine Handlung darstellt, die ggf. strafbar ist.
- Planen Sie Fortbildungen mit der Polizei, um die rechtlichen Rahmenbedingungen bekannt zu machen und gemeinsam zu diskutieren.
- Halten Sie entsprechende Verfahren vor, wie mit Gewaltereignissen umgegangen wird, insbesondere sollte auch das Erstatten von Anzeigen erwähnt werden.
- Planen Sie Deeskalationstrainings für Mitarbeitende. Diese sind wichtig und sollten regelmäßig eingeübt werden, insbesondere atraumatische taktile Techniken.
- Etablieren Sie Nachbesprechungen beim Einsatz solcher Techniken mit den betroffenen Mitarbeitenden und dem Menschen mit Pflegebedarf.
- Fallbesprechungen, der Abwägungsprozess sowie das Einleiten von Maßnahmen sollten dokumentiert werden. Gleiches gilt, wenn man sich für ein Nichthandeln entscheidet, z.B. wenn das Recht auf Selbstbestimmung im Vordergrund steht. Wenn Menschen mit Pflegebedarf nicht mehr in der Lage dazu sind, eine freie Willensbestimmung oder eine freie Entscheidung (Ausmaß und Tragweite) zu treffen, sollte eine gesetzliche Betreuung eingeleitet werden. Gutachten werden dann vom zuständigen Richter eingeholt.
- Die sogenannte Anzeigepflicht nach § 138 StGB bezieht sich auf die Nichtanzeige geplanter schwerer Straftaten. Das heißt, wenn Mitarbeitende Kenntnis von einer geplanten schweren Straftat haben, z.B. Mord oder Totschlag, ist diese Person gesetzlich verpflichtet, die Behörden zu informieren.

Im ▶ Teil II des Buches können Sie konkrete Hinweise einsehen, welche Verfahren die Wilhelmshilfe entwickelt hat und was zu beachten ist. Die Verfahren und Regelungen sowie entsprechende Schulungsmodule finden Sie im elektronischen Zusatzmaterial (▶ Kap. 22) als Anregung. In den folgenden Kapiteln (▶ Abb. 11.2) können sie weiterführende oder ergänzende Themen und Kapitel einsehen.

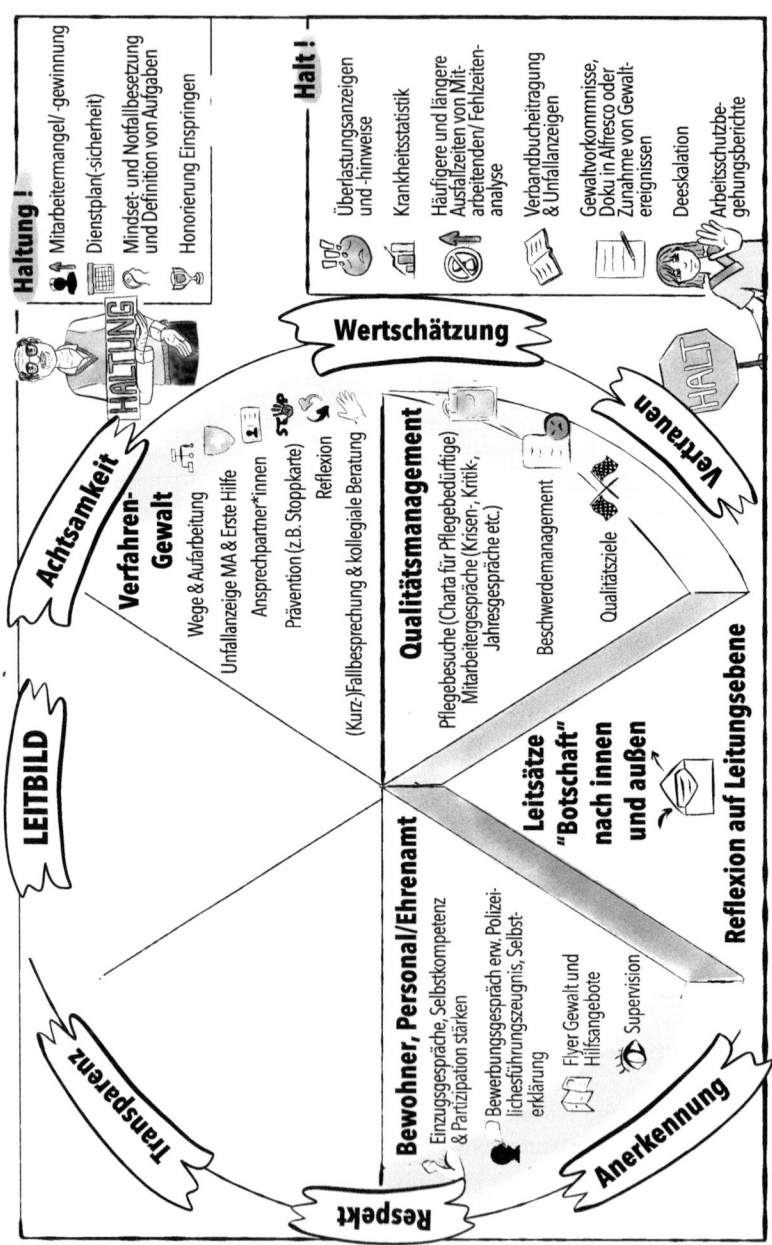

Abb. 11.2: Kapitel zur Umsetzung rund um das Thema rechtliche Rahmenbedingungen (Rechte und Pflichten).

Teil II

12 Erst der Schock, dann die Aufarbeitung – Anlass für unser Projekt und Handlungsempfehlungen zum Umgang mit (medial wirksamen) Gewaltvorfällen

»Wir waren am Anfang wie gelähmt. Unsere Gefühle schwankten zwischen Fassungslosigkeit, Hilflosigkeit und Nicht-wahrhaben-Wollen'. Und dem Mitgefühl für die Betroffenen, vor allem für die Bewohnerinnen und deren Angehörige. Da war aber auch die große Angst, etwas Entscheidendes übersehen zu haben.« (D. Hennings)

Dieser Beitrag soll eine Orientierung bieten, wie Verantwortliche bei weitreichenden Gewaltvorfällen mit großem Ausmaß reagieren können. Die damaligen Geschehnisse werden in chronologischer Reihenfolge dargestellt. Zunächst wird das Augenmerk auf die eigentliche Tat gerichtet – wie diese entdeckt, untersucht, bearbeitet und schließlich geahndet wurde. Im Anschluss daran werden die getroffenen Sofortmaßnahmen sowie die ersten Schritte zur Aufarbeitung beschrieben. Die Entscheidung, an die Öffentlichkeit zu gehen, wird erläutert. Der Beitrag endet mit konkreten Handlungsempfehlungen für den Fall, dass medial wirksame Gewaltvorfälle auftreten.

Zudem soll dieses Kapitel verdeutlichen, *warum* wir mit diesem umfangreichen Projekt gestartet sind. Es bietet damit den Auftakt zu den erarbeiteten Inhalten des Projekts »Halt!(-ung) bei Gewalt«.

12.1 Darstellung der Geschehnisse: Festnahme und Vorwürfe

An einem Donnerstagabend informierte die Polizei über die Festnahme einer Mitarbeiterin. Der Vorwurf des sexuellen Missbrauchs an mehreren Bewohner*innen stand im Raum. Die damals 47-jährige Altenpflegerin, die seit 2001 beim Träger beschäftigt war, wurde an ihrem Arbeitsplatz in Göppingen-Bartenbach von der Polizei festgenommen und in Untersuchungshaft gebracht. Es wurde ihr vorgeworfen, dass sie zwischen August 2017 und Oktober 2017 sechs schwer demenzkranke Bewohner*innen sexuell missbraucht und dabei gefilmt haben soll.

Die Polizei wurde auf die Altenpflegerin aufmerksam, als sie gegen einen Mann ermittelte, der im Jahr 2017 von der Staatsanwaltschaft Tübingen unter anderem wegen des Besitzes kinderpornografischer Bilder festgenommen wurde. Die Ermittler waren bei ihm unter anderem auf Videoaufnahmen der 47-Jährigen und auf einen über 1000-seitigen Chatverlauf zwischen der Altenpflegerin und dem Festgenommenen gestoßen.

Im Verlauf der Untersuchung stand immer wieder der Verdacht im Raum, dass weitere Bewohner*innen betroffen sein könnten. Dieser Verdacht bestätigte sich jedoch nicht. Bei den letztendlich sechs missbrauchten Bewohner*innen handelte es sich um zwei Männer und vier Frauen im Alter von 75 bis 91 Jahren. Die Personen wohnten in Bartenbach in einem »beschützenden Bereich« des Pflegeheims.

12.2 Befragungen und Auswertungen der Polizei

Die Polizei analysierte den Chatverlauf der Festgenommenen und führte eine umfangreiche Befragung durch. Etwa zehn Mitarbeiter*innen des betroffenen Wohnbereichs wurden befragt. Die 47-jährige Altenpflegerin war als Teammitglied in diesem Wohnbereich und ausschließlich im Tagdienst tätig. Die Motive der 47-jährigen Altenpflegerin sind bis heute unklar. Laut Aussagen der Kolleg*innen gab es keine Hinweise auf mögliche Misshandlungen. Es wurden keine Anhaltspunkte für weitere Taten, außerhalb des eingegrenzten Zeitraums, festgestellt. Ebenso konnten keine Hinweise auf weitere Täter*innen ermittelt werden.

12.3 Gerichtsverfahren und Urteil

Am Verfahren nahm in Vertretung der Wilhelmshilfe ein Rechtsanwalt für Strafrecht teil. Er informierte den Vorstand kontinuierlich über den Stand der Dinge und dokumentierte die Gerichtsverhandlungen. Mehrere Mitarbeiter*innen inklusive der Einrichtungsleitungen wurden als Zeugen während der Verhandlungen befragt. Diese Situation war für alle Beteiligten sehr belastend.

Das Landgericht Ulm verurteilte die Angeklagte zu einer dreijährigen Freiheitsstrafe wegen Vergewaltigung, sexuellem Missbrauch von Schutzbefohlenen, vorsätzlicher Körperverletzung, Verletzung des höchstpersönlichen Lebensbereichs durch Anfertigung von Bildern sowie Besitz von kinderpornografischen Bildern. Sie befand sich seit der Festnahme durch die Polizei durchgehend in Haft. Der Träger ging davon aus, dass ihr die staatliche Anerkennung zur examinierten Altenpflegerin entzogen wurde. Aus datenschutzrechtlichen Gründen hat der Träger diesbezüglich keine Auskunft vom Regierungspräsidium erhalten.

12.4 Darstellung der Geschehnisse: Sofortmaßnahmen nach Festnahme – Interne und externe Kommunikation

Von Beginn an wurde sehr eng, offen und gut mit der Kriminalpolizei zusammengearbeitet. Die Polizei erhielt sämtliche Unterlagen zur Einsicht, die zur Aufklärung notwendig waren. Sie wurde kontinuierlich über die eingeleiteten Maßnahmen des Trägers informiert. Kurz nach der Festnahme erhielt der Vorstand Informationen zu den Hintergründen und wurde über die anstehenden Befragungen in Kenntnis gesetzt. Mit der Polizei konnte eine Vereinbarung getroffen werden, dass die Vorstände des Trägers zunächst selbst die betroffenen Angehörigen informieren würden, bevor die Polizei Kontakt zu ihnen aufnehmen würde.

Am Morgen nach der Festnahme wurden alle Leitungsmitarbeiter*innen einberufen und über die Vorfälle sowie den Stand der Ermittlungen direkt vom Vorstand informiert. Des Weiteren wurde eine offizielle Sprachregelung kommuniziert, um entsprechende Aussagen gegenüber Angehörigen, Mitarbeiter*innen und der Bewohnerschaft sowie Besucher*innen machen zu können. Die Kolleg*innen wurden angewiesen, Anfragen der Presse direkt an den Vorstand weiterzuleiten.

<small>Interne Kommunikation</small>

Am Freitagabend fand zudem eine außerplanmäßige Aufsichtsratssitzung statt. Kurz nach dem Wochenende wurden alle Mitarbeiter*innen der Wilhelmshilfe schriftlich informiert.

Alle betroffenen Angehörigen wurden zeitnah vom Vorstand eingeladen. Wichtig war aus Sicht des Trägers, die Angehörigen – vor möglichen Presseberichten – persönlich zu informieren. Fünf von sechs betroffenen Angehörigen konnten zum Gespräch kommen und wurden eingehend über die Vorfälle informiert. Die Angehörigen waren schockiert und emotional sehr betroffen. Dies war für alle beteiligten Personen eine sehr belastende Situation.

<small>Information betroffene Angehörige</small>

Ebenso wurden alle Bewohner*innen und Angehörigen der betroffenen Einrichtung in Bartenbach schriftlich über die Ereignisse informiert. Es fand eine Informationsveranstaltung für Bewohner*innen und Angehörige in der Einrichtung statt. Der Aufsichtsratsvorsitzende, beide Vorstände sowie die Einrichtungsleitungen der betroffenen Einrichtung haben daran teilgenommen und standen für Fragen zur Verfügung.

<small>Information nicht betroffene Bewohner*innen</small>

Die Haftpflichtversicherung wurde umgehend über den Vorfall in Kenntnis gesetzt, um sich auf eventuelle Regressforderungen wegen Verletzung der Pflichten aus dem Heimvertrag seitens der Betroffenen bzw. deren Vertreter*innen vorzubereiten.

Erste Aufarbeitung und Analyse der Gewalttaten: Sorge um die Betroffenen

Da die betroffen Personen (Menschen mit schwerer Demenz) nicht oder nicht mehr befragt werden konnten, wurde eine ausführliche Analyse der Pflegedokumentation durch die Pflegereferentin und eine Befragung der Kolleg*innen durchgeführt. Es wurden verschiedene Zeiträume in der Pflegedokumentation der betroffenen Bewohner*innen eingehend untersucht (▶ Tab. 12.1).

Tab. 12.1: Analyse der Pflegedokumentation.

Zeitraum	Inhalte der Analyse
Zeit *während* der Gewaltvorfälle	• Psychische Veränderungen, wie abwehrendes Verhalten.
Zeit *vor* den Gewaltvorfällen	• Auffälligkeiten, wie Schmerzäußerungen oder Angstzustände.
Zeit *nach* den Taten	• Dokumentation von Wunden oder Hautveränderungen. • Kontakte zum Haus- oder Facharzt.

Es wurde festgestellt, dass bei zwei Bewohner*innen Anzeichen eines veränderten Verhaltens vorlagen, insbesondere eine Abwehrhaltung bei der Körperpflege. Dieses Verhalten hätte jedoch ohne Kenntnis der Taten nicht als Hinweis auf Gewalteinwirkung erkannt werden können. Alle betroffenen Bewohner*innen zeigten ein breites Spektrum an auffälligen Verhaltensweisen, die typisch für schwere Demenz sein können, wie ständiges Rufen und große Unruhe.

Zu einem professionellen, pflegefachlichen Handeln gehört es, im Team über diese Verhaltensweisen zu sprechen, mögliche Ursachen zu identifizieren (z. B. Schmerzen) und ein gemeinsames Vorgehen festzulegen. Kritisch muss erwähnt werden, dass diese Fallgespräche nur sporadisch durchgeführt und dokumentiert wurden. Zudem ging aus den Berichtseintragungen in der Pflegedokumentation hervor, dass einige Mitarbeitende, insbesondere ohne pflegerische Ausbildung, im Umgang mit diesen Menschen überfordert waren.

Mit der Leitung der Einrichtung wurde vereinbart, die Hausärzte der betroffenen Bewohner*innen zu kontaktieren und zu befragen, ob sie rückwirkend Verhaltensauffälligkeiten bei den betroffenen Bewohner*innen bemerkt haben. Zudem wurden vereinbart, Pflegevisiten und Fallgespräche durchzuführen und einen engen Kontakt zu den Angehörigen zu pflegen.

Sorge um die Mitarbeiter*innen der Einrichtung in Bartenbach

Von Anfang an gab es einen engen und intensiven Austausch zwischen dem Vorstand und den Einrichtungsleitungen in Bartenbach sowie zwischen den Leitungen und den Mitarbeiter*innen innerhalb der Einrichtung. Bei der Befragung der Mitarbeiter*innen ging die Polizei sehr sensibel vor. Dennoch war eine deutliche Anspannung und Unsicherheit unter den Kolleg*innen spürbar. Sie waren schockiert, dass sie die Taten nicht bemerkt hatten, obwohl sie jahrelang mit der Verdächtigen zusammengearbeitet hatten. Während der Befragung wurden ihnen auch Ausschnitte der Videoaufnahmen gezeigt, die die Täterin angefertigt hatte. Das Ziel der Ermittlungen war es, u. a. die Opfer zu identifizieren.

Daraufhin begann die psychologische Beratung der Mitarbeiter*innen durch einen Facharzt für Psychiatrie und Psychotherapie. Zusammen mit ihm und dem Notfallseelsorgeteam der Diakonie des Landkreises Göppingen wurde eine Veranstaltung für alle Mitarbeiter*innen organisiert. Diese wurde als sehr hilfreich erlebt. Das Angebot wurde seitens des Trägers kontinuierlich zur Verfügung gestellt. Mehrere Mitarbeiter*innen meldeten sich aufgrund der belastenden Situation zeitweise krank.

Interne Kommunikation

Interne Kommunikation

Es fanden regelmäßige, kurzfristig anberaumte Treffen mit allen Leitungen der Wilhelmshilfe statt. In diesen Treffen wurden aktuelle Informationen zum Verfahren gegeben. Es gab immer ausreichend Raum, sich über die eigene Betroffenheit und die Atmosphäre innerhalb der Teams auszutauschen. Dieser Austausch war für die Bewältigung des Geschehens besonders wichtig.

Einbezug eines Straf- und eines Arbeitsrechtlers

Einbezug Rechtsanwalt

In Absprache mit einem Rechtsanwalt wurde die Kündigung der gewalttätig gewordenen Mitarbeiterin sofort eingeleitet. Dieser Fachanwalt war von Anfang an beratend tätig und wurde vom Träger beauftragt, das Verfahren zu begleiten und die Verhandlungen zu dokumentieren.

Durchführung von Einzelgesprächen

Einzelgespräche

Der Vorstand und die Leitungen der Einrichtung in Bartenbach haben eine große Anzahl an Gesprächen mit den Mitarbeiter*innen des betroffenen Wohnbereichs geführt. Ziel war es, Klarheit darüber zu bekommen, ob die Taten hätten verhindert werden können und ob es weitere Vorfälle durch andere Mitarbeiter*innen gegeben hat. Auch ehemalige Mitarbeiter*innen haben sich gemeldet. Sie haben über von ihnen erlebte Situationen aus dem Pflegealltag berichtet. Ein Verdacht gegen weitere Mitarbeitende wurde geäußert. Dieser hat sich durch die Ermittlungen der Kriminalpolizei jedoch nicht bestätigt.

Beteiligung der Angehörigen

Beteiligung der Angehörigen

Die betroffenen Angehörigen wurden nach etwas mehr als einem halben Jahr zu einem zweiten Gespräch eingeladen. Es war dem Vorstand wichtig, zu erfahren, wie die Angehörigen mit der Situation und dem Erlebten umgegangen waren. Sie wurden über die Maßnahmen informiert, die zwischenzeitlich in die Wege geleitet wurden. Es war von großer Bedeutung, die Sicht der Angehörigen zu hören und sie in die weitere Vorgehensweise aktiv einzubinden.

12.5 Unsere Entscheidung, an die Öffentlichkeit zu gehen: Sofortmaßnahmen

Pressemitteilung **Information der Presse**

Am Tag nach der Festnahme veröffentlichte die Staatsanwaltschaft Ulm eine Pressemitteilung. Am gleichen Tag wurde durch den Vorstand die örtliche Presse darüber informiert, dass die Vorfälle in einer Einrichtung der Wilhelmshilfe stattgefunden haben. Der Träger stellte sich von Anfang an den Vorfällen, um einen »Generalverdacht« aller Pflegeeinrichtungen im Landkreis zu vermeiden. Es war wichtig, größtmögliche Transparenz herzustellen und deutlich zu machen, dass die Vorfälle sehr ernst genommen werden und eine lückenlose Aufklärung mit allen Konsequenzen unterstützt wird. Der örtlichen Presse wurde klargemacht, dass es sich um eine Einzeltat in der Einrichtung in Bartenbach handelt. Über weitere Einzelheiten wurde nicht berichtet. Die örtliche Presse musste mehrmals um Stillschweigen gebeten werden, um die Angehörigen vorab über die Vorfälle aufklären zu können. Dieser Bitte kam die Presse nicht nach. Zwei Tage nach Festnahme berichtete sie von dem Vorfall innerhalb der Wilhelmshilfe, jedoch ohne die konkrete Nennung des Namens der Einrichtung.

In intensiven Gesprächen gelang es dem Vorstand schließlich, die Presse davon zu überzeugen, dass zunächst die Angehörigen der Opfer in Kenntnis gesetzt werden müssen. Daher wurde der Name der Einrichtung am fünften Tag nach Festnahme und erst nach Information der Angehörigen in der Zeitung genannt.

Presseberater **Einbezug eines Presseberaters**

Aufgrund der Tragweite der Vorfälle war schnell klar, dass im Bereich »Öffentlichkeitsarbeit« Unterstützung notwendig ist. Ein unabhängiger, erfahrener und sehr kompetenter Berater für Krisenkommunikation hat gemeinsam mit den Vorständen die Pressekonferenz vorbereitet und einen umfangreichen Fragenkatalog erarbeitet. Die Moderation der Veranstaltung durch diesen Berater war sehr hilfreich. Von großem Vorteil war, dass er unmittelbar nach der Anfrage vor Ort eingetroffen ist und bereits sehr viel Erfahrung im Umgang mit Krisen-PR im Gesundheitswesen hatte. Die Kontaktdaten kamen aus dem Kolleg*innenkreis des Vorstands.

Pressekonferenz und Übersicht der Presseberichte   Pressekonferenz

Es fand eine Pressekonferenz statt. Teilgenommen haben ein regionaler TV-Sender, das SWR Fernsehen, der SWR Hörfunk, die Deutsche Presseagentur (dpa), die Stuttgarter Zeitung sowie die Lokalzeitung in Göppingen. Eingeladen waren zudem alle überregionalen Medien wie u. a. die RTL-Gruppe, Pro 7/Sat 1 Gruppe, die WELT und BILD. Der regionale TV-Sender hat die gesamte Konferenz live übertragen und online gestellt. Direkt im Anschluss an die Pressekonferenz wurde der Vorstand nochmals interviewt. Die Pressemitteilung der Wilhelmshilfe zu den Fakten wurde an die Lokalpresse verschickt und auf die Homepage des Trägers gestellt.

Im Zuge des Verfahrens gab es eine große Anzahl an Presseberichten (▶ Abb. 12.1).

Abb. 12.1:
Übersicht zum Verlauf der Presseaktivitäten.

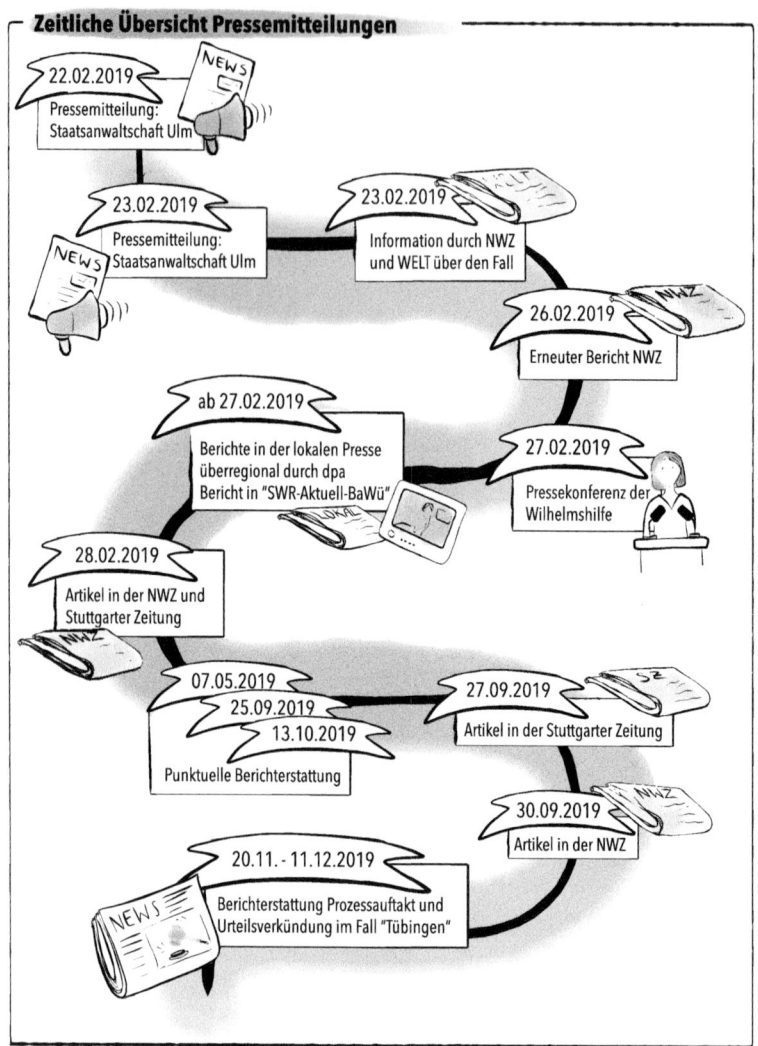

12.6 Das Projekt »Halt!(-ung) bei Gewalt«

Schon in einem frühen Stadium wurde deutlich, dass sich die Wilhelmshilfe zukünftig dem Thema »Gewalt in der Pflege« intensiver zuwenden musste und wollte. Unsicherheit bestand vor allem im Umgang mit Verdachtsmomenten und der Aufarbeitung von Hinweisen. Insgesamt erschloss sich zunehmend auch die Komplexität des Themas.

Aus den vielen Gesprächen kristallisierten sich schnell verschiedene Themen heraus, die angegangen werden mussten. Es wurde deutlich, dass für die Bearbeitung dieser Themen eine objektive externe Unterstützung benötigt wird. Zudem war es ein Ziel, eine möglichst breite Beteiligung aller Mitarbeitenden zu erreichen.

Die Pflegewissenschaftlerin Bianca Berger konnte gewonnen werden. Es fanden regelmäßige Treffen statt. Zuerst wurden Schritte zur weiteren Auseinandersetzung mit den Gewaltereignissen in Bartenbach vereinbart (z. B. Umgang mit den Opfern und ihren Angehörigen). Anschließend wurde sich dem komplexen Thema »Gewalt in der Pflege« zugewendet.

Durch eine umfangreiche Literaturanalyse wurde deutlich, dass Gewalt in der Pflege ein Phänomen darstellt, das weit über die Grenzen einer Einrichtung hinausgeht, alle Bereiche der Pflege und die gesamte Bürgerschaft betrifft. Diese Tatsache hat die Wilhelmshilfe darin bestärkt, mit dem Thema weiter und mit großer Offenheit nach außen zu gehen.

Im Oktober 2019 fand eine erste Veranstaltung mit allen Leitungsmitarbeiter*innen statt. Frau Berger stellte erste Ergebnisse der Literaturanalyse zum Thema »Gewalt in der Pflege« vor. Die Teilnehmer*innen erhielten zudem einen Einblick darüber, was bisher unternommen wurde sowie über das weitere Vorgehen. Es gab die Gelegenheit, Fragen zu stellen, über die eigene Betroffenheit zu sprechen sowie eigene Wünsche und Bedürfnisse zu thematisieren, wie mit und an dem Thema auf Trägerebene weitergearbeitet werden sollte.

Anschließend wurden Schulungsmodule erarbeitet. Ab Frühjahr 2021 starteten einrichtungs- und berufsgruppenübergreifende Schulungen für alle Mitarbeiter*innen und die Heimbeiräte. Schulungen für Angehörige und Ehrenamtliche wurden geplant und durchgeführt.

Im Januar 2020 folgte ein Fachtag »Halt!(-ung)« in gleicher Besetzung wie im Oktober 2019. Vertiefende Informationen zum Thema Gewalt wurden dargestellt und die Leitsätze mit den Leitungen intensiv diskutiert. Die Leitungen wurden über die geplanten Schulungen informiert, die im Jahr 2020 und 2021 durchgeführt wurden und alle Akteur*innen berücksichtigen sollen (Heimbeirat, Mitarbeitende, Angehörige, Ehrenamtliche). Es wurde auch vereinbart, verschiedene Verfahren zu erarbeiten, wie z. B. der Umgang bei Verdachtsmomenten, bei konkreten Gewaltereignissen oder in Überforderungssituationen der Mitarbeiter*innen. Im März 2020 startete die erste Arbeitsgruppe zur Erarbeitung des ersten Verfahrens »Umgang mit Verdachtsfällen und bei Gewaltereignissen gegen und durch Mitarbeiter*innen«.

Fachtag »Halt!(-ung)«

Die Entscheidung, mit dem Thema Gewalt in der Pflege in die Öffentlichkeit zu gehen, hat sich fortgesetzt. Im Jahr 2022 wurde gemeinsam mit dem Landkreis ein Fachtag durchgeführt und der Träger ist seit 2021 im Netzwerk für ein »gewaltfreies Zuhause« beteiligt. Der Kreisseniorenrat und die Pflegestützpunkte wurden informiert. Im Jahr 2023 wurde die Pflegekonferenz des Landkreises unter das Thema »Gewalt in der Pflege« gestellt. Das Interesse der Beteiligten und der Wunsch, sich mit dem Thema weiter zu beschäftigen, war sehr groß. Ende des Jahres 2023 fand ein großer

Fachtag des Diakonischen Werks Württemberg zum Thema »Gewaltschutzkonzepte« statt, an dem das Projekt vorgestellt wurde. Zudem wurde in der Fachpresse über das Projekt berichtet.

12.7 Eine Besonderheit: Das »Ethische Votum«

Dieses Format stellt nochmals eine besondere Möglichkeit dar, den Blick nach außen zu öffnen, die Bürgerschaft einzubeziehen und einen öffentlichen Diskurs anzustoßen.

Die Wilhelmshilfe hat Personen, die entsprechende Funktionen in Göppingen begleiten, eingeladen, um den Prozess zu reflektieren und eine Rückmeldung zum bisherigen und weiteren geplanten Vorgehen einzuholen. Es sollte dargestellt werden, was nach den Vorfällen in Bartenbach unternommen und welche Maßnahmen auf Trägerebene in die Wege geleitet wurden.

Zur Vorbereitung erhielten die Teilnehmenden eine schriftliche, kurze Zusammenfassung der Ereignisse und des Projektstands. Vertreten waren die Altenhilfefachberatung des Landkreises, ein Vertreter der Polizeidirektion Göppingen (Stelle Gewaltprävention), ein Vertreter des Stadtseniorenrats, eine in der Wilhelmshilfe tätige Pfarrerin, eine Lehrerin der örtlichen Pflegeschule, ein Vereinsmitglied der Wilhelmshilfe und der Aufsichtsratsvorsitzende der Wilhelmshilfe. Leider war es nicht möglich, eine Vertretung der Angehörigen oder des Heimbeirats aus Bartenbach zu gewinnen. Die Moderation übernahm die externe Begleitung.

bearbeitete Fragestellungen

Nach einer Einführung in das Thema »Gewalt in der Pflege« und der Darstellung einiger Studienergebnisse wurde intensiv an folgenden Fragestellungen gearbeitet:

- Welche Kriterien und Maßnahmen sind aus Sicht der Teilnehmer*innen notwendig und sinnvoll, um die Aufarbeitung der bisherigen Gewaltvorfälle in der Wilhelmshilfe abzuschließen und welche Perspektiven/Inhalte sind aus Ihrer Sicht im Maßnahmenpaket zur künftigen Gewaltprävention und -bearbeitung des Trägers unberücksichtigt?
- Was sind die Kriterien im Hinblick auf Präventions- und Gegenmaßnahmen, die im Landkreis Göppingen als nützlich und sinnvoll erachtet werden könnten?

Die Teilnehmenden gaben wichtige Hinweise, wie z. B. die Einrichtung einer Ombudsstelle sowie die Etablierung einer neutralen Meldestelle auf Landkreisebene, die Einbindung der Wilhelmshilfe bzw. die Sicht der Pflege in das »Netzwerk für ein gewaltfreies Zuhause« des Landkreises, die Durchführung der nächsten Pflegekonferenz unter dem Thema »Gewalt in der Pflege« sowie die stärkere Einbindung der Mitarbeitendenvertretung und der Auszubildenden. Nicht zuletzt ist der Wunsch geäußert worden, nach absehbarer Zeit ein weiteres Treffen durchzuführen.

Das zweite Reflexionstreffen fand ein Jahr später in ähnlicher Besetzung statt. In dieser Sitzung wurden die Ergebnisse aus dem letzten Treffen sowie die umgesetzten Maßnahmen dargestellt. Im Vorfeld wurde den Teilnehmenden eine Dokumentation über den trägerinternen Prozess »Vorgehen bei Gewalt und Verdachtsmomenten« zugeschickt. Dazu gab es konstruktive Rückmeldungen. Es wurde beispielsweise darüber diskutiert, zu welchem Zeitpunkt eine Verdachtsäußerung dokumentiert oder die Leitung informiert werden sollte.

Nicht zuletzt haben die Teilnehmenden empfohlen, die Führungskräfte vor allem in Moderationstechniken zu schulen, damit die Durchführung der Schulungen und Fallbesprechungen weiterhin selbstverantwortet und auf einem hohen Niveau stattfinden können.

Die Teilnehmenden haben den Träger darin bestärkt, weiter und intensiv mit dem Thema an die Öffentlichkeit zu gehen, Ehrenamtliche in die Schulungen sowie andere Träger in das Thema einzubinden. Von den Teilnehmenden wurde eine hohe Anerkennung für das gewählte Vorgehen des Trägers vermittelt. Mit der Fragestellung, wie die Teilnehmenden persönlich und fachlich profitierten, wurde das zweite Reflexionstreffen abgeschlossen.

12.8 Fazit und To Do's

- Halten Sie inne!!!
- Stellen Sie die Person, die mutmaßlich Gewalt ausgeübt hat, sofort frei.
- Holen Sie sich Unterstützung von außen, um den Vorfall aufzuarbeiten.
- Gehen Sie aktiv an die Öffentlichkeit. Stellen Sie sich zu den Vorfällen.
- Informieren Sie regelmäßig die (örtliche) Presse.
- Legen Sie eine interne Regelung fest, wer Presseanfragen bearbeitet und wie intern und nach außen kommuniziert werden soll.
- Stellen Sie eine kontinuierliche, interne Kommunikation sicher. Sei es über Präsenztreffen oder/und auf digitalem Weg.
- Geben Sie Raum, um über die eigene Betroffenheit zu reden.
- Informieren Sie zeitnah (innerhalb eines Tages) die direkt betroffenen Personen.
- Informieren Sie in einem zweiten Schritt alle Mitarbeiter*innen im Unternehmen.
- Bieten Sie eine Krisenintervention für die Betroffenen an.
- Sichten und analysieren Sie die Pflegedokumentation.
- Führen Sie mit allen Beteiligten und Betroffenen Einzelgespräche mit zwei Personen (eine führt das Gespräch, die andere protokolliert).

Tragen Sie dazu bei, dass das Thema Gewalt in der Pflege aus der Tabuzone tritt und dass die Betroffenen den *Mut* haben, darüber zu sprechen. Machen Sie deutlich, dass das Thema *ALLE* angeht und es nicht ein alleiniges Thema einer Einrichtung der Altenhilfe ist.

Wie eingangs erwähnt, dienen die Beschreibungen der Vorfälle aus dem Jahr 2019 als Grundlage und Begründungsrahmen für unser Projekt. Wir laden Sie herzlich ein, die Inhalte des Projekts im Folgenden näher kennenzulernen und sich intensiv damit auseinanderzusetzen.

13 Haltungs- und Schutzkonzepte entwickeln – ein Organisationsentwicklungsprozess

»Achte auf deine Gedanken, denn sie werden Worte. Achte auf deine Worte, denn sie werden Handlungen. Achte auf deine Handlungen, denn sie werden Gewohnheiten. Achte auf deine Gewohnheiten, denn sie werden dein Charakter. Achte auf deinen Charakter, denn er wird dein Schicksal.« (Talmud)

Die Wilhelmshilfe hat sich bewusst dafür entschieden, ein Haltungs-Konzept anstelle eines Schutz-Konzepts zu entwickeln. Ziel ist es, eine Haltung zum Thema Gewalt zu entwickeln, um das Thema aus der Tabuzone zu holen und offen darüber zu sprechen – über eigene Grenzen, Grenzerfahrungen, Verletzungen und deren Hintergründe. Dies soll ohne Wertung und ohne Diskreditierung einer Person geschehen.

Wen gilt es in einem Schutzkonzept zu »schützen«? Schutz impliziert, dass bereits eine Tat oder einen Übergriff stattgefunden hat. Die Wilhelmshilfe möchte jedoch präventiv handeln und dafür zu sorgen, dass es zu keinen Übergriffen – in welcher Form auch immer – kommt.

Im Folgenden möchten wir, ausgehend vom Leitbild des Trägers, die Leitsätze zum Thema Gewalt darstellen und die entsprechenden Bausteine vorstellen, die daraus abgeleitet und bearbeitet wurden. Diese Bausteine sind hilfreich, um die Komplexität des Themas »Gewalt in der Pflege« zu reduzieren und sollen zudem dabei unterstützen, sich immer wieder bewusst zu machen, welche Themenfelder bereits bearbeitet wurden. Im Laufe des Prozesses wird das bereits Erarbeitete sichtbar und die To-Do-Listen überschaubarer.

13.1 Leitbild als Rahmung

Durchführung einer Mitarbeitendenbefragung

Mitarbeitendenbefragung

Im Jahr 2017 fand in der Wilhelmshilfe ein Vorstandswechsel statt. Das neue Vorstandsteam und die Mitarbeitendenvertretung beschlossen gemeinsam, eine Mitarbeitendenbefragung durchzuführen. Ziel war es, die Bedürfnisse der Mitarbeitenden in die zukünftige Strategieplanung einzubeziehen und Entwicklungen durch eine zweite Befragung nach einer bestimmten Zeit darzustellen.

Ein externes Institut wurde mit der Durchführung der Befragung beauftragt, um auch einen bundesweiten Unternehmensvergleich zu ermöglichen. Die Befragung zielte darauf ab, die Leistungen der Arbeitgeber*innen zu untersuchen und die Wahrnehmung der Mitarbeitenden über ihre Arbeitswelt zu erfassen.

Die Ergebnisse wurden anonym vom beauftragten Institut ausgewertet, sodass keine Rückschlüsse auf einzelne Personen gezogen werden konnten. Die Mitarbeitendenvertretung unterstützte die Befragung aktiv und stand voll und ganz hinter dem Vorhaben. Die Befragung erzielte eine sehr hohe Rücklaufquote von 69 %.

Kernthemen Vier zentrale, standortübergreifende Themen kristallisierten sich heraus:

1. *Gesundheitsförderung:* Hohe Ausfallzeiten durch Erschöpfung der Mitarbeitenden, im Schnitt 22 Krankheitstage pro Mitarbeitendem.
2. *Inspiration und Identifikation der Mitarbeitenden:* 25 % Fluktuation, geringe Identifikation mit der Tätigkeit, kein Stolz auf die Tätigkeit, hohe Anzahl an Auszubildenden, die nach ihrer Ausbildung die Wilhelmshilfe verlassen.
3. *Inspirierende Führung:* Mangelndes Vertrauen in die Führungskräfte, wenig Partizipation, mangelnde Vertrauenskultur, hoher Anteil an negativer Energie.
4. *Wirksame und wertschätzende Kommunikation:* Mangelnde Rückmeldung, wenig Einbindung in Prozesse.

Die Ergebnisse zeigten deutlich, dass es in der internen Kommunikation große Verbesserungsbedarfe gab. Die Bereichsleitungen kannten sich wenig und hatten keinen engen Kontakt zueinander. Es gab keinen kollegialen Austausch, geschweige denn eine kollegiale Beratung. Klare Kommunikationswege und -strukturen wurden vermisst. Eine offene Rückmeldung gegenüber dem Vorstand wurde nicht gegeben, da das notwendige Vertrauen fehlte. Die Leitungen empfanden innerhalb des Unternehmens keine Kultur der Wertschätzung.

Im Dezember 2017 wurde mit allen Leitungen und Stabsstellen ein Auswertungsworkshop mit der Methode »World Café« durchgeführt.

Ziele Ziele waren dabei:

- Die unterschiedlichen Sichtweisen zu einem Thema zusammenzuführen
- in einem geschützten Rahmen miteinander ins Gespräch zu kommen
- innerhalb kurzer Zeit einen Handlungsplan zu entwerfen
- gemeinsam Strategien zu entwickeln

Der Vorstand entschloss sich, die Zusammenarbeit zwischen Bereichsleitungen und Vorstand in den Mittelpunkt zu rücken.

Themen Folgende Themen wurden diskutiert:

- *Interne Kommunikation/Besprechungskultur:* Welche Gremien brauchen wir? Mit welchem Inhalt?
- *Vertrauenskultur/Kultur der Offenheit:* Was zeichnet sie aus? Was brauchen wir für eine Vertrauenskultur? Welchen Rahmen braucht es, um offen seine Meinung sagen zu können? Was spricht gegen ein offenes Vorgehen? Wie können wir voneinander lernen?
- *Kultur der Wertschätzung:* Wie ist Wertschätzung möglich? Welche Möglichkeiten der Wertschätzung gibt es?
- *Was hält mich gesund?* Wie kann Gesundheit im Unternehmen gefördert werden?

Neben zahlreichen anderen Maßnahmen, wie der Erstellung eines Gesundheitsprogramms, wurde gemeinsam vereinbart, zukünftig einen Schwerpunkt auf eine werteorientierte Führung zu legen. Im Zuge dessen sollten Führungsleitlinien entwickelt bzw. Führungswerte definiert werden. In einer Klausur mit den Bereichsleitungen im Februar 2018 wurde mit externer Begleitung damit begonnen. Es wurde darüber diskutiert, was einen gesunden Menschen und ein gesundes Unternehmen auszeichnet. Intensiv besprochen wurden die benediktinischen Grundtugenden wie Gerechtigkeit, Tapferkeit, Klugheit, Mäßigung und Demut sowie deren Auswirkungen auf den Führungsalltag.

Die bisher gültige Qualitätspolitik und die Qualitätsziele wurden überarbeitet und die zentralen Führungswerte herausgearbeitet: Vertrauen, Achtsamkeit, Verbunden sein, gesellschaftliche Anerkennung, Verantwortung, Transparenz und Weiterentwicklung. Gemeineinsam wurde überlegt, in welchem Verhalten diese Werte im Alltag sichtbar werden und wie deren Umsetzung mit Hilfe von verschiedenen Instrumenten, wie zum Beispiel das Mitarbeitendenjahresgespräch, gemessen und überprüft werden können.

Nach den Befragungen wurden Multiplikator*innen (Wohnbereichsleitung oder Pflegedienstleitung) ausgebildet, um die Ergebnisse in den einzelnen Teams aufzuarbeiten. Ihre Aufgabe war es, die vier standortübergreifenden Themen in den Teams vorzustellen und Maßnahmen aus den einzelnen Bereichen abzuleiten.

Die Ergebnisse aller Workshops wurden an den Vorstand übermittelt.

Darauf aufbauend hatte das Vorstandsteam folgende Aufgaben: Aufgaben

- Erkennen von übergreifenden Entwicklungspotenzialen
- Einholen von Rückmeldung zum Stand der Bearbeitung der Themen (Wo kommt die Einrichtung gut voran? Wo gibt es Probleme?)
- Zentrale Koordination der Unternehmensentwicklungsprozesse, diese im Auge zu behalten mit dem Ziel einer stetigen Verbesserung
- Einbeziehung der Ergebnisse in die Jahresgespräche mit den Leitungen (Jahreszielvereinbarung)

Die Workshops in den Einrichtungen fanden in den Jahren 2018 und 2019 statt. Parallel dazu wurden für alle Leitungskräfte in der Wilhelmshilfe Fortbildungen zum Thema »Mitarbeitenden- und Kritikgespräche führen« angeboten, um die Kommunikation zwischen Führungskräften und Mitarbeitenden zu verbessern.

Bei zwei zentralen Klausurtagungen trafen sich Abgesandte der Einrichtungen, um die Ergebnisse ihrer Teamworkshops vorzustellen. Jede Einrichtung entsendete, je nach Anzahl der Mitarbeitenden, zwei bis vier Vertreter*innen zu den Klausurtagen. Zusammen mit dem Vorstand und einem externen Coach wurden zentrale Werte herausgearbeitet. Jeder Wert wurde beschrieben und gemeinsam überlegt, wie er im Verhalten zum Ausdruck kommt und durch welche Instrumente die Umsetzung des Verhaltens sichtbar gemacht werden kann.

Die Ergebnisse wurden mit den Rückmeldungen aus der Klausur mit den Bereichsleitungen verglichen und Unterschiede und Gemeinsamkeiten herausgearbeitet. Es zeigte sich, dass sowohl die Leitungen als auch die Mitarbeitenden die gleichen Werte entwickelt hatten.

Es handelte sich um die ersten Tagungen dieser Art, an denen sowohl der Vorstand als auch die Mitarbeitenden teilnahmen. Der gemeinsame Erarbeitungsprozess zielte darauf ab, ein Leitbild zu erstellen, das die Beiträge und Rückmeldungen möglichst vieler Mitarbeitender berücksichtigt.

Nach einer längeren Unterbrechung aufgrund der Corona-Pandemie wurde das Leitbild schließlich in einer Klausur mit den Bereichsleitungen im Jahr 2021 vollständig fertiggestellt (▶ Abb. 13.1).

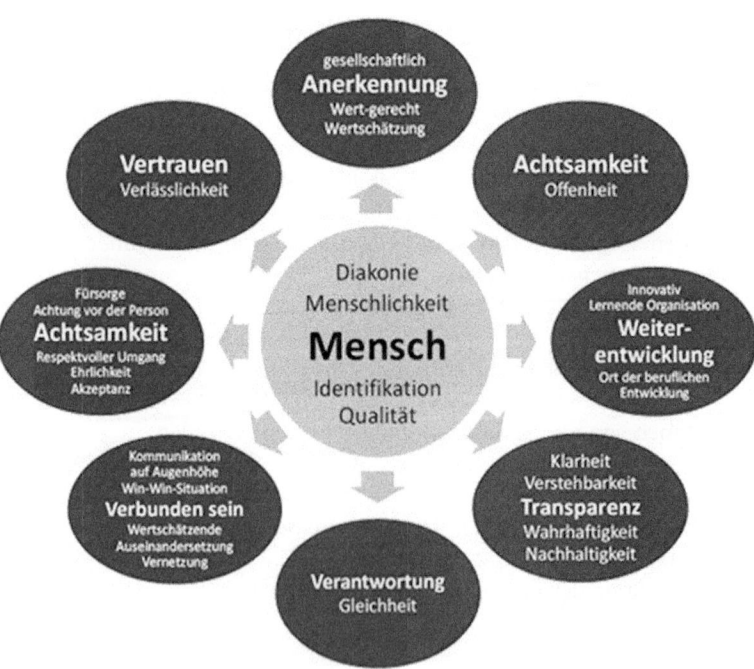

Abb. 13.1: Leitbild der Wilhelmshilfe (2021).

Jeder einzelne Wert wurde ausführlich beschrieben, um die erarbeiteten Überlegungen mit allen Mitarbeiter*innen besprechen und austauschen zu können. Der Wilhelmshilfe war es wichtig, die Inhalte des Leitbilds anschaulich darzustellen.

Im Jahr 2022 wurde daher eine Grafikdesignerin beauftragt, das Leitbild der Wilhelmshilfe zu visualisieren. Dieses grafisch dargestellte und ausführlich formulierte Leitbild steht nun allen Mitarbeiter*innen zur Verfügung. Es dient als Grundlage für Jahresgespräche, Kritikgespräche und Fortbildungen. Es ermöglicht eine einheitliche Ausrichtung und fördert das Verständnis für gemeinsame Ziele und Werte innerhalb der Organisation.

Das Projekt »Halt!(-ung)« und insbesondere die Leitsätze sollten auf den Inhalten des Leitbilds basieren. Vor allem das Thema Achtsamkeit war Grundlage für die Initiierung des Projekts. Dieser Wert wurde im Leitbild wie folgt beschrieben:

- *Wir vertrauen darauf, dass eine Überlastung bei der zuständigen Führungskraft angezeigt wird und Maßnahmen besprochen werden.*
- *Wir sind geduldig und mitfühlend mit uns selbst. Daraus erwächst eine Achtsamkeit gegenüber unseren Mitmenschen und schafft einen respektvollen Umgang miteinander. Diese Haltung ermöglicht eine offene und vertrauensvolle Kommunikation untereinander.*
- *Wir akzeptieren unterschiedliche Auffassungen und können uns darüber austauschen.*
- *Wir besprechen Verbesserungsmöglichkeiten und nutzen die Gesprächsangebote, wie zum Beispiel Teambesprechungen, um die Herausforderungen zu bewältigen.*

Im Jahr 2021 wurde die Beschreibung durch Erkenntnisse aus dem Projekt Haltung wie folgt ergänzt:

- *Wir sind einfühlsam mit uns selbst und erkennen eine eigene Überlastung oder Stresssituation. Mitarbeiter*innen, die an eigene Grenzen stoßen und Anzeichen bei sich selbst erkennen, dass sie gegenüber Bewohner*innen oder Kolleg*innen übergriffig werden, wollen wir dabei unterstützen, wieder Halt zu finden. Ziel ist es, dass Kolleg*innen offen über ihre Grenzen und Grenzverletzungen sprechen können, ohne Schuldzuweisungen zu befürchten.*

Weitere Leitsätze waren Grundlage für das Projekt Halt!(-ung):

Der Wert Anerkennung   Anerkennung

*Wir erkennen die Arbeit unserer Kolleg*innen an und äußern dies direkt durch Lob. Wir sprechen unsere Stärken und Schwächen an.*

Transparenz

Der Wert Transparenz

Wir schaffen Transparenz, indem wir für eine klare und gerechte Aufgabenteilung sorgen. Für die Einhaltung von Vereinbarungen und getroffenen Regelungen ist jede*r Mitarbeiter*in verantwortlich. Den Führungskräften obliegt die wichtige Aufgabe, bei Nichteinhaltung von Vereinbarungen diese direkt anzusprechen und ggf. Maßnahmen zu ergreifen. Durch Besprechungsprotokolle, die den Mitarbeiter*innen zur Verfügung gestellt werden, schaffen wir größtmögliche Transparenz. Das Jahresgespräch dient dazu, in Ruhe mit jedem/jeder Mitarbeiter*in über ihre Entwicklungsmöglichkeiten in der Wilhelmshilfe zu sprechen.

Verantwortung

Der Wert Verantwortung

Die Verantwortung der Mitarbeiter*innen zeigt sich in einem selbstverantwortlichen Handeln. Über die eigene Verantwortung hinaus trägt jede*r mit einem bereichsübergreifenden Handeln zur Gesamtverantwortung aller und einem gemeinsamen Teamgeist bei.

Verbunden sein

Der Wert Verbunden sein

Auch in Auseinandersetzungen leben wir eine gegenseitige Wertschätzung. Wir verhalten uns in allen Gesprächssituationen höflich. Die Meinung unseres Gegenübers gilt genauso viel wie unsere Eigene. Verbunden sein heißt für uns, auch relevante Informationen an diejenigen weiterzugeben, die auf diese Informationen angewiesen sind.

Vertrauen

Der Wert Vertrauen

Vertrauen und Verlässlichkeit sind unseren zentralen Werte. Wir erreichen dies durch eine ehrliche, authentische und direkte Kommunikation, die durch Offenheit und Wertschätzung geprägt ist. Unsere Kommunikation ist verlässlich und klar. Dazu gehört, dass Regeln und Vereinbarungen für jeden transparent sind und für alle gelten. Absprachen werden von allen eingehalten. Im Team erinnern wir uns gegenseitig an die Regeln. Eine Nichtbeachtung hat Konsequenzen. Das QM-Handbuch dient hierfür als Basis. Ausnahmen von der Regel müssen begründet sein und werden kommuniziert.

Weiterentwicklung

Der Wert Weiterentwicklung

Die Wilhelmshilfe ist ein Ort der beruflichen und persönlichen Weiterentwicklung. Das Unternehmen versteht sich als eine lernende Organisation und ist in der Branche innovativer Ideengeber. Alle Mitarbeiter*innen sind fachlich, technisch und sprachlich auf dem neuesten Stand. Wir erreichen dies durch die regelmäßige Teilnahme aller Mitarbeiter*innen an Fortbildungen. Die Wilhelmshilfe praktiziert die kollegiale Beratung und zieht auch externe Berater hinzu.

13.2 Leitsätze entwickeln und ins Gespräch kommen – »Halt!« und »Haltung!«

Wie bereits beschrieben, hat die Wilhelmshilfe den Prozess zum Thema Gewalt in der Pflege mit der Erarbeitung von Leitsätzen begonnen, die auf das Leitbild abgestimmt wurden bzw. darauf basieren. Diese Leitsätze wurden in einem ersten Entwurf anhand der Aussagen der Mitarbeitenden und der Leitungen formuliert und in Fortbildungsveranstaltungen mit allen Akteuren abgestimmt und final angepasst.

Wie das Wort es schon ausdrückt, sollten diese Sätze leitend sein und den Prozess strukturieren sowie immer wieder als Leitplanken dienen. Das bedeutet, in regelmäßigen Abständen »innezuhalten« und sich zu fragen, ob der eingeschlagene Weg noch der richtige ist.

Das Wortspiel Halt!(-ung) legt den Fokus auf zwei Worte: Erstens auf »Halt!« und zweitens auf »Haltung«. Die beiden Worte verdeutlichen den Anspruch der Wilhelmshilfe, mit dem Thema Gewalt umzugehen. So wie jede Hand jeweils fünf Finger hat, wurden jeweils fünf Ansprüche zu »Halt« und »Haltung« formuliert und bilden das Fundament (▶ Abb. 13.2).

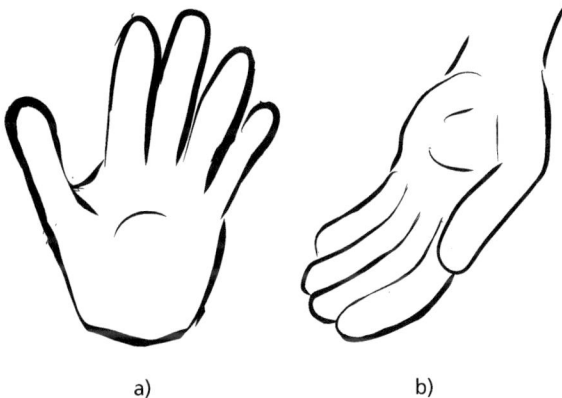

Abb. 13.2: »Halt!« (a) und »Haltung!« (b).

Das Symbol der Hände soll den Alltagsbezug herstellen. Hände, die berühren, die pflegen und das Tun und Handeln im Alltag gestalten. Diese Leitsätze wurden entwickelt und anschließend mit den Mitarbeitenden, An- und Zugehörigen, den Menschen mit Pflegebedarf, den Ehrenamtlichen und den Leitungen und Vertretern*innen der Kommune diskutiert und angepasst.

Weil die Leitsätze zentral für die Strukturierung des Projekts waren, werden diese im Folgenden dargestellt. Anschließend wird erläutert, wie diese als Systematisierungshilfe für eine Projektplanung genutzt wurden und wie das Symbol der Hände immer wieder auf die Leitsätze verweist und in den unterschiedlichen Prozessen, Verfahren oder Regelungen sicht- und erlebbar bleibt, sodass sie präsent bleiben.

13.3 Die Leitsätze

Mit dem Signalwort »*Halt!*« soll vermittelt werden, dass bei Gewaltereignissen oder Verdachtsmomenten (z. B. Hinweisen, Beschwerden, etc.) in den Einrichtungen und Diensten der Wilhelmshilfe buchstäblich »*Halt!*« gemacht wird.

13.3.1 Halt – Innehalten – Handeln bei Gewalt!

Abb. 13.3: »Halt«.

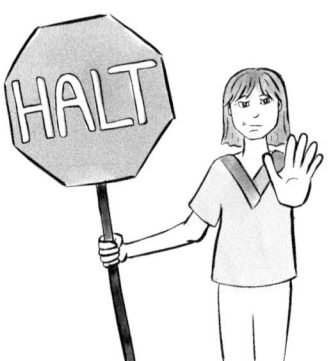

Es geht darum, innezuhalten, nachzudenken, hinzusehen, hinzuhören und miteinander zu sprechen – also zu handeln. Handeln heißt auch, sich den eigenen Irritationen und Zweifeln zu stellen, sich auch bewusst zu machen, dass die Person, die potenziell Gewalt erlebt hat, zeitnah geschützt werden muss. Zweifel daran, ob Verdachtsmomente stimmen, sind berechtigt: Nicht zu handeln oder keine Entscheidung zu treffen, führt in der Regel zu einer Verschärfung der Situation. Gewähren lassen oder nicht reagieren bedeutet, sich mitschuldig zu machen (▶ Abb. 13.3).

Halt – Gewalt betrifft alle und trifft alle

Mit »Halt!« soll auch signalisiert werden, dass in den Einrichtungen und Diensten der Wilhelmshilfe das Thema »Gewalt« umfassend betrachtet wird. »Schwarz-Weiß-Kategorien« von Schuldzuweisungen sollen vermieden werden, denn Gewalt kann einerseits von allen Personengruppen

(Mitarbeiter*innen, Bewohner*innen, Angehörigen) ausgeübt werden. Andererseits können genau die gleichen Personen auch Formen von Gewalt erleben. Unter anderem auch durch die Institution, beispielsweise durch verfestige Abläufe, die an den Bedürfnissen der Bewohner*innen oder der Mitarbeiter*innen vorbei gehen, usw.

Halt – Gewalt EinHALT gebieten

Alte Menschen, die in den Einrichtungen leben, stehen unter besonderem Schutz, weil sie auf Hilfe angewiesen sind und für ihre Rechte nicht immer selbst eintreten können. Die Charta für Pflegebedürftige formuliert, dass alte Menschen das Recht haben vor Gewalt, vor körperlicher oder seelischer Vernachlässigung sowie vor Schäden durch mangelnde, unsachgemäße oder nicht angezeigte Pflege und Behandlung, geschützt zu werden. Mitarbeiter*innen oder Angehörigen, die Gewalt ausüben, werden wir »EinHalt« gebieten und Konsequenzen zum Schutz der Bewohner*innen/Klient*innen folgen lassen. Bei Mitarbeiter*innen können dies auch arbeitsrechtliche Konsequenzen sein. Wenn Bewohner*innen dauerhaft Gewalt gegen Mitarbeiter*innen oder Mitbewohner*innen ausüben, kann dies zu einem Umzug, aber auch zur Kündigung des Heimvertrages führen.

Halt – Halt finden – Verantwortung übernehmen

»Halt« verweist darauf, dass in den Einrichtungen und Diensten der Wilhelmshilfe »Halt« gegeben wird. Das heißt alle Folgen von Gewalt werden bei den Betroffenen in den Blick genommen und es wird Hilfestellung jeglicher Art – also »Halt« gegeben.

Halt – Halt finden – Abhalten von Gewalt

Mitarbeitende, die an eigene Grenzen stoßen und Anzeichen bei sich selbst erkennen, dass sie gegenüber Bewohner*innen oder Kolleg*innen übergriffig werden, möchten wir im Rahmen unserer Möglichkeiten dabei unterstützen, wieder Halt zu finden. Unser Ziel ist es, dass Kolleg*innen offen über ihre Grenzen oder Grenzverletzungen sprechen können, ohne Schuldzuweisungen zu befürchten. Wir möchten von Gewalt »Abhalten« und suchen gemeinsam nach Lösungen. Insbesondere Auszubildende werden während ihrer praktischen Ausbildung intensiv auf das Thema Gewalt vorbereitet und begleitet. Bewohner*innen, die keine Bezugspersonen in unmittelbarer Nähe haben, möchten wir durch Ehrenamtliche unterstützen, die für sie Ansprechperson sein können und bei denen sie Halt finden.

13.3.2 Haltung

Abb. 13.4: »Haltung«.

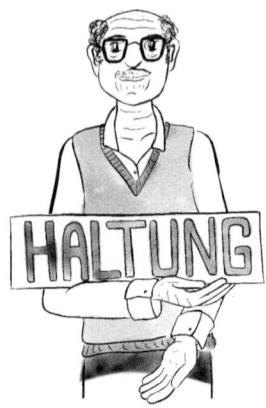

Wir wissen, dass »Gewalt« in allen Bereichen der Pflege vorkommen kann. Dieser Verantwortung stellen wir uns. Mit dem Wort »Haltung« verweisen wir deshalb darauf, dass in den Einrichtungen und Diensten der Wilhelmshilfe eine Haltung zum Thema Gewalt entwickelt werden soll, damit die fünf Aspekte zu »Halt« auch umgesetzt werden können. Dies wird im Folgenden anhand von Leitsätzen beschrieben.

Haltung zeigen heißt: alle übernehmen Verantwortung

»Haltung zeigen« bedeutet, dass jede*r, der*die in einer Einrichtung wohnt, zu Besuch kommt oder arbeitet, in die Lage versetzt oder ermutigt wird, Gewaltphänomene[88] wahrzunehmen und diese gezielt an die Verantwortlichen weiterzugeben. Personen, die Gewaltvorkommnisse melden, werden ernst genommen und nicht diskriminiert. Hinweisen anonymer Art wird nachgegangen. Gleichermaßen wird auch im Rahmen von Pflegebesuchen gezielt gefragt, ob Bewohner*innen Gewaltphänomene bei sich oder anderen Bewohner*innen wahrnehmen. Haltung zum Thema Gewalt zeigen ist auch eine Anfrage an die Leitung, Handlungen und Entscheidungen mit Kolleg*innen aus dem Leitungsteam zu reflektieren und sich einzugestehen, dass man Hilfe benötigt. Der Vorstand wird über Fälle von Gewalt informiert und verpflichtet sich, Strukturen zu schaffen, damit Gewaltereignisse nicht nur intern, sondern auch über externe Beteiligte bearbeitet und überprüft werden. Der Aufsichtsrat steht »bildlich« hinter dem Vorstand und stärkt ihm den Rücken.

---

88 Physische Gewalt (z.B. schlagen, stoßen), Psychische Gewalt (z.B. drohen, verspotten), sexuelle Gewalt (z.B. berühren von Geschlechtsteilen), finanzielle Ausbeutung sowie Vernachlässigung (z.B. unzureichende Pflege, fehlende Zuwendung).

Haltung zeigen heißt: Vertrauen haben und sich getroffener Vereinbarungen versichern

Haltung spiegelt sich in einer gemeinsamen Überzeugung, dass Mitarbeitenden, Kolleg*innen, Bewohner*innen und Angehörigen Vertrauen entgegengebracht wird. Der Alltag wird nicht von Gewalt bestimmt, sondern gewaltfreie Räume sind die Regel. Dennoch nehmen wir auch eine Haltung ein, die sich ins Bewusstsein ruft, dass Gewalt in allen Einrichtungen und Diensten vorkommen und von allen Personen erlebt oder ausgeübt werden kann. Wir vermeiden »Gewaltfallen« (▶ Kap. 4), die sich beispielsweise in Aussagen zeigen wie: »Das passiert doch überall« oder die ein »Gut- und Böse-Schema« befördern. Durch solche Aussagen wird die Mehrdimensionalität von Auslösern und Handlungen aus dem Blick verloren. Es wird darauf verzichtet, Gewaltereignisse herunterzuspielen, zu normalisieren oder zu verdrängen. Wir versichern uns außerdem immer wieder, dass Vereinbarungen und Regelungen eingehalten und umgesetzt werden und eine Nichtbeachtung sanktioniert wird, d. h. Konsequenzen hat. Wir nutzen dazu unsere Instrumente, wie beispielsweise den Pflegebesuch. Bei der Auswahl von neuen Mitarbeiter*innen haben wir festgelegte Auswahlkriterien und überprüfen während der Probezeit den Umgang mit Bewohner*innen und Mitarbeiter*innen.

Haltung zeigen heißt: Selbstverantwortung und miteinander Verantwortung tragen

Jede Person kommt an Grenzen, unabhängig davon, welche Aufgaben sie im Team wahrnimmt. Verstärkt zeigt sich dies in Zeiten von Mitarbeitendenausfall und »Notbesetzung«. Haltung zeigen bedeutet daher auch, Räume zu schaffen oder zu nutzen, in denen eigene Grenzen thematisiert werden können und in denen das Team Lösungen findet, um Konfliktverschärfungen zu vermeiden. Das Motto heißt: »Miteinander, nicht übereinander sprechen«. Haltung wird insbesondere auch daran deutlich, Mitarbeiter*innen oder Kolleg*innen auf erste Anzeichen von Gewalt aufmerksam zu machen oder die Leitung darüber zu informieren. Angebote zur Krisenintervention oder Beratung werden angeboten. Informationen liegen beim Träger vor und eine Ansprechperson ist benannt.

Haltung zeigen heißt: Gemeinsam lernen, im Gespräch bleiben und Regeln vereinbaren

Haltung zeigt sich auch daran, dass gemeinsam mit allen Gruppen darüber nachgedacht wird, wie Gewalt verhindert oder Gewaltphänomene auf ein Minimum reduziert werden können. Bewohner*innen und Angehörige sowie Bürger*innen werden in diese Überlegungen einbezogen, gefragt und als gleichberechtigte Partner*in wahrgenommen. Einerseits wird Wissen entsprechend der Personengruppen vermittelt, andererseits auch

Informationsmaterial entwickelt. Es wird die Strategie verfolgt, die jeweiligen Personen zu befähigen, erste Anzeichen von Gewalt zu erkennen und diese zu thematisieren.

Wenn ein Gewaltereignis vorkommt, wird gemeinsam Verantwortung für die Lösungssuche und die Konsequenzen übernommen. Deshalb werden klare Verfahren (Ansprechperson, kurze Wege) und Prozesse von der Beobachtung über die Bearbeitung bis hin zur Evaluation vereinbart. In diesem Zusammenhang setzen wir uns auch für Wiedergutmachung ein. Haltung zeigen heißt, selbstbewusst mit dem Thema Gewalt umzugehen. Dazu gehört auch der Austausch zum Thema Gewalt. Dazu wünschen wir uns den Austausch mit anderen Trägern und Einrichtungen, um Wissen auszutauschen bzw. von guten Praxisbeispielen zu profitieren und gemeinsam zu lernen. Wir pflegen außerdem den Austausch mit Expert*innen, um uns weiterzuentwickeln und um uns zu vergewissern, dass wir auf dem richtigen Weg sind.

Haltung zeigen heißt: Bürgerschaft in die Verantwortung mit hineinnehmen

Haltung zeigt sich dadurch, dass das Thema »Gewalt« gegen alte Menschen im Landkreis/in der Kommune publik gemacht wird. Gewalt gegen alte Menschen soll als ein Thema der Bürgerschaft wahrgenommen werden, bei dem es darum geht, eine breite Verantwortungsbasis zu schaffen. In Kooperation mit der Kommune Beratungs- und Hilfsangebote für Angehörige und alte Menschen zu schaffen, die Gewalt erleben oder ausüben sind wichtig. Haltung einnehmen heißt damit auch, dass die Wilhelmshilfe sich positioniert, Gewaltereignisse aufarbeitet, transparent gestaltet und gleichermaßen Schulungs- und Aufklärungsarbeit für die Bürger*innen leistet, damit sie Gewaltphänomene erkennen und benennen können.

13.4 Leitsätze als Strukturierungsfolie für das Projekt »Halt!(-ung) bei Gewalt in der Pflege«

Wie bereits einleitend beschrieben, wurden die Leitsätze genutzt, um einerseits die Komplexität des Projekts darzustellen und andererseits die Inhalte überschaubar zu machen. Das bedeutet, die Vielzahl der Erfordernisse wurde inhaltlich systematisiert und priorisiert.

Im Folgenden werden die unterschiedlichen Ebenen dargestellt und exemplarisch an einem Beispiel erläutert, wie die Maßnahmen abgeleitet und systematisiert wurden. Die Ergebnisse wurden dann im Rahmen einer

Gesamtprojektplanung zusammengefasst und mit den Leitungskräften und der Mitarbeitendenvertretung diskutiert. Die Prioritäten wurden in einem konsentierenden Entscheidungsprozess festgelegt.

Bei der *Mikroebene* geht es um die Handlungsebene, der Dienstleistung »Pflege«[89], bei der Beziehung und Interaktionen ihre Entfaltung zeigen, und zwar von:

- Bewohner*innen untereinander
- Bewohner*innen/Klient*innen und Mitarbeiter*innen
- Bewohner*innen/Klient*innen und Angehörigen
- Mitarbeitenden untereinander
- Mitarbeiter*innen und Angehörigen, usw.

Mikroebene

Hier werden auch Wirkungen in den jeweiligen Handlungsfeldern und -bedingungen beschrieben, insbesondere sich verändernde Gesetze oder Ressourcen, die sich infolge knapper werdender finanzieller Mittel oder durch eine zunehmende Ökonomisierung ergeben.

> Kühn (2004) spricht in diesem Zusammenhang von einer »Mittel-Zweck-Beziehung«, die sich verkehrt hat und sich über den Wettbewerb entfaltet. Er führt hierzu aus: »Geld bleibt nicht Mittel zur Sicherstellung der Versorgung, sondern die Versorgung von Kranken wird tendenziell zum Mittel, durch das Gewinn erzielt werden soll (S. 26).«

Entscheidungen auf diesen Ebenen (z. B. Gesetzgeber) nehmen Einfluss auf Strukturen und Prozesse bei den Leistungserbringern (Träger und Einrichtungen) und werden im Alltag der Mitarbeitenden und Bewohner*innen/Klient*innen erlebbar, z. B. durch eine zunehmende Arbeitsverdichtung, einen Fachkraftmangel, etc. Diese Phänomene führen wiederum zu Stress, Überforderung und können Gewaltereignisse begünstigen.

Auf der *Mesoebene* geht es beim Thema Gewalt um die Frage, wie und welche Strukturen und Prozesse auf der Organisations- und Interorganisationsebene[90] von den dort angesiedelten Strukturen, wie der Führungsebene, geregelt bzw. vorgegeben werden müssen. Dabei geht es auch darum, dass die Einrichtungen, insbesondere die Träger, Ressourcen (personell, monetär, etc.) zur Verfügung stellen müssen, um entsprechende Strukturen und Prozesse auf der Handlungsebene umsetzen zu können. Gleichermaßen sind auf der Mesoebene die Verantwortungsträger für die Transparenz nach innen und außen und gegenüber allen Gruppen angesiedelt. Die Organisation übernimmt auf dieser Ebene zudem die Verantwortung, dass der Austausch innerhalb des Trägers und seiner Gremien

Mesoebene

---

89 Pflege wird hier in einem umfassenden Sinne verstanden und beinhaltet alle Berufsgruppen, die in teilstationären, stationären Einrichtungen oder in der häuslichen Pflege arbeiten.
90 Zwischen einzelnen Organisationen und Institutionen.

zum Thema »Gewalt« regelmäßig gepflegt wird. Diese Ebene ist immer mit Grenzen verbunden, wie beispielsweise eine mangelnde Refinanzierung oder die begrenzte Möglichkeit, neue Mitarbeitende zu gewinnen.

Makroebene Bei der *Makroebene* geht es darum, dass die beiden bereits dargestellten Teilsysteme vielfältig aufeinander verweisen. In der Altenhilfe wirken rechtliche Regulierungen, die Abhängigkeit von finanziellen Ressourcen, die Politik, etc. auf die Meso- und Mikroebene ein. Auf dieser Ebene übernimmt die Organisation die Verantwortung, den Austausch mit anderen Trägern, Fachgesellschaften und der Kommune zu führen, um das Thema Gewalt in den Blickpunkt der Akteure zu rücken und gemeinsam Verantwortung zu übernehmen. Es gibt eine anwaltschaftliche Verpflichtung für die Betroffenen von Gewalt – unabhängig davon, ob diese Gewalt ausüben (z. B. pflegende Angehörige) oder die Folgen hiervon erleben.

Anhand dieser Leitsätze und der Zuordnung wurde eine Systematisierungsübersicht erarbeitet, anhand derer die unterschiedlichen Bausteine und die jeweiligen Verantwortungen zugeordnet wurden (▶ Tab. 13.1). Damit sollte die Komplexität der Interventionen verdeutlicht und gleichzeitig reduziert werden. Die Grenzen zwischen den Ebenen können verschwimmen. Die Leitsätze sind nicht immer trennscharf. Letztlich dient diese Vorgehensweise der Systematisierung des Projekts.

Die Projektplanung wurde im Rahmen einer Gesamtprojektplanung zusammengeführt. Die Prioritäten wurden in einem konsentierenden Entscheidungsprozess festgelegt. Der (aktuelle) Projektstatus konnte jeweils angepasst und eingesehen werden (erledigt, offen, in Bearbeitung).

Tab. 13.1: Leitsätze und inhaltliche Projektplanung.

Beispiel: Leitsätze und Projektplanung
»Alle übernehmen Verantwortung!« – *Fokus Aufklären von Gewaltereignissen / Fokus Gewaltkonstellation Bewohner*innen gegenüber Mitarbeitenden«*

1 (höchste Priorität) – Festlegung im Rahmen einer Tagung mit den Leitungen und Mitarbeitendenvertretung

Mikroebene	• Meldung von Übergriffen, wenn Bewohner/Angehörige gegenüber Mitarbeitern zur Gewalt greifen
	• Mögliche Inhalte:
	  – Information Schichtleitung und Leitung
	  – Deeskalation
	  – Schutz des Mitarbeitenden, erste Hilfe für Leib und Seele
	  – Gespräch mit Bewohner, Angehörigem, wenn möglich
	  – Meldung von Verletzungen / Vorkommnis an die BGW
	    – Arbeitsunfall
	    – Verbandbuch
	    – Arztbesuch
	    – Dienstfähigkeit
	• Beratung des Mitarbeitenden (z. B. Unterstützung durch Angebote BGW & Träger)
	  – Unterstützung Mitarbeiter*innen
	  – Umgang mit Angst / Wiedereinstieg
	  – Wiedergutmachung/ Bedauern z. Ausdruck bringen
	  – Vereinbarungen

Beispiel: Leitsätze und Projektplanung »*Alle übernehmen Verantwortung!*« – *Fokus Aufklären von Gewaltereignissen / Fokus Gewaltkonstellation Bewohner*innen gegenüber Mitarbeitenden*»		**Tab. 13.1:** Leitsätze und inhaltliche Projektplanung. – Fortsetzung

Mesoebene	• Entwicklung von Handlungsleitlinien zum Umgang mit Gewaltereignissen gegenüber Mitarbeitern
	• Mögliche Inhalte:
	  – Ansprechpartner für Gewaltereignisse in der Einrichtung / Träger
	    – Wege bei Gewalteinwendung gegen Mitarbeiter*innen
	    – Beteiligung/ Information MAV
	  – Untersuchung und Gespräch mit den Beteiligten (Gesprächsleitfaden)
	  – Verfahren Info/ Meldung BGW / Arbeitsschutz
	  – Informationswege (wer, wird wie von wem informiert?)
	  – Information des Vorstands
	  – Aufarbeitung des Ereignisses
	  – Ableitung von Empfehlungen
	  – Maßnahmen und Folgenabschätzung für den Betroffenen inkl. »Wiedergutmachung«
	  – Überprüfung Wirksamkeit und Gespräch nach Rückkehr an Arbeitsplatz	

Makroebene	• Entwicklung eines Formats »Haltung« für die Öffentlichkeitsarbeit.	

Weiterführende Hinweise	• Zu bedenken:
	  – Arbeitssicherheit, Arbeitsschutz
	    – Wichtig: Wie werden die Leitungen qualifiziert mit diesem Thema in der Einrichtung umzugehen?
	    – Ausbildung der Ersthelfer*innen anpassen?
	    – Erste-Hilfe und Seelsorge, entsprechende Angebote für Betroffene entwickeln	

13.5 Leitsätze und Hände – als Wegbegleiter und Leitplanken

Die Leitsätze wurden in allen Schulungsveranstaltungen mit den unterschiedlichen Akteur*innen vorgestellt. Alle wurden aufgefordert, zum Thema Gewalt Stellung zu nehmen. Die Teilnehmenden konnten eine Hand aus Papier ausschneiden oder mit einem Stempelkissen die eigene Hand auf einem Plakat abdrucken und ein sichtbares Zeichen gegen Gewalt in der Pflege setzen. Die dadurch entstandenen Fotos und Leinwände sind immer wieder Teil der gemeinsamen Auseinandersetzung, um sich des gemeinsamen Haltungskonzeptes zu vergewissern und werden beispielsweise in hauseigenen Schriften verwendet. Unter anderem wurde auch mit

Auszubildenden aktiv gearbeitet[91]. Die Hand tritt in Regelungen oder Verfahren auf, wie z. B. bei der »Stoppkarte« oder der »kollegialen Fallberatung nach dem Stopp-Modell« und erinnert damit immer wieder an das »Hand hoch« gegen Gewalt in der Pflege. Die Hand symbolisiert somit einen Schutzraum für Pflegende, sich herauszunehmen, wenn man an eigene Grenzen kommt, Hilfe in Anspruch zu nehmen, usw. Und gleichermaßen einen Schutzraum zu bieten: Achtsam zu sein, wenn Menschen mit Pflegebedarf Anzeichen von Gewaltanwendung zeigen oder diese andeuten.

---

91 So wurden Filme mit den Auszubildenen erstellt, die in den Schulungen genutzt wurden und Halt! und Haltung! darstellen.

13.6 Die Bausteine des Konzepts und deren Darstellung

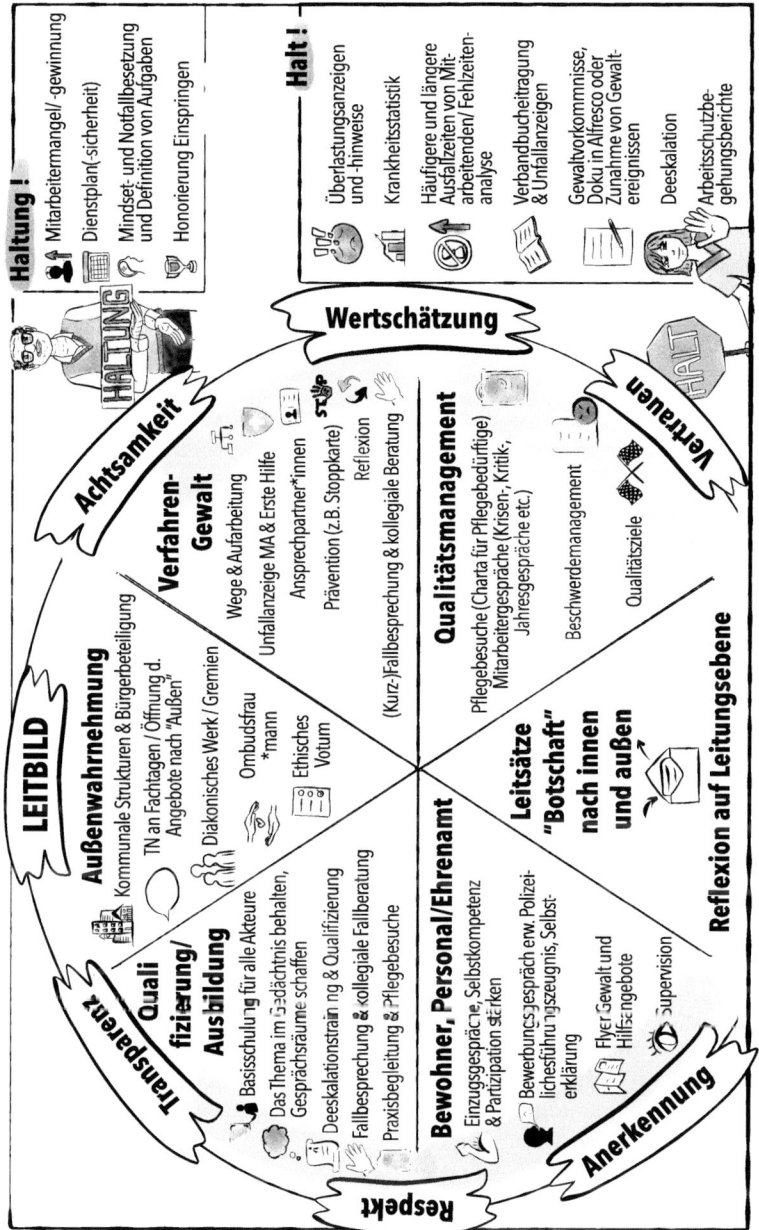

Abb. 13.5: Bausteine des Konzepts »Halt!(-ung) bei Gewalt«.

Anhand der Leitsätze und der in der Literatur und in der Praxis identifizierten Aspekte und Risiken zum Thema Gewalt in der Pflege wurde das ein Konzept (▶ Abb. 13.5) entwickelt und die einzelnen Bausteine visualisiert. Im Laufe des Prozesses und der Auseinandersetzung wurden Aspekte und Inhalte ergänzt.

Das ist bis heute so und »work in progress«. Risikoanalysen können bei der Bearbeitung eines Konzepts helfen. Unserer Ansicht nach sind 80 % der Themen in allen Einrichtungen durch zahlreiche Studien bekannt, wie dies bereits im ersten Teil des Buches dargelegt wurde. Kurz zusammengefasst: Wir haben kein Wissens- sondern ein Umsetzungsproblem. Es stellte sich daher eher die Frage, wie genau zeigt sich dieser Aspekt bei uns in den Einrichtungen und welche Strukturen und Prozesse können uns helfen, in diesem Bereich Gewalt in der Pflege soweit als möglich zu vermeiden.

Im Folgenden werden die einzelnen Bausteine aufgelistet und in den Kapiteln eingehend beschrieben.

Die Bausteine

- *Außenwahrnehmung*: Kommunale Strukturen & Bürgerbeteiligung, Teilnahme an Fachtagen, Öffnung der Wilhelmshilfeangebote nach Außen, Berichte und Bekanntmachen des Projekts im Diakonischen Werk, Einrichtung einer Ombudsstelle und Benennung einer Ombudsfrau, Ethisches Votum als Form der Bürgerbeteiligung.
- *Verfahren Gewalt*: Wege und Aufarbeitung von Gewaltereignissen und Vorgehen bei Verdachtsmomenten bezogen auf alle Akteure, Ansprechpartner*innen, Unfallanzeigen Mitarbeitende und erste Hilfe für Leib und Seele, Stoppkarte, Reflexion von Gewaltvorfällen oder Grenzsituationen sowie (Kurz-)Fallbesprechungen sowie kollegiale Fallberatungen.
- *Qualitätsmanagement*: Pflegebesuche bei Menschen mit Pflegebedarf (anhand der Charta für Pflegebedürftige), Pflegebesuche bei Mitarbeitenden (Entwicklung und Lernfelder bei herausfordernden Situationen reflektieren und Fragen zu Befindlichkeit und Unterstützungsbedarf), Beschwerdemanagement und Qualitätsziele.
- *Leitsätze:* Botschaft nach innen und außen.
- *Bewohner*innen/ Personal/ Ehrenamt*: Einzugs- und Integrationsgespräche zur Stärkung der Partizipation und Selbstkompetenz, Bewerbungsgespräche (erweitertes polizeiliches Führungszeugnis, Selbsterklärung), Einarbeitung neuer Mitarbeitenden, Flyer zum Thema Gewalt, Ombudsfrau und Hilfsangebote, Supervision.
- *Qualifizierung und Ausbildung*: Basisschulung zum Thema Gewalt, das Thema im Gedächtnis behalten: »Let's talk about«, Deeskalationstraining und Qualifizierung, Fallbesprechung und kollegiale Fallberatung (Ausbildung von Moderator*innen), Praxisbegleitung und Pflegebesuche.
- *Verhalten und Verhältnisse (»Halt! und Haltung!«)*: Mitarbeitendengewinnung und Umgang mit dem Personalmangel, Mindest- und Notfallbesetzung und Definition der Aufgaben im Rahmen der Einsatzplanung, Honorierung für Einspringen, Betriebliches Gesundheitsmanagement, Überlastungsanzeigen und -hinweise, Krankheitsstatistik und Auswertung durch Krankenkasse, häufigere und längere Ausfallzeiten von Mitarbeitenden, Fehlzeitenanalyse, Verbandbucheintragungen und Un-

fallanzeigen, Gewaltvorkommnisse in einer digitalen Dokumentenablage, Deeskalation, Arbeitsschutzbegehungsberichte.

Wir zeigen im ▶ Teil II dieses Buches und im elektronischen Zusatzmaterial (▶ Kap. 22) auf, wie die Wilhelmshilfe, diese Aspekte in den Blick genommen hat. Bei einigen Aspekten sind wir noch in Arbeit bzw. arbeiten weiterhin inhaltlich, um diese Prozesse weiterzuentwickeln. Es werden nur die im Projekt erarbeiteten Verfahren zur Verfügung gestellt.

13.7 Fazit und To Do's

> Leitsätze können ein Startpunkt sein, um sich dem Thema Gewalt in der Pflege anzunähern und um eine Position aller Akteur*innen abzustimmen und nach außen und innen sichtbar zu machen. Sie können hilfreich sein, um den unterschiedlichen Handlungsebenen und Akteur*innen ihre jeweilige Verantwortung zu verdeutlichen. Eine damit verbundene Symbolik kann dabei helfen, dass ein Wiedererkennungswert entsteht, den die Akteur*innen im Gedächtnis behalten (Hände). Zu guter Letzt ermöglichen Leitsätze, die Vielfalt der Maßnahmen zu strukturieren, zu priorisieren und mit Verantwortungsbereichen zu versehen und darzustellen, in welcher zeitlichen Reihenfolge die Maßnahmen geplant und umgesetzt werden und wer jeweils zu beteiligen ist. Leitsätze sollten an das Leitbild angebunden sein und sind die Grundlage für das Konzept und die entsprechenden Bausteine.

- Diskutieren Sie mit den Leitungen Ihrer Organisation, was für das Thema Gewalt für Sie von Bedeutung ist und zwar im Hinblick darauf »Was man nicht (mehr) möchte« und »welche Haltung zum Thema Gewalt erwünscht ist bzw. entwickelt werden soll«, so dass alle Beteiligten bereit sind, den Prozess mitzugehen. Schreiben Sie die Ergebnisse auf.
- Stellen Sie die Leitsätze den Teams, dem Heimbeirat, den Ehrenamtlichen, An- und Zugehörigen und auch den Akteur*innen in der Kommune vor. Arbeiten Sie Veränderungswünsche ein. Kommen Sie zum Thema Gewalt ins Gespräch. Leitsätze können das ermöglichen.
- Sorgen Sie dafür, dass die Leitsätze in der Einrichtung sichtbar sind und neuen Mitarbeitenden zugänglich gemacht und erläutert werden (z. B. Willkommenstag/-mappe).
- Sprechen Sie die Leitsätze immer wieder an, beispielsweise wenn neue Regelungen oder Verfahren eingeführt oder wenn Fortbildungsveranstaltungen zum Thema Gewalt in der Pflege abgehalten werden.

- Arbeiten Sie mit einer Symbolik, die den Inhalt unterstützt oder besonders unterstreicht. Nutzen sie diese Symbolik, um die Durchgängigkeit des Prozesses sicht- und erlebbar zu machen.
- Leiten Sie aus den Leitsätzen die Bausteine des Projekts ab, die Sie bearbeiten möchten. Umfang, Inhalt und Tiefe bestimmen Sie.
- Setzen Sie mit Leitungen und der Mitarbeitendenvertretungen und, wenn möglich, mit dem Heimbeirat Prioritäten und erarbeiten Sie eine Projektplanung.
- Achten Sie darauf, dass jemand die oberste Führungsebene und die Leitungen immer wieder dazu ermutigt, an der Projektplanung und -umsetzung weiterzuarbeiten. Im Alltag kann es passieren, dass andere Themen in den Vordergrund treten. Ein nicht mehr Weiterarbeiten an Inhalten frustriert bzw. führt dazu, dass bereits geleistete Arbeit in Vergessenheit gerät.
- Es ist sinnvoll, sich lieber weniger vorzunehmen und die gewählten Prioritäten intensiv und vollständig zu bearbeiten.

> Leitsätze sind auch eine Art Leitplanken, sie bewahren vor einem Sturz in den Abgrund. In Form von Regeln oder Normen schützen sie das gemeinsame Leben und Arbeiten. Nutzen Sie Leitplanken, die Ihnen einen geschützten Weg ermöglichen.[92]

---

[92] Diese Gedanken zu den Leitplanken sind den Weisheiten des Weiterweg entnommen und wurden auf diesen Kontext angepasst. Internet: https://weiterweg.info/stationen/09-leitplanken-des-lebens, letzter Zugriff am 11.06.2025.

14 Verfahren zum Umgang mit Gewalt & Prävention

»Die Welt wird nicht bedroht von den Menschen, die böse sind, sondern von denen, die das Böse zulassen.« (A. Einstein)

Dieses Kapitel beschäftigt sich mit zwei Aspekten: *Erstens* mit Verfahren, wie man mit einem Gewaltverdacht oder Gewaltereignissen umgeht und zweitens mit Prozessen und Verfahren, die Gewaltereignisse vorbeugen sollen.

Wie bereits dargestellt gibt es unterschiedliche Gewaltkonstellationen, die berücksichtigt werden sollten.

▶ Tab 14.1 bietet eine Kurzübersicht der Verfahren über die unterschiedlichen Konstellationen hinweg. Die detaillierten Verfahren entsprechend der jeweiligen Gewaltkonstellation (Grundlagen dazu in ▶ Kap. 6 bis ▶ Kap. 10). Das Formular zur Dokumentation von Gewaltvorfällen finden Sie im elektronischen Zusatzmaterial (▶ Kap. 22).

Wir möchten Sie darauf hinweisen, dass die zur Verfügung gestellten Vorlagen eine mögliche Idee sind, diese Verfahren inhaltlich zu gestalten. Ergänzen oder passen Sie diese auf Ihre Gegebenheiten vor Ort an oder finden Sie eine ganz individuelle Lösung. Unsere Empfehlung ist: Beginnen Sie nach Schulungen zum Thema Gewalt[93] in der Pflege (▶ Kap. 15.4) mit der Beschreibung von Verfahren und passen Sie diese Verfahren kontinuierlich an. Es ist immer »work in progress«.

Für Leitungen und Mitarbeitende war die Erstellung dieser Verfahren von großer Bedeutung. Bis heute zeigt sich, dass diese Verfahren und die dazugehörende Dokumentationshilfe als unterstützend wahrgenommen werden. Die Leitungen bestätigen die Sinnhaftigkeit, denn ein Gewaltvorfall kommt nicht jeden Tag vor und man ist bei einem schweren Gewaltverdacht oder einer -situation immer wieder erst einmal betroffen. Aus Sicht der Leitungen sind die Verfahren als Leitplanken in einem Prozess der Klärung und Aufarbeitung besonders hilfreich, um alle Schritte und Aspekte zu bedenken. Mit diesen Verfahren fühlt man sich also handlungsfähiger und den Akteuren*innen in den Einrichtungen und Diensten wird deutlich, dass Gewaltereignisse bearbeitet werden. Oder wie im oben dargestellten Zitat, dass man die Ereignisse nicht »einfach« zulassen wird. Dafür braucht es klare Schritte, Wege und Verantwortlichkeiten! Durch die

Erstens: Umgang mit Gewaltverdacht

---

93 Diese Schulungen sind wichtig, da geklärt werden muss, was unter Gewalt verstanden wird und wie sich Gewalt im Alltag äußert.

Verfahren – so die Rückmeldung – kommen Mitarbeitende und Leitung schneller ins Gespräch und entwickeln ggf. bereits vor einem Gewaltereignis Strategien.

Die Kolleg*innen und der Vorstand lernen mit jedem Gewaltverdacht oder -ereignis. Die dazugewonnenen Erkenntnisse werden dokumentiert und in regelmäßigen Abständen evaluiert sowie in die Verfahren eingearbeitet.

Zweitens: Prävention

Zweitens geht es um Prozesse und Verfahren, die Gewaltereignisse vorbeugen sollen oder dazu dienen, dass beispielsweise Mitarbeitende nach einem Gewaltvorfall entsprechende Hilfe erhalten. Zur Prävention gehören Maßnahmen, wie (kollegiale) Fallberatungen und Fallbesprechungen, die eine Deeskalation zum Ziel haben. Die Stoppkarte ist eine Maßnahme, um sich selbst in Grenzsituationen eine 30-minütige Auszeit zu nehmen und die eine kollegiale Fallberatung zur Folge hat. Ziel ist es, Grenzsituationen zu thematisieren und gemeinsam Lösungen zu finden bzw. mit diesen im Team umzugehen.

Skill-Boxen als präventive Maßnahmen können dazu beitragen, dass sowohl Bewohner*innen/Klient*innen als auch Mitarbeitende in Grenzsituationen wieder mehr bei sich selbst ankommen bzw. der Fokus verändert wird.

Abschließend wird die Gefährdungsbeurteilung als arbeitsschutzrechtliche Maßnahme erwähnt, die dazu dient, Gefährdungen am Arbeitsplatz zu identifizieren und zu bewerten, um geeignete Schutzmaßnahmen zu ergreifen. Das Augenmerk wird auf potenzielle Gefahrenquellen im Alltag der Pflege gelenkt. Diese Aspekte sind wichtig, um ein sicheres und gewaltfreies Umfeld zu gewährleisten.

14.1 Verfahren Gewalt(-verdacht) Mitarbeitende gegenüber Bewohner*innen oder Klient*innen

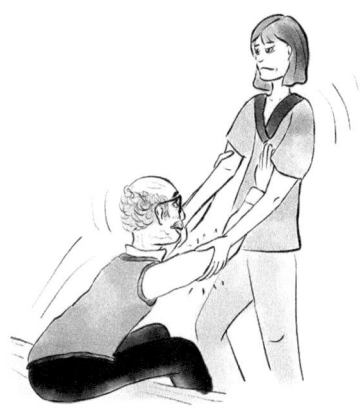

Abb. 14.1:
Gewalt gegenüber Bewohner*innen, Gästen oder Kund*innen.

Beim Verfahren »Gewalt von Mitarbeitenden gegenüber Bewohner*innen« wird beschrieben, wie bei einem Gewaltverdacht oder -ereignis umgegangen wird, das von Seiten des Mitarbeitenden ausgeht. Es wird beschrieben, wie die Bewohner*innen zu betreuen und die Gewaltvorfälle zu dokumentieren sind, z.B. über eine Fotodokumentation oder eine rechtsmedizinische Untersuchung zur Spurensicherung (insbesondere bei sexuellem Missbrauch).

Ein großes Thema bei Verdachtsmomenten gegenüber Mitarbeitenden ist die Freistellung. Diese sorgt im Team und bei betroffenen Mitarbeitenden oft für große Aufregung. Zwar zeigen die betroffenen Mitarbeitenden Verständnis, aber es gibt auch Fälle, in denen Mitarbeitende völlig aus der Bahn geworfen werden und nicht verstehen, warum Bewohner*innen einen solchen Verdacht äußern. Wenn die Polizei eingeschaltet wird, z.B. von Angehörigen, dann steigt der Stresslevel bei allen Beteiligten. Dennoch versuchen die Mitarbeitenden der Wilhelmshilfe immer wieder zu vermitteln, dass es das gute Recht von Angehörigen oder Bewohner*innen ist, die Polizei einzuschalten. Wenn Bewohner*innen oder deren Angehörige sich in Bezug auf das Vorgehen unsicher sind, können Sie auch zuerst die Ombudsstelle kontaktieren, um das weitere Vorgehen abzustimmen bzw. auszutarieren oder die Situation mit einer außenstehenden Person zu reflektieren.

Freistellung

Die Wilhelmshilfe hat gute Erfahrungen mit »Runden Tischen« gemacht, insbesondere, wenn sich der Gewaltverdacht nicht bestätigen lässt. In solchen Fällen wird gemeinsam überlegt, wie man mit dieser Situation umgeht und ob eine Lösung möglich ist. Einmal wurde ein/e Mitarbeiter*in in eine andere Einrichtung versetzt, ein anderes Mal führte der Runde Tisch zu einer Entschuldigung gegenüber dem Mitarbeitenden. Diese Option »Runder Tisch« muss immer sorgfältig geprüft werden. Es ist wichtig, dass Angehörige beteiligt werden und auch Mitarbeitende die Mitarbeitendenvertretung zur Unterstützung hinzuziehen können. Zudem sollte eine paritätische Besetzung sichergestellt werden, damit ein Gespräch möglich bleibt, d. h. nicht zu viele Teilnehmende insgesamt oder einzelner Interessensvertretungen involviert sind.

> Es gilt immer die Unschuldsvermutung. Bei einer Freistellung werden die Mitarbeitenden darauf hingewiesen, dass ihre Kolleg*innen es verdienen, bis zur Klärung nicht »schlecht« über sie zu sprechen oder sie vorzuverurteilen. Es ist wichtig, dass Stillschweigen vereinbart wird, bis alle Gespräche geführt und, wenn möglich, eine Lösung gefunden wurde. Es muss deutlich gemacht werden, dass eine Vorverurteilung fatale Folgen haben kann. In der Regel haben die betroffenen Mitarbeitenden dann keine Chance mehr, sich nach der Freistellung wieder in das Team zu integrieren. Wenn Mitarbeitende nach einer Freistellung wieder zum Dienst kommen, dann wird diese Situation vorab in einer Teambesprechung thematisiert.

Fälle von Gewalt oder ein Gewaltverdacht werden in der Wilhelmshilfe mit Kolleg*innen aus dem Leitungskreis oder den Vorständen diskutiert werden. Zudem können auch die Polizei oder andere Beratungsformate (z. B. Verein gegen Gewalt an Frauen) einbezogen werden. Die jeweiligen Ereignisse werden im Leitungskreis vorgestellt und die gewonnenen Erkenntnisse dokumentiert. Wenn Sie solche Strukturen vor Ort nicht haben, sorgen Sie für sich, holen Sie sich externe Unterstützung oder arbeiten Sie an Netzwerken, die eine solche Reflexion ermöglichen.

14.2 Verfahren Gewalt(-verdacht) Bewohner*innen gegenüber Bewohner*innen

Diese Konstellation bleibt teilweise unentdeckt. Angehörige nehmen Ereignisse auf dem Wohnbereich wahr, wenn Mitarbeitende sich in den Zimmern aufhalten oder Gewalt geschieht verdeckt, indem einzelne Bewohner*innen in der stationären Altenhilfe oder im betreuten Wohnen gegen andere Bewohner*innen intrigieren, also schlecht über andere sprechen und dafür sorgen, dass diese Person nicht in die Gemeinschaft aufgenommen wird. Menschen mit Demenz werden teilweise ganz offen bloßgestellt und beleidigt. Wenn Menschen noch kognitiv in der Lage sind, ihr Tun und Handeln zu reflektieren, dann ist das Ansprechen solcher Verhaltensweisen möglich und wichtig.

Schwieriger wird es, wenn Menschen ihre Gefühle nicht mehr zum Ausdruck bringen können und andere Personen angreifen, z. B. kneifen, schlagen oder an den Haaren ziehen. Dann sind Fallbesprechungen das Mittel der Wahl, um den Ursachen für den Gewaltausbruch näherzukommen. Die Anwendung der Verfahren muss daher immer im Einzelfall geprüft werden.

In der Wilhelmshilfe ist klar, dass bei schuldfähigen Personen überprüft wird, ob bei Gewaltausübung eine Strafanzeige erstattet wird. Die Tendenz, Bewohner*innen in Schutz zu nehmen, gilt es jeweils auf den Prüfstand zu stellen. Der Kontakt mit Polizeibeamt*innen kann für die gewaltausübende Person auch ein Warnsignal sein, das eigene Tun und Handeln zu überprüfen.

Konflikte zwischen Menschen gibt es in Organisationen genauso wie »im normalen Leben«. Wenn jedoch deutlich wird, dass die beteiligten Personen sehr unterschiedliche Fähigkeiten haben und eine Person sich nicht wehren kann, ist die Moderation des Konflikts wichtig und unerlässlich.

14.3 Verfahren Gewalt(-verdacht) Bewohner*innen/Klient*innen gegenüber Mitarbeitenden

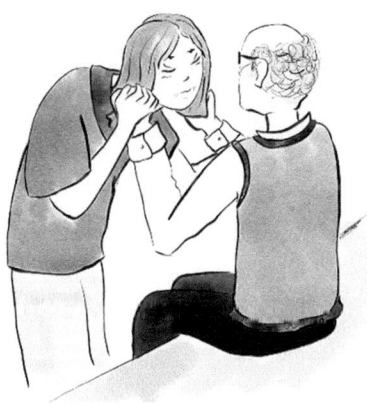

Abb. 14.2: Gewalt gegenüber Mitarbeitenden.

Von großer Bedeutung ist der Umgang mit betroffenen Kolleg*innen im Team. Hinweise, wie »mir ist das auch schon passiert« oder »stell dich nicht so an«, sollte man unterlassen. Im Folgenden wird dargestellt, was zu tun ist.

Erste Hilfe für Leib und Seele sowie der Eintrag ins Verbandbuch bei Gewalt

Allen Mitarbeitenden kann es bei der Arbeit mit Bewohner*innen oder Klient*innen passieren, Gewalt zu erfahren. Kolleg*innen und Führungskräfte sind oft die ersten Ansprechpersonen und sollten daher auch auf Situationen von Gewalt und Aggression vorbereitet sein. Besonders wichtig sind in solchen Fällen: Einfühlungsvermögen und erlebte Anteilnahme. Wenn Mitarbeitenden Gewalt widerfährt, sind die folgenden Schritte umzusetzen. Nach Möglichkeit sollten die Ersthelfer*innen und Leitungen in der Einrichtung informiert werden.

Bieten Sie den Betroffenen immer ein Gespräch an, auch wenn aus deren Sicht kein Bedarf besteht. Personen erleben Vorfälle, die mit Aggression und Gewalt einhergehen, sehr unterschiedlich. Ein Gespräch kann auch kurz gefasst werden, verschaffen Sie sich aber einen ersten Eindruck von der Person. Denn unabhängig von der scheinbaren »Schwere« des Vorfalls kann es – teilweise zeitverzögert – zu Angstzuständen, Depressionen oder Schlafstörungen kommen. Mitarbeiter*innen sollten über diese möglichen »Nach- oder Nebenwirkungen« informiert werden.

Ist es zu einem Übergriff gekommen, geht es um **»Erste Hilfe für Leib und Seele«**

- Jede Situation ist anders! Die ersten Worte sind immer wichtig!
- Konzentrieren Sie sich ausschließlich auf das Gespräch und unterlassen Sie das Erzählen von eigenen Erlebnissen. Ihr Gegenüber steht im Mittelpunkt.
- Nehmen Sie die betroffene Person aus der Situation heraus.
- Sorgen Sie für Ruhe und schaffen Sie eine beruhigende Atmosphäre.
- Klären Sie, ob Erste-Hilfe-Maßnahmen, z. B. Wundversorgung, notwendig sind.
- Bewerten oder kritisieren Sie Ihr Gegenüber nicht, auch wenn Sie vielleicht anders gehandelt hätten. Kritik und gute Ratschläge führen in Ausnahmesituationen nur zu Scham- und Schuldgefühlen.
- Richten Sie die Fürsorge am Bedarf der Person aus. Die betroffene Person bestimmt, was ihr guttut (Hilfsangebote, weitere Gespräche mit Kolleg*innen usw.).
- Die Person selbst bestimmt, was sie nicht will!

Was ist passiert?

- Beschränken Sie sich auf Fragen zum Hergang: Was, wann, wie und wo?
- Vermeiden Sie Fragen nach dem »Warum?«, denn das könnte als Vorwurf verstanden werden.
- Helfen Sie Ihrem Gegenüber die Ereignisse in eine zeitliche Reihenfolge zu bringen.

- Wiederholen Sie das Gesagte und versichern Sie sich, dass dies den Tatsachen entspricht.
- Achten Sie auf die Gefühle Ihres Gegenübers, zeigen Sie Verständnis für die emotionale Lage.
- Fragen Sie nach Personen, die den Vorfall beobachtet haben oder beteiligt waren. Führen Sie mit diesen Personen auch ein Gespräch.
- Weisen Sie Ihr Gegenüber darauf hin, dass der Vorfall der Leitung mitgeteilt werden muss. Sollte eine ärztliche Behandlung notwendig sein, hat diese bei dem/der Durchgangsarzt/-ärztin[94] zu erfolgen. Raten Sie immer zu einer Vorstellung bei dem/der Durchgangsarzt /-ärztin an, denn Verletzungen oder Traumata sind ggf. nicht sofort sicht- oder spürbar.
- Stellen Sie eine Begleitung zum/zur Arzt/Ärztin sicher, wenn diese erforderlich ist.
- Dokumentieren Sie den Arbeitsunfall.

Weitere Schritte

- Überlegen Sie erste gemeinsame Schritte, z.B. Veränderung der Einsatzplanung oder des Einsatzortes (Wohnbereich).
- Führen Sie eine Fallbesprechung im Team durch. Dieses beinhaltet eine Analyse der Situation und die Vereinbarung von ersten Maßnahmen für Bewohner*in und Mitarbeitende.
- Das Ziel ist, vergleichbare Situationen in Zukunft zu verhindern bzw. vorbereitet darauf reagieren zu können. Es geht nicht um Akzeptanz von Gewalt oder Schuldzuweisungen.

Dokumentation als Arbeitsunfall und Leistungen der Berufsgenossenschaft für Gesundheitsdienst und Wohlfahrtspflege (BGW)

- Der Versicherungsschutz der BGW umfasst auch Gewaltereignisse in Zusammenhang mit der Arbeit. Jeder Gewaltvorfall ist ein Arbeitsunfall, wenn er einen körperlichen Schaden oder eine seelische Verletzung verursacht.
- Die Berufsgenossenschaft empfiehlt, ein Gewaltereignis auch dann im Verbandbuch zu dokumentieren und per Unfallanzeige zu melden, wenn keine unmittelbare Arbeitsunfähigkeit vorliegt. Ein solches Er-

---

94 Durchgangsarzt (D-Arzt): Durchgangsärzte sind i.d.R. Fachärzte für Unfallchirurgie und sind von der Berufsgenossenschaft zugelassen. Sie sind zuständig für die Behandlung von: Arbeits-/Wegeunfällen und entscheiden, ob eine allgemeine Heilbehandlung durchgeführt werden kann/muss oder ob eine besondere Heilbehandlung notwendig ist. Betriebsärzte hingegen sind Fachärzte für Arbeitsmedizin, ggf. Ärzte mit der Zusatzbezeichnung »Betriebsmedizin«. Sie unterstützen Arbeitgeber bzgl. Arbeitsschutz und Unfallverhütung und beraten hinsichtlich Arbeitssicherheit und -gestaltung zur Gesundheitsförderung. Betriebsärzte dürfen im Rahmen der Notfallversorgung tätig werden.

lebnis wird zumeist unterschätzt und ein gesundheitlicher Schaden wird oft erst später ersichtlich oder tritt erst später auf.
- Die Dokumentation sollte dazu genutzt werden, das Ereignis zu reflektieren, um solche Ereignisse künftig zu vermeiden, Problembereiche zu identifizieren und die Wirksamkeit vereinbarter Maßnahmen zu überprüfen. Gewaltereignisse werden auch in der Pflegedokumentation eingetragen. Das ist besonders wichtig, wenn auch der/die Bewohner*in oder Klient*in verletzt wurde und wenn diese Information für die an der Pflege und Betreuung Beteiligten wichtig ist, um weiteren Gewaltereignissen vorzubeugen.
- Die BGW hilft nach Extremerlebnissen sofort und unbürokratisch. Betroffene, Angehörige oder Kolleg*innen können sich an die jeweilige BGW-Bezirksverwaltung wenden. Eine zeitnahe und ortsunabhängige professionelle Hilfe wird als telefonisch-psychologische Beratung (fünf Telefontermine à 50 Minuten) angeboten.
- Es ist entscheidend, dass die BGW frühzeitig informiert wird. Nach Eingang der Meldung koordiniert sie alle erforderlichen Maßnahmen zur Akutversorgung, Rehabilitation und Wiedereingliederung. Mit den Betroffenen wird besprochen, wie sie in ihrer konkreten Situation am besten unterstützt werden können. Alle Gespräche sind vertraulich.

Schadensersatz und Wiedereinstieg

Schadensersatz bei Beschädigungen

- Werden persönliche Gegenstände der Mitarbeitenden beschädigt, können Ansprüche gegenüber den Verursachenden erhoben werden. Ist ein*e Bewohner*in oder Klient*in schuld- oder deliktunfähig, springt der Arbeitgeber ein. Werden Hilfsmittel (z. B. Brillen oder Prothesen) der Mitarbeitenden beschädigt, werden diese durch die gesetzliche Unfallversicherung ersetzt.

Wiedereinstieg nach einem Gewaltereignis und Gespräch

- Nach längerer Abwesenheit ist eine begleitete Wiedereingliederung sinnvoll und die Rückkehr in das Berufsleben muss geplant werden. In einem gemeinsamen Gespräch ist zu klären, ob es bei dem/der Mitarbeitenden noch Einschränkungen gibt (z. B. auch Angst). Es wird angeraten, das Gewaltereignis nochmals zu besprechen und gemeinsam Strategien und Unterstützungsmöglichkeiten festzulegen. Die Mitarbeitenden entscheiden, wer in das Gespräch eingebunden wird (z. B. die Mitarbeitendenvertretung).

> **Wichtig**
>
> Mitarbeitende dürfen nicht stigmatisiert werden, wenn sie über längere Zeit belastende Erinnerungen an das Ereignis haben oder die Arbeit mit einzelnen Bewohner*innen/Klient*innen als bedrohlich empfinden.

Aus den Erfahrungen im Projekt Halt!(-ung) zeigt sich, dass der Eintrag ins Verbandbuch mit den Mitarbeitenden in Schulungen eingeübt werden muss. Dafür kann das elektronische Zusatzmaterial (▶ Kap. 22) verwendet werden, das eine Vorlage eines Verbandbuches mit Hinweisen enthält, was an welcher Stelle eingetragen werden muss. Die gesamte Dokumentation »Gewalt gegen Mitarbeitende – Vorgehen nach einem traumatischen Ereignis DGUV 206–017 – Kurzübersicht« kann dem elektronischen Zusatzmaterial entnommen werden.

Schulung Ersthelfer*innen

Ersthelfer*innen

Die Wilhelmshilfe thematisiert dieses Verfahren und den Umgang mit Betroffenen im Rahmen der »Let's talk about« Schulungen mit Mitarbeitenden (▶ Kap. 15.5). Alle Team-/Wohnbereichsleitungen und Praxisanleiter*innen sind geschult, bei Gewaltereignissen zu unterstützen.

> **Wichtig**
>
> Zusätzlich werden die *betrieblichen Ersthelfer*innen* im Rahmen der *jährlichen Unterweisung* zu dieser Vorgehensweise von den Einrichtungsleitungen Pflege oder Verwaltung geschult. Sie können verständigt werden, wenn es zu einem Gewaltvorfall gegenüber Mitarbeitenden kommt. In der Regel ist das Thema Gewaltereignisse nicht Gegenstand der Ersthelfer*innenausbildungen.

14.4 Verfahren Gewalt(-verdacht) in Kurzform

Tab. 14.1: Übersicht Verfahren/Kurzform (siehe auch ▶ Kap. 22).

		Vorgehen bei Gewalt und Verdachtsmomenten – Kurzfassung		
Schritt	Mitarbeiter*innen gegen Bewohner*innen	Bewohner*innen gegen Bewohner*innen	Bewohner*innen gegen Mitarbeiter*innen	
	Verfahren: Gewalt Mitarbeiter*in/Bewohner*in	Verfahren: Gewalt Bewohner*in/Bewohner*in	Verfahren: Gewalt Bewohner*in/Mitarbeiter*in	
1	• Eine grenzverletzende oder gewalttätige Handlung wird beobachtet oder vermutet (z. B. blaue Flecken) oder wird durch die betroffene Person selbst oder durch eine dritte Person geäußert. Gewaltphänomenen, Verdachtsmomenten, auch anonymen Hinweisen, wird nachgegangen.			

Tab. 14.1:
Übersicht Verfahren/Kurzform (siehe auch ▶ Kap. 22). – Fortsetzung

		Vorgehen bei Gewalt und Verdachtsmomenten – Kurzfassung
2		• *Alle* Betroffenen (auch Mitarbeitende), die einen Gewaltvorfall thematisieren, werden ernst genommen. Sie erhalten einen Schutzraum und eine Vertrauensperson kann hinzugezogen werden. Grenzen und Widerstände der berichtenden Person sind zu respektieren. Es wird kein Druck ausgeübt.
	H A L T U N G	• Angst oder Hektik sind keine guten Ratgeber. Daher ist es gut, wenn man sich Hilfe sucht und den Vorfall/den Verdacht erst einmal schildert und das weitere Vorgehen diskutiert. Sind Mitarbeiter*innen verunsichert, können sie die Praxisanleiter*innen kontaktieren. • Bei einem Verdacht gilt zuerst die Unschuldsvermutung. Allparteilichkeit heißt: Alle Perspektiven gleichberechtigt zu hören und zu berücksichtigen. Bis zur Klärung des Sachverhalts wird Diskretion vereinbart, Gerüchte werden vermieden. Freistellungen können ein Schutzraum sein. • Der Vorstand wird ggf. über Verdachtsmomente und Gewaltphänomene informiert. Der Vorstand entscheidet, in wie weit er sich in den Prozess einbringt (ggf. Angebot der Hilfestellung). • Jeder Fall zeigt sich anders, daher muss immer sorgfältig überlegt werden, wer die Beteiligten an einem gemeinsamen Gespräch sein können. Ziel ist es, Lernprozesse zu gestalten. • Wenn mehrere Personen am Gespräch teilnehmen sollen, ist darauf zu achten, dass ein Gleichgewicht besteht z. B. anwesende Vertrauenspersonen. Gesprächsspielregeln werden vereinbart und ein Protokoll des Gespräches wird angefertigt. Zu prüfen: Beteiligung eines externer Moderators. • Es geht darum, eine Gesprächsatmosphäre zu befördern und nicht Konfrontationslinien aufzubauen. • Alle Betroffenen (potenzielle Gewaltausübende und die, die Gewalt erfahren haben), erhalten die Möglichkeit, Hilfen in Anspruch zu nehmen. • Reflexion ist ein wichtiges Moment: Gewaltvorfälle werden in einer Fallbesprechung im Team thematisiert und gewaltauslösende Faktoren diskutiert und überlegt, wie man diesen begegnen kann. Gleiches gilt auf Trägerebene (Bereichsleitungsrunde).
3	**Schilderung und Infoweitergabe**	• Person, die den Vorfall beobachtet hat oder der sich ein*e Bewohner*in anvertraut oder Mitarbeiter*innen, die selbst Gewalt erlebt haben, tragen die Verantwortung, diesen Vorfall an den*die direkte*n Vorgesetzte*n weiterzugeben. Es kann sinnvoll sein, Vertraulichkeit zu zusichern. • Die Informationsweitergabe erfolgt an die PDL, HL & den Vorstand sowie Leitung Personal (Beteiligung Mitarbeitende). Info Vorstand, wenn HL über Vorfall informiert & eine Intervention erfolgt (ist).
4	**Deeskalation/Trennung**	• Gewalt von Bewohner*in gegen Bewohner*in: Räumliche Trennung. Info Angehörige/Betreuer*in. Bei Gewaltereignissen von Mitarbeiter*innen gegen Bewohner*innen oder umgekehrt: Mitarbeiter*in wird freigestellt/von der Versorgung der Bewohner*in bis auf weiteres abgezogen.

		Vorgehen bei Gewalt und Verdachtsmomenten – Kurzfassung	Tab. 14.1: Übersicht Verfahren/Kurzform (siehe auch ▶ Kap. 22). – Fortsetzung
5		**Gespräche (wenn Personen kognitiv dazu in der Lage sind, ansonsten Angehörige)** • Schilderung des Vorfalls aus Sicht der Betroffenen (Bewohner*in oder Mitarbeiter*in) unter vier Augen (Schutzraum, sich Zeit nehmen, keine Bagatellisierung). Ggf. Vertrauensperson (Betreuer*in und Angehörige bei Bewohner*innen, Kollege/Kollegin bei Mitarbeiter*innen) hinzuziehen. • Weitere Personen werden gehört (Beobachter*in) und befragt. Schilderung, was aus deren Sicht passiert ist. Dokumentation der Schilderungen. • Darlegung des weiteren Vorgehens und Unterstützung wird angeboten/erfragt.	
6		**Untersuchung »erste Hilfe für Leib und Seele«** • Die betroffene Person wird (bei Verdacht) auf physische Gewalteinwirkungen körperlich untersucht und die Ergebnisse festgehalten (mit Einverständnis fotografiert, z. B. Hämatome). • Betroffene Person wird »seelsorgerlich« betreut. • Bei Bedarf wird der behandelnde Hausarzt/-ärztin hinzugezogen, bei schweren Verletzungen: Einweisung KH. Bei Gefahr für Leib und Leben erfolgen Sofortmaßnahmen! • Körperliche/psychische Folgen: Vorstellung b. Durchgangsarzt/-ärztin. Alle Folgen sind zu dokumentieren, ggf. psychiatrische Notfallversorgung! • Meldung Berufsgenossenschaft. *Cave!* Ansteckungsgefahr bei Vorerkrankungen Bew.	
7		**Abstimmung/Vorgehen** • Leitungen stimmen das weitere Vorgehen intern ab und beziehen, wenn möglich, eine externe Perspektive (z. B. andere Hausleitung) ein. Leitung Personal wird informiert. • Je nach Eskalationsstufen: Zeitnahe Entscheidung über die weiteren Schritte, z. B. Information der Angehörigen. • Bei Bewohner*innen gegen Mitarbeiter*innen und gegen Bewohner*innen: Klärung mit dem Team, ob es auslösende Faktoren/Diagnosen für das Verhalten des Bewohners/der Bewohnerin gibt oder welche Maßnahmen bei anderen Kolleg*innen ggf. erfolgreich waren. Insbesondere bei Menschen mit Demenz sind folgende Fragen zu stellen: Wann, wie, wie oft, bei wem tritt das gewalttätige Verhalten auf? Gibt es Ursachen wie z. B. Schmerz, andere Bedürfnisse oder biografische Aspekte?	
8		**Klärung mit der beschuldigten Person bei Verdacht** • Wertefreie Info zu den Anschuldigungen: Beschuldigte*r wird zeitnah und sachlich über die Anschuldigungen gegen sie/ihn in Kenntnis gesetzt. Die Person erhält die Möglichkeit, in einem geschützten Rahmen ihre Wahrnehmung und ihre Sicht der Dinge zu äußern (Zweiergespräch). Die Schilderungen werden dokumentiert. • Auf Wunsch oder bei kognitiven Einschränkungen können die Angehörigen/der*die Betreuer*in einbezogen werden. Bei Mitarbeiter*innen kann ebenso eine Vertrauensperson einbezogen werden.	

Tab. 14.1:
Übersicht Verfahren/Kurzform (siehe auch ▶ Kap. 22).
– Fortsetzung

	Vorgehen bei Gewalt und Verdachtsmomenten – Kurzfassung
	• Bei Mitarbeiter*innen: Information über das weitere Vorgehen und die Möglichkeit, eine Person der MAV einzubeziehen. Freistellung ist mit der Leitung Personal abzustimmen. • Hilfsangebote für alle: Seelsorge, psychologische Beratungsstelle, etc. **Klärung mit den Beschuldigen bei Verdacht bei beobachtetem Gewaltvorfall** • Wenn es sich um eine Gewaltvorfall handelt, der von anderen Personen beobachtet wurde: Schilderung der Aussagen und Nachfrage, wie sich der Vorfall aus seiner/ihrer Sicht ereignet hat und was zu diesem geführt hat. • Die Betroffenen werden über das weitere Vorgehen informiert und entsprechende Hinweise gegeben. Bei Mitarbeiter*innen: Freistellung, Abmahnung oder fristlose Kündigung in Abstimmung mit der Leitung Personal. Die entsprechenden Maßnahmen werden dann umgesetzt. Bei Bewohner*innen: Kündigung des Heimvertrages. • Prüfung: Strafanzeige und ggf. Erstattung einer Anzeige. Bei Bewohner*innen mit Demenz: Abwägung, ob der/die Beschuldigte aufgrund einer Demenz die Tat abschätzen kann oder ob der Übergriff mit dem Krankheitsbild einhergeht oder ob es andere Gründe hierfür gibt. Abwägung mit Vorstand.
9	**Verdachtsmomenten nachgehen und Transparenz des Vorgehens** • Wenn nach Gesprächen keine Klarheit erlangt werden kann, ob es tatsächlich zu einem Gewaltvorfall gekommen ist, wird das Team/andere Beteiligte befragt und eruiert, ob es bereits ähnliche Vorfälle oder Hinweise gegeben hat. Im Leitungsteam wird nach den Gesprächen das »Bauchgefühl« thematisiert und die jeweiligen Thesen werden geprüft. • Bei Bedarf wird überlegt, ob die Einrichtung eines »Runden Tisches« sinnvoll sein könnte. Die Beteiligten müssen aber dazu in der Lage und bereit sein, eine Klärung herbeizuführen. • Alle Beteiligten werden regelmäßig über den jeweiligen Stand und den Ausgang des Verfahrens informiert. Die jeweiligen Konsequenzen bzw. die getroffenen Maßnahmen werden den Personen, die Gewalt erlebt haben, dargelegt (Datenschutz beachten). • Das Pflegeteam wird regelmäßig informiert und bei Bedarf wird eine Besprechung mit der Hausleitung geführt (z. B. Überforderungssituationen mit bestimmten Bewohner*innen).
10	**Nachsorge und Reflexion** • Die Personen, die Gewalt erlebt haben, erhalten nach Gewalteinwirkungen Unterstützung durch die Einrichtung, entsprechende Hilfen medizinischer und psychologischer Art werden veranlasst. Die EL erkundigt sich regelmäßig nach dem Befinden. • Auch mit dem/der Beschuldigten wird das Gespräch gesucht bzw. mit dem Team. Die HL erkundigt sich, ob der/die Mitarbeiter*in weitere Hilfe benötigt. Bei Bewoher*innen wird besprochen, ob sich noch ein Verhalten zeigt, das gewalttätig ist und ob Hilfestellung notwendig ist. • Jeder Gewaltvorfall wird im Hinblick auf das Vorgehen dokumentiert, auslösende Momente für Gewaltphänomene reflektiert, nach entsprechenden Lösungen gesucht bzw. Prozesse überdacht.

14.5 Präventionsmaßnahmen zur Vermeidung von Gewalt

Für Mitarbeitende ist es essenziell, Präventionsmaßnahmen zu kennen – sowohl im Hinblick auf die eigenen Grenzen als auch mit Blick auf die Grenzen anderer, die an der Pflege und Betreuung beteiligt sind. Im Folgenden werden einige dieser Maßnahmen detailliert beschrieben. Ergänzend dazu werden in anderen Kapiteln Maßnahmen, wie Qualifizierung und Ausbildung (▶ Kap. 15), Verhaltens- und Verhältnisprävention (▶ Kap. 19) sowie Qualitätsmanagement (▶ Kap. 16) behandelt. Diese Maßnahmen bilden einen umfassenden Werkzeugkasten, der individuell angewendet und kontinuierlich weiterentwickelt werden kann. Es ist wichtig, dass Mitarbeitende nicht nur um die theoretischen Grundlagen wissen, sondern auch deren Umsetzung im Alltag kennen. Ein zentraler Aspekt ist die Zusammenarbeit im Team. Durch einen offenen Austausch und gegenseitige Unterstützung können Mitarbeitende die Präventionsmaßnahmen im Alltag anwenden.

Ansprechpersonen und Hilfsquellen

Ansprechpersonen und Hilfsquellen

Wenn es zu Gewaltereignissen kommt oder der Verdacht besteht, dass Mitarbeitende Gewalt gegenüber Bewohner*innen ausgeübt haben und eine (bezahlte) Freistellung erfolgt, dann erhalten die Mitarbeitenden Kontaktadressen für Beratungs- und Unterstützungsangebote. Diese sind unabhängig von der Einrichtungsleitung, die ebenfalls versucht, die Mitarbeitenden zu unterstützen. Als Arbeitgeber*in hat man eine Fürsorgepflicht gegenüber Mitarbeitenden. Daher ist es wichtig, bei Verdachtsfällen Mitarbeitenden Hilfe anzubieten oder zu vermitteln.

Gleiches gilt für Mitarbeitende, die im Privatleben Krisen erleben und Unterstützung benötigen. Denn Krisensituationen können dazu führen, dass Mitarbeitende im Dienst stärker belastet sind und gegenüber Bewohner*innen Gewalt ausüben bzw. schneller der Geduldsfaden reißt. Die Wilhelmshilfe unterstützt Mitarbeitende bei dienstlichen Belangen (z. B. Freinehmen, Tausch der Pflegegruppe, etc.) und sucht frühzeitig das Gespräch. Mitarbeitende werden ermutigt, z. B. im Rahmen des Jahresgesprächs, diese Themen anzusprechen.

Es kann notwendig werden, dass jemand tiefergehende psychologische Unterstützung benötigt. Hierzu liegen regionale Kontaktadressen für psychologische Unterstützung vor. Auch bei Gewaltvorfällen im Team, wie Mobbing oder bei selbst erlebten Grenzsituationen, gibt es Angebote auf dieser Kontaktliste (elektronisches Zusatzmaterial, ▶ Kap. 22, muss auf die jeweilige Organisation angepasst werden). Voraussetzung ist, dass Mitarbeitende diese persönlichen Krisensituationen ansprechen.

Bei Verdachtsfällen in der häuslichen und (teil-)stationären Pflege werden die Angehörigen auf das Angebot der Ombudsfrau, Opferschutzorganisationen oder die Polizei verwiesen. Es wird jedem Angehörigen verdeutlicht, dass das Einbeziehen der Polizei das Recht der Angehörigen oder Betroffenen ist, wenn ein Gewaltverdacht geäußert wird. Um sich vorab zu orientieren und mit einer unabhängigen Person zu sprechen, ist die Ombudsfrau eine sinnvolle Möglichkeit, um die Situation zu sondieren.

Wenn Angehörige gegenüber den Menschen mit Pflegebedarf in der Häuslichkeit gewalttätig werden oder erste Anzeichen von Belastung bemerkt werden, können das Hilfetelefon für pflegende Angehörige oder die Telefonseelsorge hilfreich sein. Eine Beratung durch die Pflegenden des ambulanten Dienstes kann ebenfalls angeboten werden. Häufig stehen hier Entlastungsangebote für die Angehörigen im Fokus. Es kann schwierig sein, die Angehörigen auf die Beobachtung von Überlastung anzusprechen und mögliche Hilfsangebote darzustellen, da dies zu Abwehrreaktionen führen kann.

Auch Klient*innen, die möglicherweise Gewalt erfahren, wird direkte Hilfe angeboten. Teilweise zeigt sich auch bei diesem Personenkreis, dass eine neutrale Stelle, wie eine Opferschutzorganisation, die Ombudsfrau oder ein Gewalttelefon für Frauen, sinnvoll sein kann. Die Kontaktdaten dieser Stellen sind gleichermaßen in der Liste mit Hilfsquellen hinterlegt, die den Betroffenen die Möglichkeit bieten, selbstbestimmt Hilfe in Anspruch zu nehmen. Bei Menschen mit Demenz sind die Mitarbeitenden besonders gefordert. Sie müssen das Gespräch suchen und die Vorfälle bzw. Verdachtsmomente klären. Auch die Wilhelmshilfe hat Situationen erlebt, in denen ein Angehöriger durch die Polizei der Wohnung verwiesen werden musste.

Die Kontaktliste mit entsprechenden Hilfsquellen ist nie abgeschlossen. Bei jedem Gewaltvorfall oder -verdacht kommen neue Kontakte hinzu. So wurde etwa bei einem Gewaltverdacht beispielsweise eine Kontaktadresse der Gerichtsmedizin zu Spuren- und Beweissicherung bei Sexualdelikten ergänzt. Die Kontaktliste mit Hilfsquellen kann als Anregung genutzt werden, um eine eigene regional angepasste Kontaktliste zu erstellen (elektronisches Zusatzmaterial, ▶ Kap. 22).

Neben den Leitungen der Einrichtungen und Dienste sind in allen Settings die Wohnbereichsleitungen sowie die Praxisanleiter*innen mögliche Ansprechpartner*innen bei einem Gewaltverdacht oder eskalierenden Situationen. Sie sind über diese Hilfsquellen bzw. die entsprechende Liste informiert.

14.6 Stoppkarte und kollegiale Fallberatung nach dem Stopp-Modell

Der Umgang mit Stress und Arbeitsanforderungen oder herausfordernden Bewohner*innen/Klient*innen kann sehr unterschiedlich sein. Einige Kolleg*innen erscheinen stressresistent, während andere schneller an ihre Grenzen stoßen. Stress und Belastung hängen nicht nur von Personen selbst ab, sondern entstehen auch durch bestehende Verhältnisse (Mitarbeitendenausfall, Arbeitsverdichtung etc.) oder werden dadurch verstärkt (z. B. auch durch Konflikte im Team).

Deeskalation und Prävention von Gewalt erfordert neben der Selbstverantwortung auch einer gemeinsamen Verantwortung für die Kolleg*innen. Eine offene Gesprächskultur ist notwendig, damit Grenzsituationen oder Belastungen zur Sprache kommen/gebracht werden können. Diese Kultur beginnt bei jedem Einzelnen. Man muss selbst bereit sein, den Dialog zu suchen und miteinander und nicht übereinander zu sprechen.

Bereitschaft, den Dialog zu suchen

- Im Rahmen der Übergabe oder von Dienstbesprechungen sollte es Raum für die Themen Grenzerfahrung und Belastung geben. Mögliche und tatsächliche gewaltauslösende Momente sollten rechtzeitig in den Blick genommen werden. Es kann vorkommen, dass Mitarbeitenden der Geduldsfaden reißt oder ein Fehler unterläuft.
- Es ist gut, wenn die betroffenen Kolleg*innen sich trauen, diese Themen anzusprechen. Dadurch wird eine Teamkultur befördert, in der gemeinsames Lernen möglich ist.
- Der Fokus sollte auch auf das gelegt werden, was gut läuft. Daher ist es wichtig, den Kolleg*innen und sich selbst Wertschätzung entgegenzubringen und Gelungenes zu thematisieren (»Wie Du mit Frau Maier umgegangen bist, das hat mich beeindruckt«).
- Teams haben die Möglichkeit, (ethische) Fallbesprechungen oder kollegiale Beratungen durchzuführen. Gleiches gilt für das Angebot einer (Team)-Supervision. Die Inanspruchnahme von externer Hilfe ist kein Ausdruck von Schwäche!

14.6.1 Stufe 1: Beobachtung von Kolleg*-innen – Vorboten, Mut fassen und Person ansprechen

*Folgende Vorboten von Gewaltausübung sollten bei Kollegen*innen beachtet werden:*

Vorboten von Gewaltausübung

- Gereiztheit, Gespanntheit, Drohungen, Beschimpfungen
- Schreien, verrohte Sprechweise, abwertendes und demütigendes Verhalten, zielloses, wütendes Gestikulieren

- Verstummen, Gefühl des Ausgeliefertseins, der Angst und der Ohnmacht, stures Recht-haben-wollen, wiederholte Flüchtigkeitsfehler
- Ignorieren, nicht antworten, Verweigern von Hilfen und Wünschen
- Immer nur alles schlecht finden, andere schlecht machen, Gerüchte in die Welt setzen, Kolleg*innen gegeneinander ausspielen
- Soziale Erschöpfung, Rückzug, mangelnde Empathie oder Ermüdung (Vergesslichkeit, Konzentrationsschwäche)
- Körperliche Symptome (Kopfschmerz, Schlafstörung)

Was ist zu tun?

- Nicht wegsehen, Verantwortung übernehmen! Bauchgefühl vertrauen!
- Kolleg*innen zur Seite nehmen. Bei einer Tasse Kaffee und unter vier Augen spricht es sich leichter. Der Zeitpunkt für das Gespräch hängt von der Art und Schwere dessen ab, was wahrgenommen wird.
- Keinen Vorwurf äußern, sondern Beobachtungen mitteilen. Authentisch und ehrlich sein. Es muss deutlich werden, dass es um Lösungen geht. Ich-Botschaften sind wichtig.
- Wenn keine gute Beziehung zum*zur Kolleg*in besteht, sollte ggf. eine andere Person oder die WBL/PDL informiert werden und dies übernehmen.
- Gewaltausübung erfordert sofortiges Eingreifen.

14.6.2 Stufe 2: Selbstbeobachtung/-wahrnehmung – Stopp-Karte in Anspruch nehmen & Innehalten!

Ein Mitarbeiter*in/Kolleg*in erkennt meist selbst, wenn er oder sie nicht mehr kann und möglicherweise schon Grenzen überschritten hat (z. B. eine Person wurde fester am Arm angefasst, als notwendig oder eine Person wurde angeschrien). Alternativ können Kolleg*innen andere mitarbeitende Personen auf die hohe Anspannung oder das aggressive Verhalten aufmerksam machen (▶ Kap. 15.6). Selbst- oder Fremdwahrnehmung können dazu führen, dass diese Karte zum Einsatz kommt. Es gilt: Gut, dass die Person selbst für sich sorgt oder jemand anderes für sie sorgt!

Die Karte wird nicht gezeigt

Die Karte wird niemandem gezeigt, sondern die Person wird ermutigt, diese für sich in Anspruch zu nehmen. Diese Karte zu nutzen, bietet einen Schutzraum für alle und bedeutet, Routinen und den eigenen Standpunkt zu überdenken sowie Handlungsspielräume zu entwickeln. Jeder Transponder oder Schlüsselanhänger ist mit einer Stoppkarte ausgestattet. Diese Karte enthält einen QR-Code, der es ermöglicht, die Informationen der Karte abzurufen. Durch Scannen des QR-Codes wird eine Verbindung zu einer speziellen Webseite hergestellt, auf der die Informationen der Stoppkarte dargestellt werden. Dies bietet eine einfache und schnelle Möglichkeit, auf die Informationen zuzugreifen. Die Stoppkarte als Übersicht ist zudem im Dienstzimmer und den Umkleiden angebracht, so dass die Mitarbeitenden immer wieder darauf aufmerksam gemacht werden und damit in Berührung kommen.

Eine kollegiale Beratung nach dem »STOPP-Modell« wird zeitnah nach Verwendung dieser Karte durchgeführt, um den Mitarbeitenden zu unterstützen. Ziel ist es, die Belastung oder die Situation zu schildern, erste Maßnahmen zu entwickeln und sich der Unterstützung im Kolleg*innenkreis zu versichern.

14.6.3 Stufe 3: Kollegiale Beratung nach dem »Stopp Modell« – Innehalten!

Die kollegiale Beratung nach dem »Stopp-Modell« (▶ Abb. 15.3) greift erneut das Symbol der Hände auf. Ziel dieser kollegialen Beratung ist, dass Raum für Emotionalität und Gefühle gegeben wird. Dafür steht die linke Hand. Diese soll mit der rechten Hand, die für die Rationalität steht, verknüpft werden. Zur Umsetzung der kollegialen Beratung wurde auf den den praktischen Leitfaden zur Einführung und Implementierung der kollegialen Fallberatung der Deutschen Gesellschaft für Pflegewissenschaft zurückgegriffen (Kocks et al. 2012).

Kollegiale Beratung

Während der Beratung wird mit den Teamkolleg*innen ein »individueller Werkzeugkoffer« mit Empfehlungen für den Alltag erarbeitet, der ggf. auch Entlastungsmaßnahmen für die Person beinhaltet (z. B., dass man eine bestimmte Person momentan nicht pflegt).

Kollegiale Beratung stellt ein strukturiertes Verfahren dar und dient dazu, Lösungen/Empfehlungen in Gruppen zu finden. Diese Form dient auch der Reflexion und dem fachlichen Austausch. Das Verfahren eignet sich für alle Themenbereiche, zu denen unterschiedliche Erfahrungen im Team vorhanden sind. Die Teilnehmenden geben der fallgebenden Person Anregungen, sprechen Empfehlungen oder Handlungsmöglichkeiten aus. Die Kompetenzen der einzelnen Gruppenmitglieder werden damit gefordert und gefördert. Gleichzeitig wird eine Teamentwicklung in Gang gesetzt. Die eigentliche Beratung (▶ Kap. 14.6.4) ist handlungs- und lösungsorientiert und dauert zwischen 30 und 45 Minuten.

> **Wichtig**
>
> Im Fokus der kollegialen Beratung steht: Alle können an eigene Grenzen kommen und Raum brauchen, diese zu thematisieren. Es bedarf auch einer gezielten Unterstützung, Lösungen zu entwickeln. Es ist eine lebendige, kreative und wertschätzende Möglichkeit, konkrete Belastungssituationen, Grenzerfahrungen oder Probleme gemeinsam in den Blick zu nehmen. Man kann die Gruppengröße auch anpassen, das heißt die Aufgabe der Protokollant*in und Zeitgeber*in kann auch von einer Person übernommen werden.

Grundsätze zur Durchführung

Folgende Grundsätze sind bei der Durchführung zu berücksichtigen:

- Die Kolleg*innen bewerten oder verurteilen die Verhaltens- oder Vorgehensweisen der Person nicht, die den Fall einbringt. Sie bringen auch keine Abwertung zum Ausdruck (z. B. Augenrollen).
- Alle Kolleg*innen sollten authentisch und offen sein und sich respektvoll verhalten.
- Die fallgebende Person steht im Mittelpunkt.
- Die Kolleg*innen verpflichten sich zur Vertraulichkeit. Verhaltensweisen, welche die Privatsphäre der Person betreffen, die den Fall einbringt, werden nicht weitergegeben.
- Die beratenden Kolleg*innen zeigen ein wertschätzendes Verhalten gegenüber den Teilnehmer*innen und der Person, die den Fall einbringt.
- Die kollegiale Beratung lebt von der Vielfalt. Das heißt, es sollen möglichst viele Perspektiven zum Vorschein gebracht und dem/der Fallgeber*in angeboten werden.
- Beiträge der Berater*innen sollen so kurz wie möglich sein. Ein Gedanke pro Redebeitrag ist ausreichend.
- Die Methode muss den Menschen genügen und weniger der Form. Es reicht völlig aus, den Verlauf handschriftlich zu protokollieren. Es dient dazu, den/die Fallgerber*in und das Team zu unterstützen. Rechtschreibung, Satzbau etc. sind zweitrangig.
- Es können sowohl feste Zeitpunkte im Vorfeld vereinbart werden beispielsweise alle zwei Wochen. Eine sofortige Beratungssituation ist jedoch gleichermaßen möglich.

> **Wichtig**
>
> »Ziel ist es, Lösungen *für eine konkrete berufliche Schlüsselfrage* zu entwickeln. Die kollegiale Beratung nutzt in diesem Sinne das Wissen und die Fähigkeiten im Team, indem sie kurz, pragmatisch und handlungsorientiert einen strukturierten Rahmen gibt, der den effizienten Wissens- und Informationstransfer unterstützt. Gerade hier kann die wertschätzende Grundhaltung gegenüber den beratenden Teammitgliedern als unterstützendes Element für eine gelungene Teamarbeit herausgearbeitet werden.« (DGP 2012, S.7)

14.6.4 Durchführung und Ablauf der kollegialen Fallberatung

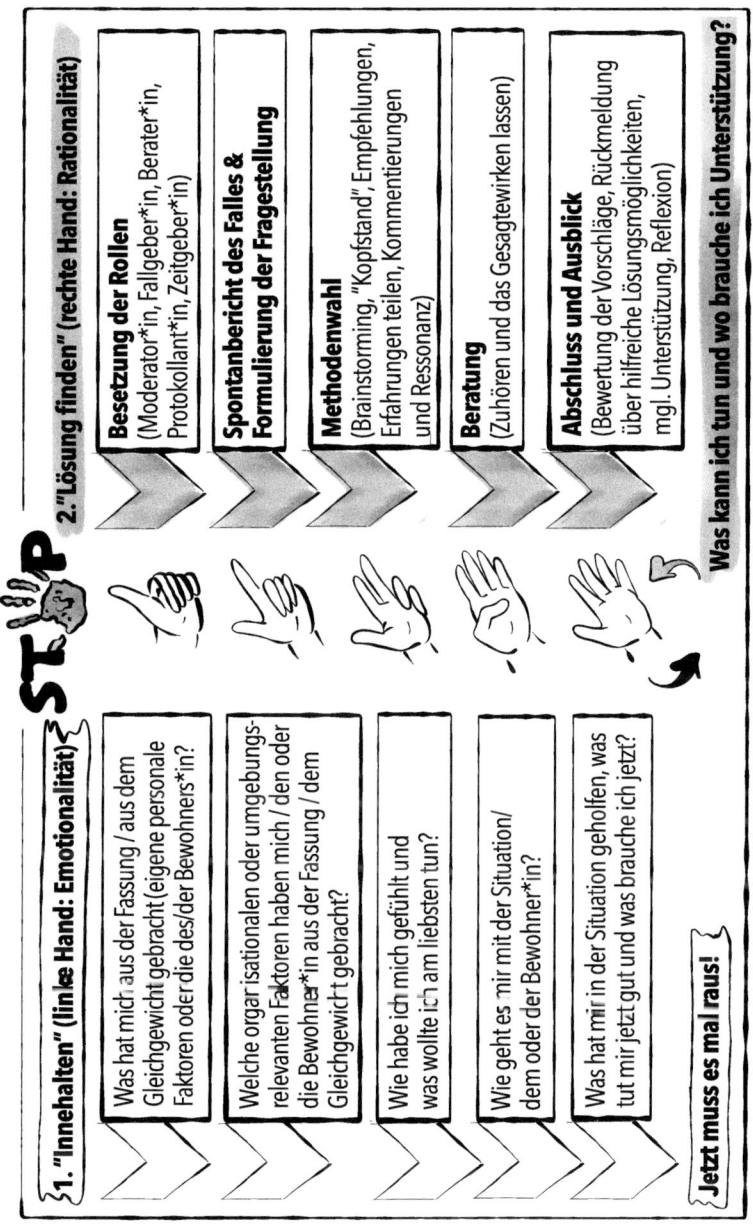

Abb. 14.3: Kollegiale Fallberatung nach dem Stopp-Modell.

Innehalten[95] – Jetzt muss es mal raus! (Zeitrahmen: 5 Minuten)

- Der oder die Fallgeber*in kann (muss aber nicht!) in der ersten Phase Luft ablassen und erzählen, was ihn oder sie aus der Fassung oder dem Gleichgewicht gebracht hat und was aus seiner/ihrer Sicht ausschlaggebend war (z. B. »Ich war heute sowieso schon schlecht drauf« oder »Der/die Bewohner*in/Klient*in hat mich schon bei der Begrüßung angeschrien«).
- Emotionen bekommen hier Raum und werden anhand von fünf Fragekategorien (Abb. 15.3) kanalisiert bzw. Impulse gegeben. Der oder die Fallgeber*in kann dies zur Selbstanalyse nutzen.
- Die Teilnehmenden hören nur zu. Nach fünf Minuten wird ein Schlusspunkt durch die Moderation gesetzt. Dies kann symbolisch unterstützt werden, indem der oder die Fallgeberin ein Stück Papier zerknüllt oder die Wut verbal zum Ausdruck bringen kann.

Lösung suchen – Was kann ich tun, wo brauche ich Unterstützung? (45–60 Minuten)

Festlegung der Rollen

Erste Phase: »Festlegung der Rollen« (Zeitrahmen: 5 Minuten)

Mit dem Stopp-Modell steht die Person bereits fest, die den Fall einbringen möchte. Wenn die Methode darüber hinaus (also nicht zum Thema Gewalt) zum Einsatz kommt, muss ein*e Fallgeber*in gesucht werden.

- Fallgeber*in: Er oder sie ist Auslöser für eine kollegiale Beratung. Sein/ihr Beratungs- und Unterstützungsbedarf bezüglich seiner/ihrer Problemstellung oder der zu meisternden Aufgabe oder Herausforderung steht im Mittelpunkt.
- Moderator*in: die Person leitet und strukturiert die kollegiale Fallberatung, sorgt für die Einhaltung der unterschiedlichen Phasen, Zeiten und Regeln (aussprechen lassen, keine Monologe, etc.). Die Moderation aktiviert die Mitglieder der Gruppe und unterstützt bei Formulierungen und Präzisierungen und sorgt für einen »roten« verbindenden Gesprächs- und Gedankenleitfaden. Wichtig: Er oder sie unterstützt den Fallgeber*in dabei, seine Schlüsselfrage zu formulieren. Die Fallerzählung wird stichwortartig oder bildlich auf einem Flipchart notiert.
- Berater*innen: Sie zeigen Respekt hinsichtlich der Perspektive und der Problemsicht der fallgebenden Person. Das Anliegen wird erstgenommen. Sie bringen Ideen, Gedanken, Erfahrungen, ihr Wissen und ihre Fragen ein, um den/die Fallgeber*in bei der Beantwortung der formulierten Schlüsselfrage zu unterstützen. Sie hören zu, stellen Verständnis-

---

95 Die Fragen zum Innehalten wurden dem NOW-Modell nach Walter et al. 2012 und den Ausführungen von Nau, J. et al. (2018) entnommen: Gewaltfreie Pflege. Praxishandbuch zum Umgang mit aggressiven und potenziell gewalttätigen Patienten. Bern: Hogrefe Verlag.

und Vertiefungsfragen. In der Phase »Beratung« beraten sie intensiv und formulieren abschließend eine Vielzahl von Hinweisen/Vorschlägen, um die Handlungsoptionen des/der Fallgebers*in zu erweitern.
- Protokollant*in: Diese Person fasst kurz und knapp die wesentlichen Schritte und Inhalte der kollegialen Beratung für die Beteiligten zusammen. Die Person ist Teil der Berater*innengruppe, beteiligt sich also selbst aktiv. Ein Foto des Flipcharts am Ende kann hilfreich sein.
- Zeitnehmer*in: Diese Person sorgt für die Einhaltung der Zeiten und macht den oder die Moderator*in auf die Zeitschiene aufmerksam. Die Person ist Teil der Berater*innengruppe.

Zweite Phase: »Spontanbericht und Formulierung der Schlüsselfrage« (Zeitrahmen: 15 Minuten):

Spontanbericht und Schlüsselfrage

Es wird die Ausgangslage und die Situation, die grenzwertig war oder jemand aus dem Gleichgewicht/der Fassung gebracht hat, kurz geschildert. Es kann auch das sich daraus ergebende Spannungsfeld dargestellt werden. Die Berater*innen-Gruppe darf im Anschluss an den Bericht nur Verständnisfragen stellen. Die Schlüsselfrage mit Ausrichtung auf den Beratungswunsch wird zwischen dem oder der Fallgeber*in und dem/der Moderator*in formuliert. Die Schlüsselfrage bestimmt den weiteren Verlauf, den Fokus und beinhaltet auch den Klärungswunsch, insbesondere aber auch Unterstützungs- und Entlastungsbedarfe. Schlüsselfragen sind entscheidend, weil damit die Inhalte der Beratung geklärt werden. Es ist ein Unterschied, ob Ratsuchende, zum Umgang mit Bewohner*innen/Klient*innen in der konkreten Pflegesituation beraten werden möchten oder ob die Person für sich selbst Strategien sucht, wie sie nach einer anstrengenden Pflegesituation mit einem Menschen mit Pflegebedarf abschalten oder sich schützen kann. Kurz: »Tu etwas anderes, oder gib ihm eine andere Bedeutung«.

Dritte Phase »Methodenwahl« (Zeitrahmen: 5 Minuten):

Methodenwahl

Die dritte Phase beinhaltet die Wahl der Methode, mit der die Beratungsgruppe den Beratungsbedarf vollzieht. Die Methode richtet sich nach der Frage. Nutzen Sie bei der Einführung nur eine Handvoll Methoden, das gibt Sicherheit (▶ Tab. 14.2) und erweitern Sie diese, wenn sie Routine haben.

Methode	Ziel	Leitfrage
Brainstorming	Lösungsideen sammeln, wie der Titel »Sturm« andeutet, ungefiltert sammeln.	Was könnte man in einer solchen Situation alles tun?
Kopfstand	Brainstorming Ideen in die Gegenrichtung der Schlüsselfrage suchen.	Wie könnte der/die Fallgeber*in die Situation noch verschlimmern?

Tab. 14.2: Basismethoden und Zielsetzungen nach Tietze (2003, zit. n. Kocks et al. 2012, S. 9.), exemplarisch.

Tab. 14.2: Basismethoden und Zielsetzungen nach Tietze (2003, zit. n. Kocks et al. 2012, S. 9.), exemplarisch. – Fortsetzung

Methode	Ziel	Leitfrage
Empfehlungen	Empfehlungen für einen Lösungsweg sammeln.	Welche Empfehlungen habe ich für den/die Fallgeber*in?
Resonanzrunde	Feedback in Bezug auf die Fallerzählung	Was löst die Fallerzählung bei mir als Reaktionen aus?
Sharing	Bezug zu eigenen ähnlichen Erlebnissen herstellen.	An welche Erfahrungen erinnert mich die Falldarstellung?
Kurze Kommentare	Stellungnahme zum Geschehen angeben.	Was ist mir an den Inhalten bzw. der Art der Falldarstellung aufgefallen?

Beratung *Vierte Phase »Beratung« (Zeitrahmen: 10 Minuten):*

Die Fragestellung bestimmt die Beratung und die Methode. Der oder die Fallgeber*in hört hier erst einmal nur zu und lässt die Ideen und Diskussion der Gruppe auf sich wirken.

Abschluss und Ausblick *Fünfte Phase »Abschluss und Ausblick« (Zeitrahmen: 10 Minuten):*

Abschließend schätzt der/die Fallgeber*in die Vorschläge ein und gibt eine Rückmeldung, welche Anregungen oder Empfehlungen hilfreich sein könnten und welche Impulse bei ihm/ihr aufkommen. Die Runde wird mit einer kurzen Reflektion beendet. Es ist möglich, dass keiner der Vorschläge für die fallgebende Person passend ist. Der oder die Moderator*in kann abschließend die Ressourcen thematisieren, die sich im Verlaufe der Sitzung und in der Zusammenarbeit herauskristallisiert haben. Es wird gemeinsam besprochen, ob ein Thema weiter bearbeitet werden soll und ggf. an die Leitung der Bedarf einer Fallbesprechung oder Teamsupervision herangetragen wird. Gleiches gilt für Themen, die Mitarbeiter*innen gerne mit der Leitung eingehender besprechen möchten (z. B. Ausfallmanagement, Arbeitsverdichtung, etc.).

Wenn mehrere Mitarbeiter*innen betroffen sind, also Probleme mit einzelnen Bewohner*innen, Angehörigen oder dem Ablauf auf dem Wohnbereich haben, wird im Anschluss an die kollegiale Fallberatung eine Fallbesprechung terminiert. Ggf. kann oder muss auch eine Supervision im Team in Anspruch genommen werden. Diese wird von der Leitung mit dem Vorstand abgestimmt. Eine Liste mit Supervisor*innen, die mit der Wilhelmshilfe zusammenarbeiten, liegt in jeder Einrichtung vor.

14.7 (Kurz)-Fallbesprechungen

Kritische Situationen mit Bewohner*innen, Klient*innen oder Angehörigen betreffen meist *nicht nur* einen Mitarbeitenden. Mitarbeitende gehen manchmal jedoch davon aus, dass *nur sie* Probleme mit den genannten Akteur*innen haben. Häufig zeigt sich in kollegialen Fallberatungen, dass ein ganzes Team betroffen ist, z. B. dauerhaftes Klingeln einer nicht kognitiv eingeschränkten Bewohnerin, physische Gewalt von Bewohner*innen gegenüber Pflegenden (an den Haaren ziehen, beißen) oder auch rassistische Äußerungen gegenüber Mitarbeitenden, sexuelle Übergriffe und Verhaltensweisen, die einen buchstäblich an persönliche Grenzen bringen.

In Fallbesprechungen wird strukturiert vorgegangen und überlegt, was das zentrale Thema der Beratung ist und welche Ziele man erreichen möchte. Dazu gehört jedoch eine eingehende Diskussion, wie sich ein Fall aus den unterschiedlichen Perspektiven zeigt, welche Möglichkeiten der Deutung sich im Sinne einer verstehenden Diagnostik ergeben und welche gemeinsamen Lösungsstrategien angedacht werden. An dieser Stelle möchten wir nicht auf Fallberatungen en détail eingehen, jedoch aufzeigen, dass die investierte Zeit und Klarheit im Team, bei Gewalteinwirkung und erlebten Grenzsituationen hilfreich sein kann.

Im Rahmen von Fallberatungen wurden einige »Fälle« intensiv diskutiert und die Vereinbarungen haben dazu beigetragen, Situationen zu entschärfen. In der Wilhelmshilfe können bei Bedarf auch ethische Fallbesprechungen durchgeführt werden, die vom Pflegereferat moderiert werden.

Es ist zentral, dass Vereinbarungen von allen Teammitgliedern eingehalten werden. Es ist problematisch, wenn man eine gemeinsame Vereinbarung trifft, die von einzelnen Teammitgliedern unterwandert wird, weil man beispielsweise dann besonders beliebt bei einzelnen Bewohner*innen ist, gemäß dem Motto: »Ja, aber XY macht das immer, das sind nur Sie ….« Vereinbarungen sind dazu da, dass diese den Regelfall beschreiben und nach einer gewissen Zeit überprüft und ggf. gemeinsam angepasst werden.

Vereinbarungen werden von allen eingehalten

> **Wichtig**
>
> Es stellt sich immer die Frage: Wann reagiert ein Team oder wann reagieren einzelne Mitarbeitende? In der Regel wird reagiert, wenn ein Verhalten eskaliert. Was würde passieren, wenn der Fokus bewusst »verschoben« wird? Heißt: Künftig werden besonders die Reaktionen wertgeschätzt, die das erwünschte Verhalten zeigen? Bewohner*innen, Klient*innen und Angehörige wissen in der Regel sehr genau darum, wie sie Wirkung erzielen können und die notwendige Aufmerksamkeit erhalten.

Erfahrungen zeigen: Planen Sie *regelmäßig* Fallbesprechungen und stellen Sie sicher, dass diese nicht länger als 1 bis 1,5 Stunden dauern. Mitarbeitende möchten nach dem Dienst ein klares Ende vor Augen haben. Um eine gemeinsame Teamverantwortung zu fördern, legen Sie, wie in der kollegialen Fallberatung, ein festes Verfahren und Rollen fest. Dokumentieren Sie die Ergebnisse und reflektieren Sie den Stand der Vereinbarungen im Rahmen der Übergabe oder einer weiteren Fallbesprechung.

In der Wilhelmshilfe können zudem ethische Fallbesprechungen durch eine Moderatorin (Pflegereferat) unterstützt werden. Es gibt eine Vielzahl von ethischen Fragestellungen, die mit dem Thema Gewalt in der Pflege einhergehen und Dilemmasituationen auslösen. Beispielsweise, wenn es um die Kündigung eines Pflegevertrages im ambulanten Setting geht, weil Mitarbeitende dauerhaft beleidigt werden oder mit einer Kündigung eine massive Überlastungssituation für pflegende Angehörige entstehen kann.

14.8 Skill-Boxen

Menschen, die in Einrichtungen oder Diensten der Altenhilfe leben oder arbeiten, benötigen Unterstützung und Strategien, um besser mit seelischem Druck, Belastungen, Wut und Aggression umzugehen. Oftmals trägt der fehlende Abstand zur Situation dazu bei, dass der Druck steigt und eine Situation eskaliert.

Skills sind Fähigkeiten oder Hilfsmittel, die es einer Person ermöglichen, sich aus einer Belastungs- oder Spannungssituation herauszunehmen. Sie helfen in »Notsituationen« kurzzeitig, um sich selbst abzulenken. Skill-Boxen und deren Inhalte bieten Hilfsmittel, um betroffene Personen dabei zu unterstützen, den Fokus zu verändern und Abstand zu Druck, Wut oder Aggression zu gewinnen. Ziel ist es, durch Eigeninitiative, die Selbstwirksamkeit zu stärken.

Jedes Team kann überlegen, wie eine solche Skill-Box für das Team aussehen kann und ob auch eine solche für Bewohner*innen zur Verfügung steht. Dabei sollen die Inhalte unterschiedliche Sinneseindrücke ansprechen, wie Tast- und Spürsinn, das Hören, das Sehen usw.

Im ambulanten Bereich kann diese Box auch für Klienten*innen und deren Angehörige in Form einer Beratungsbox gestaltet werden, sodass die Personen um die entsprechenden Möglichkeiten wissen und ggf. das eine oder andere Hilfsmittel für sich ausprobieren können.

In einer Schulung für Angehörige wurden beispielsweise sehr scharfe Pfefferminzbonbons angeboten. Eine Angehörige berichtete: »Da war ich wieder ganz bei mir, das hat mir geholfen, mich selbst wahrzunehmen.«

> **Mögliche Inhalte einer Skill-Box**
>
> - Scharfe Pfefferminzbonbons
> - Entspannungstee
> - Igelbälle, Antistressbälle,
> - Akupressur-Bälle und -Ringe
> - Massagekissen
> - Widerstandsbänder
> - Eis- bzw. Heißwasserbeutel
> - Faszienrolle und -ball sowie eine Bodenmatte
> - Atemlicht für eine visuelle Meditation
> - Musik zur Entspannung (Naturgeräusche, Meeresrauschen)
> - Duft-Roll-on »Stressfrei«
> - Karten mit Entspannungs- oder Atemübungen

Letztlich muss jede Person ausprobieren, was für sie das beste Hilfsmittel ist, um mit Druck, Aggression oder Wut im Notfall umzugehen. Stichwort: Kurzzeitig!

individuelle Hilfsmittel für den akuten Notfall

Der Phantasie sind keine Grenzen gesetzt und auch eine Skill-Box kann fortlaufend ergänzt werden. Es macht Sinn, eine verantwortliche Person zu benennen, der ggf. für neue Inhalte bzw. die Vollständigkeit der Box sorgt. Denn es ist für Kolleg*innen ungünstig, wenn sie oder Bewohner*innen ggf. ein Hilfsmittel benötigen, dieses aber unauffindbar ist. Für den ambulanten Bereich sind kleinere Skill-Boxen für das Handschuhfach im Auto vorgesehen.

14.9 Komplimente-to-go

In der Pflege spricht man oft über die Dinge, die nicht gut laufen und wie bereits dargestellt, geht es irgendwann nicht mehr um die Lösung der Probleme, sondern um das Aufrechterhalten derselben. Im Rahmen der kollegialen Fallberatungen wurde überlegt, wie man einen wertschätzenden Umgang miteinander fördern könnte. Das bedeutet, bewusst einzelnen Kolleg*innen eine wertschätzende Botschaft mit auf den Weg zu geben – einen »Sugarcube« für den Alltag. Beispielsweise, wenn Koleg*innen bei anderen ein besonders empathischer Umgang mit Bewohner*innen oder Klient*innen auffällt.

Es kann bei Übergaben daher ein festes Ritual werden, diese »Momente« zu teilen. Zum Beispiel: »Ich habe Dich heute mit Frau XY erlebt und ich fand, dass Du in der Situation sehr empathisch mit ihr umgegangen bist. Das hat mich berührt und mich ermutigt, das auch einmal zu versuchen«. Erste Schritte, um eine solche Kultur zu schaffen, können auch die »Komplimente-to-go«[96] sein. Botschaften, wie: »Ich arbeite sehr gerne mit dir«. Diese Abreißzettel sind eine schnelle Variante, sich im oder nach dem Dienst etwas Gutes zukommen zu lassen. Das mag nicht für jedes Team das Richtige sein, dennoch sollte jedes Team überlegen, wie es Wertschätzung leben und zum Ausdruck bringen möchte.

14.10 Fazit und To Do's

- Überlegen Sie sich eine Strategie, welche Verfahren zuerst bearbeitet werden sollen und wen es einzubinden gilt. Insbesondere sollten Sie überlegen, wie Sie die Mitarbeitendenvertretung, die Leitung, Praxisanleiter*innen sowie die Bewohnerschaft beteiligen und welche Rolle diese jeweils einnehmen können.
- Überlegen Sie, wie die Verfahren (wiederholt) geschult werden, damit sie allen Mitarbeitenden bekannt sind. Am besten kann dies anhand von Fallbeispielen eingeübt werden. Schulungsunterlagen hierzu (u. a. zur Auffrischung »Let's talk about«) finden Sie im elektronischen Zusatzmaterial (▶ Kap. 22).
- Stellen Sie in einem Kurzverfahren die Wege und Verantwortungen übersichtlich zur Verfügung.
- Planen Sie gemeinsam mit der Mitarbeitendenvertretung, ob eine Betriebsvereinbarung zum Thema »Mobbing« abgeschlossen werden soll. Diskutieren Sie, wie die Mitarbeitendenvertretung diese Vereinbarung befördern bzw. dabei unterstützen kann, dass diese den Mitarbeitenden bekannt ist.
- Stellen Sie Gewaltereignisse oder -verdachtsmomente in der Einrichtung und/oder beim Träger vor und dokumentieren Sie die Ereignisse anhand einer einheitlichen Vorlage.
- Halten Sie gemeinsam die neuen Erkenntnisse fest und bereiten Sie jährlich eine Übersicht der dokumentierten Fälle auf. Leiten Sie Bildungsbedarfe ab und kommunizieren Sie gut Gelungenes oder die Klärung von Verdachtsmomenten, die gut bearbeitet worden sind.
- Halten Sie eine Liste mit Hilfsquellen und -angeboten vor, die für alle Akteur*innen und für unterschiedliche Betroffene, Hilfe und Beratung bereithält. Auch Mitarbeitende, die beschuldigt werden, benötigen ggf. ein Beratungsangebot, um mit den Verdachtsmomenten umzugehen.
- Bilden Sie Ersthelfer*innen, Wohnbereichsleitungen, Leitungen, Mitarbeiter*innen sowie Praxisanleiter*innen für Situationen aus, in denen

---

[96] Herunterzuladen unter: https://www.kompetenz-im-krankenhaus.de/downloads/

Mitarbeitende ein Gewaltereignis erleben. Sorgen Sie für ein »Erste-Hilfe-Angebot für Leib und Seele«, dass die betroffene Person in den Blick nimmt und dafür sorgt, dass diese im weiteren Verlauf Hilfestellung erhält und um die Angebote der Unfallversicherung weiß. Besprechen Sie die Gewaltereignisse im Team nach, damit das Team Lösungen entwickeln kann und betroffene Mitarbeitende unterstützt.

- Sorgen Sie dafür, dass Mitarbeitende ihre Grenzen zum Ausdruck bringen können, wie etwa mit einer Stoppkarte, und dass den Beteiligten klar ist, wie das Vorgehen aussieht, wenn die Stoppkarte in Anspruch genommen wird.
- Diskutieren Sie in Ihren Teams, wie einerseits Grenzsituationen und andererseits positive Momente thematisiert werden können. Wertschätzend und achtsam im Team umzugehen ist zentral. Die Formen und Ideen hierzu können sich unterscheiden. Die kollegiale Fallberatung kann ein wichtiges Instrument sein. »Komplimente-to-go« können eine zusätzliche einfache Möglichkeit sein, passen aber nicht in jedes Team.
- Überlegen Sie in den Teams, wie eine Skill-Box aussehen könnte und wer die Verantwortung für diese innehaben soll. Bei ambulanten Einrichtungen kann eine Beratungs-Skill-Box zusammengestellt und bei einer Angehörigenberatung zum Einsatz kommen.
- Überlegen Sie bei der Gefährdungsbeurteilung, welche Aspekte Sie in das bestehende System integrieren möchten und sprechen Sie sich mit der für die Sicherheit beauftragten Person ab (▶ Kap. 19.4).

15 Qualifizierung & Ausbildung – Bildungsmaßnahmen und -strategien

»Man lernt von außen nach innen, von innen nach außen bildet man sich.« (E. von Feuchtersleben)

Qualifizierung, Ausbildung und Bildungsmaßnahmen zum Thema Gewalt in der Pflege sind grundlegend, um sich diesem Thema in den unterschiedlichen Konstellationen und Facetten zu nähern, es zu reflektieren, Handlungsstrategien zu entwickeln und eigene Erfahrungen auszutauschen. Dieser Prozess muss fortlaufend und aktiv gesteuert werden. Es wird im folgenden Kapitel im Zusammenhang mit Bildung nochmals kurz auf Fallberatungen als Lernmethode eingegangen und dargestellt, wie Personen, die am Projekt beteiligt sind, an externen Veranstaltungen als Referent*innen teilnehmen und dabei sowohl für andere als auch für sich selbst einen Nutzen schaffen können. Auch Themen, wie »E-Learning« und »Digitalisierung« spielen (künftig noch mehr) eine Rolle, werden jedoch nur kurz umrissen.

15.1 Strukturen schaffen

In der Beratung und bei Fachtagen zeigt sich oft, dass Leitungen davon ausgehen, das Thema Gewalt in der Pflege sei mit einer einmaligen Schulung »abgehakt«. Das ist ein Irrtum, vielmehr braucht es erstens verlässliche Strukturen bei den Trägern oder in der jeweiligen Einrichtung, in denen das Thema »Bildung« und damit auch das Thema »Gewalt« verankert ist. Nur so können Bildungsmaßnahmen im Alltag dauerhaft wirksam werden. Zweitens müssen verschiedene Formate entwickelt werden, die sicherstellen, dass Pflegende und Betreuende dauerhaft im Gespräch bleiben. Drittens müssen alle Akteure*innen (Ehrenamtliche, Angehörige, Heimbeirat, usw.) in den Blick genommen und einbezogen werden. Hierzu gehören auch neue Mitarbeitende und Auszubildende. Im Folgenden werden die im Rahmen des Projekts »Halt!(-ung) bei Gewalt« entwickelten und umgesetzten Ideen und Erfahrungen beschrieben.

15.2 Praxisentwicklung & -begleitung – Praxisanleitung & Wohnbereichsleitung als zentrale Personen

Der Umgang mit Gewaltphänomenen stellt Einrichtungen und Dienste also vor die Herausforderung, wie eine dauerhafte und nachhaltige Umsetzung gelingen kann. Im Projekt wurden folgende Fragestellungen formuliert, die auch für andere Einrichtungen hilfreich sein können:

Fragestellungen

- Wie können alle Mitarbeitende der Pflege und Betreuung, die in der Einrichtung oder beim Träger beschäftigt sind, zum Thema »Umgang mit Gewalt« geschult werden?
- Wie kann das Thema Gewalt in einer Schulungsplanung dauerhaft verankert werden?
- Wie kann das Thema in den Einrichtungen und Diensten, insbesondere bei den Leitungen und den Mitarbeitenden, dauerhaft präsent gehalten werden?
- Wie kann nachhaltig eine Verantwortung für dieses Thema sichergestellt werden? Und wie kann gewährleistet werden, dass alle in der Organisation die Bedeutung des Themas, die entwickelten Leitsätze und die festgelegten Verfahren im Blick haben und im Alltag anwenden?

Diese Fragestellungen lassen sich nicht strikt voneinander trennen, die folgenden Überlegungen können als Ideen genutzt werden.

15.3 Kompetenzverortung und Praxisentwicklung neu denken

Multiplikator*innen-Modelle stoßen an Grenzen, da es in der Organisation meist schon (viele) »Beauftragte« gibt (doku- oder inkontinenzbeauftragte Person usw.). Dies führt zu einer gewissen Unübersichtlichkeit, wer für welche Aufgaben zuständig ist und welche Kompetenzen und Inhalte mit dieser Qualifikation verbunden sind. Wenn keine pädagogischen Aufgaben, wie z.B. die Schulung der Mitarbeitenden, mitgedacht werden, scheitern diese Modelle meist. Gleiches gilt, wenn keine zeitlichen Ressourcen zur Verfügung gestellt werden.

Darüber hinaus kommen diese Modelle an Grenzen, wenn Mitarbeitende die Einrichtung verlassen und spezifische Kompetenzen an die Neubesetzung einer Stelle geknüpft werden müssten. Generell stellt sich die Frage, wie das Verhältnis von Expertentum und Fachwissen in der Praxis zu gestalten ist und ob es durch eine Vielzahl von Expert*innen nicht zu einer Fragmentierung der Pflegepraxis kommt. Vorteilhaft erscheint es, dass Mitarbeitende besondere Kompetenzen erwerben und diese ins Team einbringen können, und somit Verantwortung geteilt wird.

Daher hat man beim Thema Gewalt bei der Wilhelmshilfe von einem reinen Multiplikator*innen-Modell Abstand genommen. Die Anbindung an eine bereits bestehende Funktion in der Einrichtung erschien sinnvoller. Neben der Fach- und Dienstaufsicht durch die Einrichtungs- und/oder Pflegedienstleitung wurde es als vorteilhaft angesehen, das Thema an die Praxisanleitung anzubinden (▶ Abb. 15.1). Insbesondere, weil davon auszugehen ist, dass die bereits qualifizierten Praxisanleitungen pädagogische Qualifikationen besitzen und diese durch die Praxisbesuche allen Mitarbeitenden in der Einrichtung bekannt sind. Da junge Mitarbeitende und Auszubildende zudem häufig von Gewalt durch Klient*innen oder Bewohner*innen betroffen sind, erscheint eine kontinuierliche Begleitung sinnvoll.

> Mit der Anbindung an diese Stellen wurde die Chance verknüpft, die Praxisentwicklung neu zu denken und stärker zu betonen. Damit ist die Idee verbunden, Verantwortung für das Thema Bildung und Qualifizierung im Alltag zu stärken und auf »mehrere Schultern« zu übertragen, um eine dauerhafte Bildungsstrategie zu entwickeln, neues Wissen in die Praxis zu überführen und die Umsetzung von Theorie in die Praxis zu gewährleisten.

Hierzu bedurfte es einer Erweiterung des Aufgabenspektrums der Praxisanleiter*innen. Die Funktion wurde um die Perspektive »Praxisentwicklung« inhaltlich und im Hinblick auf deren Freistellung erweitert. Eine inhaltliche Differenzierung der jeweiligen Stellenanteile und Aufgaben musste bei einem »Neuzuschnitt der Funktion« erfolgen. Die Koordination der Praxisanleitenden und deren Schulung wurde vom Bildungsreferat[97] auf Trägerebene federführend koordiniert. So konnten Schulungsmodule übergreifend entwickelt und vorbereitet werden. Zudem konnte die Erarbeitung durch die externe Begleitung unterstützt werden.

Die Aufgaben im Rahmen der Praxisentwicklung Projekt »Halt!(ung)« müssen jeweils träger- oder einrichtungsbezogen konkretisiert und mit den Leitungen und Mitarbeitenden diskutiert werden. Diese Idee wurde nicht nur für das Thema Gewalt, sondern mittlerweile auch für andere Themen angewendet (z. B. Umsetzung der Expertenstandards in der Pflege).

Eine Freistellung wurde aus dem Bereich der »Sonderpersonalschlüssel Qualität« (Baden-Württemberg) refinanziert und wurde anhand der Größe der Einrichtung festgelegt. Perspektivisch ist davon auszugehen, dass bei einer Neubesetzung von Stellen, akademisierte Pflegepädagogen eingestellt werden können, um den Transfer wissenschaftlicher Erkenntnisse in die

---

97 Unser Dank gilt hier Anna Hunkemöller für ihr dauerhaftes, kreatives Engagement!

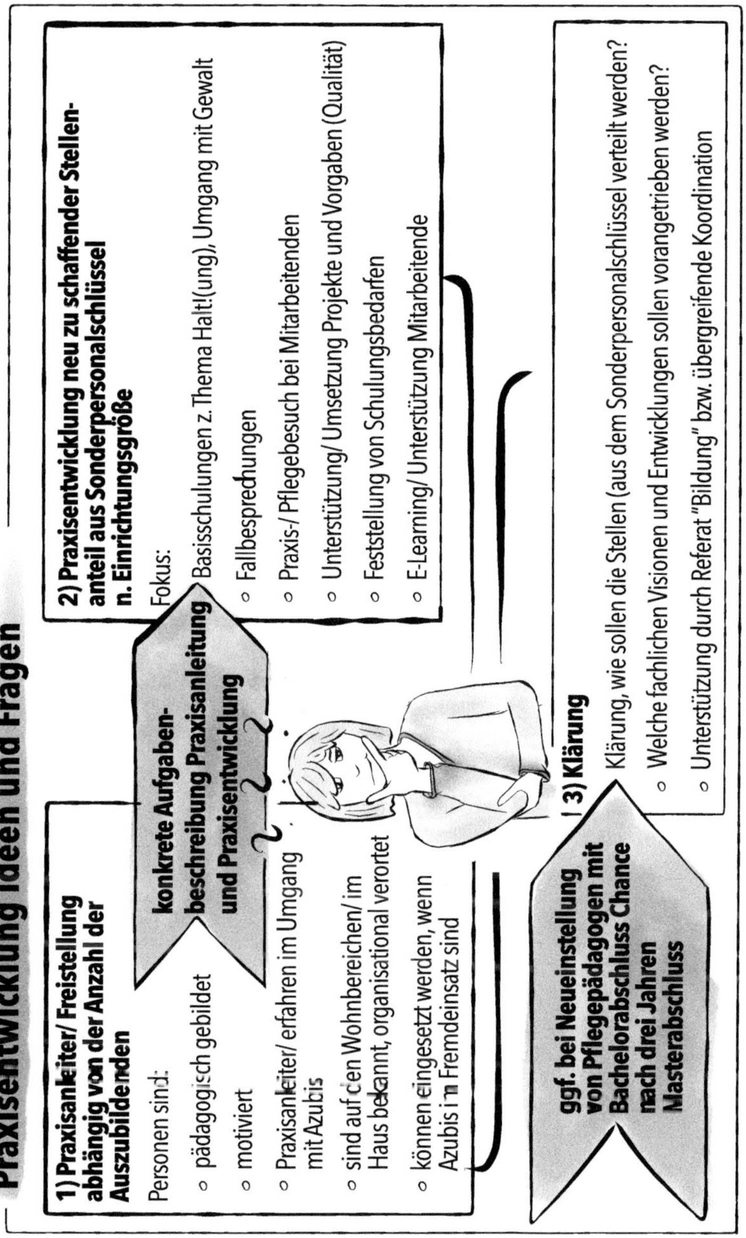

15 Qualifizierung & Ausbildung – Bildungsmaßnahmen und -strategien

Abb. 15.1: Praxisentwicklung Ideen und Fragen.

Praxisentwicklung Ideen und Fragen

1) Praxisanleiter/ Freistellung abhängig von der Anzahl der Auszubildenden

Personen sind:
- pädagogisch gebildet
- motiviert
- Praxisanleiter/ erfahren im Umgang mit Azubis
- sind auf den Wohnbereichen/ im Haus bekannt, organisatorisch verortet
- können eingesetzt werden, wenn Azubis im Fremdeinsatz sind

→ konkrete Aufgabenbeschreibung Praxisanleitung und Praxisentwicklung

2) Praxisentwicklung neu zu schaffender Stellenanteil aus Sonderpersonalschlüssel n. Einrichtungsgröße

Fokus:
- Basisschulungen z. Thema Halt(ung), Umgang mit Gewalt
- Fallbesprechungen
- Praxis-/ Pflegebesuch bei Mitarbeitenden
- Unterstützung/ Umsetzung Projekte und Vorgaben (Qualität)
- Feststellung von Schulungsbedarfen
- E-Learning/ Unterstützung Mitarbeitende

→ ggf. bei Neueinstellung von Pflegepädagogen mit Bachelorabschluss Chance nach drei Jahren Masterabschluss

3) Klärung
- Klärung, wie sollen die Stellen (aus dem Sonderpersonalschlüssel verteilt werden?
- Welche fachlichen Visionen und Entwicklungen sollen vorangetrieben werden?
- Unterstützung durch Referat "Bildung" bzw. übergreifende Koordination

Praxis dauerhaft zu fördern und zwar in einer Weise, die für Pflegende versteh- und nachvollziehbar ist.[98]

---

98 Vergleiche hierzu Berger und Tegtmeier 2015: »Zur Umsetzung dieser Aspekte ist bestehendes Wissen zu identifizieren, aber es sind auch jene Bestandteile her-

15.4 Basis-Schulung zum Thema Gewalt für alle Akteur*innen

Es wurden Basis-Schulungen für alle Akteur*innen in der Wilhelmshilfe angeboten. Die Akteur*innen sind neben den Mitarbeitenden der Pflege und Betreuung auch Angehörige, der Heimbeirat sowie Ehrenamtliche. Die Basis-Schulung wird inzwischen grundsätzlich ein- bis zweimal jährlich neuen Mitarbeitenden angeboten.

Die Ziele der Basisschulung konzentrieren sich auf mehrere Schlüsselbereiche. Zunächst geht es darum, die Mitarbeiter*innen zum Thema Gewalt zu sensibilisieren. Dies beinhaltet die Vermittlung von Informationen über Gewalt, einschließlich ihrer Definitionen, Formen und Konstellationen. Anhand von praktischen Übungen und Diskussionen sowie Fallbeispielen werden diese Ziele vertieft und reflektiert. Weitere wichtige Aspekte sind das Verständnis von Verantwortung und der eigenen Rolle im Kontext von Gewalt.

Es ist zudem zentral, Handlungssicherheit zu erlangen. Dies beinhaltet die Darstellung von Ansprechpersonen, das Aufzeigen der Verfahren und Kommunikationswegen im Falle von Gewaltvorfällen oder Verdachtsmomenten (▶ Kap. 14). Darüber hinaus soll der Erfahrungs- und Meinungsaustausch gefördert werden, um eine offene Diskussionskultur zu schaffen und das Lernen aus den Erfahrungen anderer zu ermöglichen. Zu guter Letzt zielt die Schulung darauf ab, die Leitsätze »Halt(!)ung bei Gewalt« zu verinnerlichen (▶ Kap. 13.2–Kap. 13.5). Diese Leitsätze dienen als Richtlinien für angemessenes Verhalten und Reaktionen in Situationen, in denen Gewalt auftreten kann.

> **Zusammenfassend**
>
> Die Basisschulung zielt darauf ab, ein umfassendes Verständnis und Bewusstsein für das Thema Gewalt zu schaffen, Handlungssicherheit zu fördern und eine Kultur des offenen Dialogs und der Reflexion zu etablieren.

---

auszuarbeiten, die zur Veränderung der Pflegepraxis erforderlich sind, und jene Bereiche zu erkennen, in denen Konzepte notwendig sind (Elsbernd 2011, S. 172). Eine weitere Aufgabe besteht darin, diese Konzeptentwicklung konkret anzuregen, das heißt, unter anderem auch Instrumente und Verfahren zu entwickeln sowie nachhaltige Implementierungs- und Entwicklungsprozesse anzustoßen und zu begleiten, aber auch zu evaluieren und den Wissenstransfer angesichts der Fülle neuer Erkenntnisse auf den unterschiedlichen Ebenen sicherzustellen. Dies bedeutet, die «Prozesse der Synchronisierung» oder die Überarbeitung bei neuen Wissensbeständen zu initiieren und eine dauerhafte Bildungsstrategie in den Blick zu nehmen, um neues Wissen in die Praxis zu überführen« (Elsbernd 2011, S. 180 f.).

Die Schulung basierte auf einem pädagogischen Konzept, das in ▶ Abb. 15.2 dargestellt ist und kontinuierlich zwischen Übungen, dem Austausch von Fragen, Zuhören, Lesen, Nachvollziehen, Reflektieren und Nachfragen wechselt.

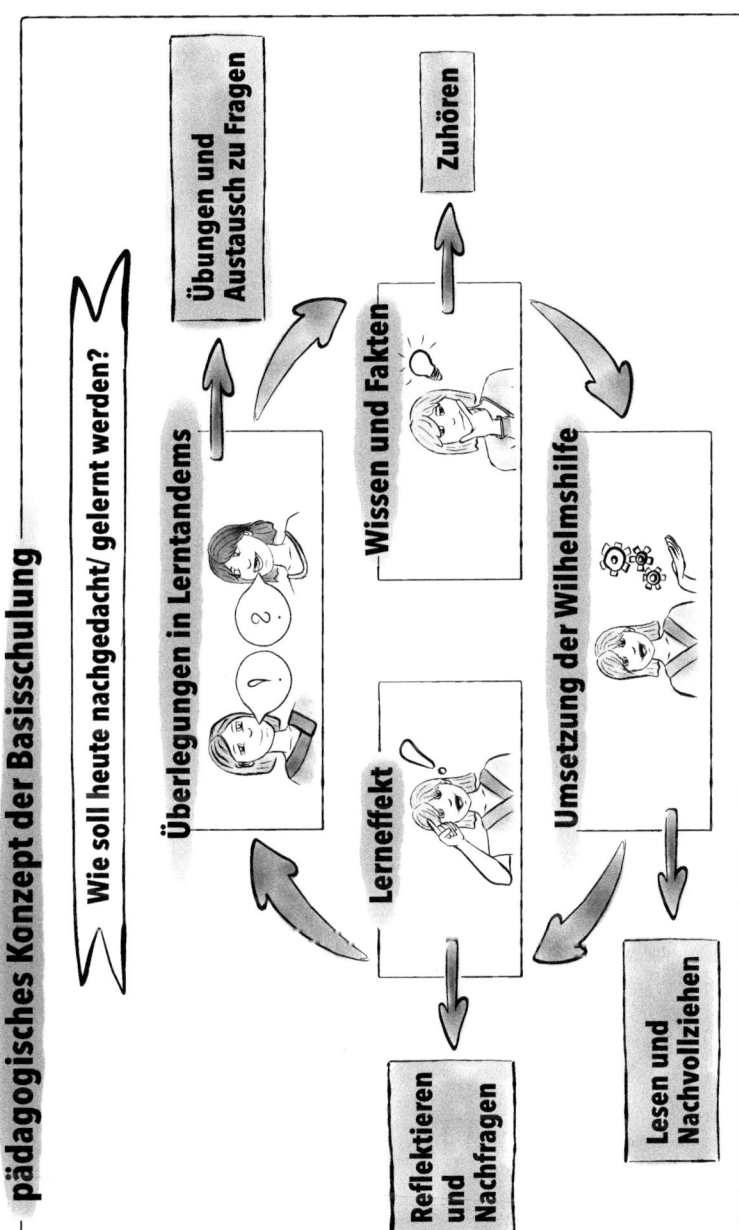

Abb. 15.2: Pädagogisches Konzept der Basisschulung.

Inhalte Basisschulung *Folgende Inhalte wurden in den Basisschulungen vermittelt:*

- Hände als Symbol des Halt!(-ung)skonzeptes.
- Praktische Übungen mit den Händen, »dem Handwerkszeug« der Pflege, und Reflexion der Übungen.
- Definition von Gewalt und das Gewaltdreieck nach Galtung
- Gewaltkonstellationen im stationären Bereich (Bewohner*innen gegenüber Bewohner*innen, Bewohner*innen gegenüber Mitarbeitenden und umgekehrt)
- Gewaltkonstellationen im ambulanten Bereich (ohne Bewohner*innen gegenüber Bewohner*innen und zusätzlich Angehörige gegenüber Klienten*innen und umgekehrt)
- Erläuterung der jeweiligen Gewaltkonstellationen:
  - Wie häufig treten sie auf?
  - Wie kann sich Gewalt zeigen?
  - Was sind die Auslöser oder Ursachen für Gewalt?
  - Was sind Anzeichen von Gewalt?
  - Welche Folgen kann Gewalt haben?
  - Welche Vorboten von Gewalt gibt es?
- Besprechung eines Videos »Gewalt in einem Bremer Pflegeheim«[99]
- Austausch zum Thema: Wie kann Gewalt vorgebeugt werden?
- Leitsätze Halt!(-ung) bei Gewalt
  - Thematisierung und Reflexion eigener Erlebnisse zum Thema Gewalt in der Pflege
- Verfahren zum Thema Halt!(-ung) bei Gewalt
- Ich stehe hinter den Leitsätzen und setze ein Zeichen!
  - Hände auf Papier aufzeichnen, ausschneiden und gemeinsames Foto oder Druck der Hände mit Fingerfarbe auf ein Plakat
- Kummerkasten auf den Wohnbereichen (Fragen und Anliegen)
- Abschlussrunde:
  - Was nehme ich heute mit?
  - Was könnte man bei den Schulungen besser machen?

Vorschläge zur Verbesserung der Basisschulung wurden eingearbeitet. Ein »Kummer-Kasten« für Fragen und Anliegen wurde auf den Wohnbereichen bereitgestellt, sodass die Mitarbeitenden bis zu zwei Wochen nach der Schulung ihre Anliegen formulieren konnten. Diese Inhalte wurden zur Weiterbearbeitung an das Bildungsreferat weitergegeben und dort bearbeitet. Der »Kummer-Kasten« und seine Inhalte waren mehrfach Gegenstand von Diskussionen. Oft waren die anonymen Hinweise nicht zielge-

---

[99] Im Rahmen dder Recherche wurde man auf einen Fernsehbericht aufmerksam, der Gewaltvorfälle an einer Bewohnerin in einem Pflegeheim dokumentierte: Angehörige hatten eine Kamera im Zimmer der Mutter installiert, da sie wiederholt über Gewalterfahrungen berichtete. https://www.youtube.com/watch?v=kGf_Cp_u3UQ&list=PLioxKUhiZPFw5bF3wJKWRajeMuEty-R-z, letzter Zugriff am 18.05.2025.

richtet und ohne Erläuterung schwer nachvollziehbar, sodass keine Maßnahmen abgeleitet werden konnten. Daher sollten Vor- und Nachteile eines solchen Kummerkastens im Vorfeld diskutiert werden.

In der Wilhelmshilfe wird künftig darum gebeten, Hinweise mit Namen einzureichen, damit die Personen bei Fragen kontaktiert werden können[100]. Wenn Personen anonym bleiben möchten, wird auf die Ombudsstelle verwiesen.

Die Basis-Schulungen wurden in der Regel auf den Wohnbereichen und in der Sozialstation von den Wohnbereichsleitungen oder den Praxisanleitungen durchgeführt. Sie dauern ca. 75–90 Minuten. Bei den Mitarbeitenden zeigte sich eine große Offenheit. Die Rückmeldungen zeigten, wie wichtig Zeiten zum gemeinsamen Austausch und Diskutieren sind. Die Schulungen wurden von den Akteur*innen als sehr positiv bewertet. Die Materialien zur Basisschulung können sie dem elektronischen Zusatzmaterial (▶ Kap. 22) entnehmen und jeweils auf ihre Bedarfe und die Zielgruppe anpassen.

Die Schulung der Heimbeiräte erfolgte über die Einrichtungsleitungen, die Schulungen der Ehrenamtlichen und Angehörigen über die externe Beratung und das Bildungsreferat.

> Bei Ehrenamtlichen und Angehörigen ist gut zu überlegen, wie man diese einladen kann. Eine persönliche Einladung ist meist hilfreich. Bei Angehörigen, die Familienmitglieder in der Häuslichkeit betreuen, kann eine Betreuung der Menschen mit Pflegebedarf während der Veranstaltung sehr hilfreich sein, um deren Besuch zu ermöglichen.

Angehörige sind unserer Erfahrung nach, schwer zu überzeugen. Oft reagieren sie auf eine Einladung mit: »Hab ich etwas falsch gemacht?« Wenn Angehörige jedoch an einer Veranstaltung teilnehmen, geben sie ein sehr positives Feedback. Beispielsweise äußern sie Erleichterung darüber, dass auch andere an Grenzen stoßen, und formulieren, wie wichtig und sinnvoll Entlastung ist. Im stationären Bereich ergeben sich häufig Hinweise auf Situationen, die aus Sicht der Angehörigen sehr belastend sind.

Ehrenamtliche reflektieren Situationen, die sie in Wohnbereichen oder im ambulanten Bereich erleben, und entwickeln eigene Handlungsoptionen, beispielsweise wie das Ansprechen von Verdachtsmomenten gelingen kann. Dennoch zeigt sich, dass nur wenige Ehrenamtliche und Angehörige an den angebotenen Schulungen teilgenommen haben. Die Gründe dafür sind vielfältig, wobei wir davon ausgehen, dass vor allem die Scham, die das Thema Gewalt (noch) begleitet, eine Rolle spielt.

Seit 2024 sind die Schulungen für Ehrenamtliche auch für externe Teilnehmende geöffnet, mit dem Ziel, das Thema breit zu streuen und den Dialog über Gewalt in der Pflege zu fördern.

---

100 Das Bildungsreferat kann die betroffene Person kontaktieren, damit der Hinweis zielgerichtet bearbeitet werden kann.

Teil II

15.5 »Let's Talk about« – im Gespräch bleiben

Dauerhaft Gesprächsanlässe zu schaffen, ist das Ziel von Let's talk about – Mikroschulungen in einem Umfang von 1 bis 1,5 Stunden. Der Schwerpunkt dieser Schulungen liegt auf dem Austausch und der Reflexion. Auch aktuelle Erlebnisse oder belastende Momente können dadurch aufgegriffen werden.

In der ersten Phase »Präsenz« werden Praxisanleiter*innen und Wohnbereichsleitungen (WBL) geschult. Neben den Basiskompetenzen zum Thema »Umgang mit Gewalt« wurden dabei auch Moderationskenntnisse vermittelt. Ziel ist es, dass die später stattfindenden »Lets talk about-Module« in den Einrichtungen (Wohnbereichen) durch diese Personen durchgeführt werden.

Die inhaltliche Ausgestaltung der Module samt praktischer Übungen und ein Fragenkatalog zur Diskussion werden den Praxisanleitungen und WBLs als Schulungsmaterial vom Bildungsreferat[101] zur Verfügung gestellt. Es werden somit regelmäßig Inhalte zum Thema Gewalt besprochen. Ausgehend von einem Fallbeispiel, das gemeinsam diskutiert wird, werden anschließend die theoretischen Inhalte zum dargestellten Fallbeispiel und zur Gewaltkonstellation erläutert.

Fallbeispiel

Zur Gewaltkonstellation »Bewohner*in gegenüber Bewohner*in« wurden Arbeitsunterlagen (wie eine Präsentation, Lesematerial und Fragen) – quasi eine Regieanleitung – vorab erarbeitet und standen als Arbeitsmaterial zur Verfügung. Anschließend wurden in einem »Let's talk about – Format« das Fallbeispiel diskutiert und theoretische Inhalte der Basisschulung zu dieser Gewaltkonstellation aufgefrischt.

Schulungsmodule   Bisher wurden folgende Schulungsmodule zu den folgenden Gewaltkonstellationen entwickelt:

- Basisschulung
- Bewohner*innen gegenüber Bewohner*innen
- Bewohner*innen gegenüber Mitarbeiter*innen
- Klient*innen gegenüber Mitarbeiter*innen und Angehörigen (ambulant)
- Mitarbeiter*innen gegenüber Bewohner*innen
- Mitarbeiter*innen gegen Klient*innen (ambulant)
- Mitarbeiter*innen gegenüber Mitarbeiter*innen
- Stoppkarte und kollegiale Fallberatungen

---

101 Wir möchten uns besonders bei Anna Hunkemöller bedanken, die durch ihren engagierten und unermüdlichen Einsatz diese Formate ermöglicht hat.

Die Rückmeldung der Kolleg*innen aus der Praxis zu diesen Modulen sind durchweg positiv. Eine Wohnbereichsleitung merkt an: »Wir sprechen seitdem viel früher über kritische Situationen und können Gewaltereignisse dadurch vermeiden oder reduzieren«. Die »Let's talk about-Module« können dem elektronischen Zusatzmaterial (▶ Kap. 22) entnommen werden.

15.6 Deeskalationstraining für Pflege und Betreuung

Deeskalationsprogramme oder Anbietende derselben sprechen häufig vom Arbeitsschutz und der Gesundheitsförderung der Mitarbeitenden. Das sind wichtige Aspekte, ohne Frage. Solche Angebote gehen aber sehr stark von Gewaltkonstellationen aus, in denen Mitarbeitende angegriffen werden. Arbeitsschutz ist aus unserer Sicht nur eine Dimension, vielmehr geht es auch um andere Aspekte, wie Bewohner*innen und Klient*innen zu schützen.

Die BGW setzt auf ein Multiplikator*innen-Modell zur Förderung der Ausbildung von Deeskalationstrainer*innen. Dabei wird ein*e Trainer*in pro 50 Mitarbeitende empfohlen. Um eine finanzielle Förderung zu erhalten, müssen bestimmte Kriterien erfüllt sein. Dazu gehört etwa die Teilnahme am Bonusprogramm BGW-Orga Check (plus). Mit der erfolgreichen Umsetzung dieser Maßnahmen ist die Auszeichnung »Sicher und gesund organisiert« verbunden. Die Höhe der Erstattung bzw. der Förderung hängt von der vorliegenden BGW-Auszeichnung ab[102]. Es ist wichtig zu beachten, dass die Qualifizierung nur durch bestimmte, von der BGW benannte, Anbietende gefördert werden kann.

Bei genauerer Betrachtung einiger Anbietender wird deutlich, dass diese oft kostspielig sind und hauptsächlich den Arbeitsschutz im Fokus haben. Es gibt auch Anbietende, die Mitarbeitende nach einem bestimmten Modell schulen, wobei die erworbenen Qualifikationen bzw. das Modell nicht außerhalb des eigenen Betriebs angewendet werden dürfen. Daher wird ausdrücklich empfohlen, Anbietende und ihre jeweiligen Angebote gründlich zu prüfen. Es sollte vermieden werden, Organisationen zu unterstützen, die mit Deeskalationstraining viel Geld verdienen möchten und den Eindruck erwecken, dass die Qualität ihrer Angebote mehr verspricht, als sie tatsächlich bietet.

---

102 https://www.bgw-online.de/bgw-online-de/themen/gesund-im-betrieb/umgang-mit-gewalt/qualifizierung-innerbetriebliche-deeskalationstrainer-14600.

> **Wichtig**
>
> Besonders wichtig ist es, zu prüfen, inwiefern die Perspektive von Bewohner*innen oder Klient*innen berücksichtigt wird und ob es eine ethische Position zu taktilen Abwehrtechniken[103] gibt. Es sollte reflektiert werden, wann und wie solche Techniken zum Einsatz kommen. Zudem sollte der Einsatz anschließend mit den betroffenen Personen besprochen werden. Ebenso sollte überprüft werden, ob der entsprechende Anbietende regelmäßige Auffrischungskurse anbietet oder sich am fachlichen Diskurs beteiligt.[104]

Wie bereits dargestellt nehmen die Praxisanleiter*innen und Leitungen bei der Wilhelmshilfe (und anderen Trägern) eine besondere Rolle ein, da sie nicht nur für die Anleitung der Auszubildenden zuständig sind, sondern auch die Verantwortung für eine nachhaltige Praxisentwicklung innehaben. Sie schulen und begleiten Mitarbeiter*innen auch in der Praxis vor Ort und können bei Fragen rund um das Thema Gewalt begleitend und beratend zur Seite stehen. Diese Aufgabe und die damit verbundene Rolle bedarf einer eingehenden Qualifizierung.

Daher wurde eine spezielle 3-tägige Fortbildung zum Deeskalationstraining für die stationäre und ambulante Altenhilfe entwickelt. Die Inhalte orientieren sich an verschiedenen Programmen und internationalen Literaturhinweisen. Die Fortbildung wurde erstmals im Frühjahr 2025 angeboten, sodass noch wenig Erfahrungen mit dem Angebot vorliegen. Ein erneutes Angebot dieser Fortbildung erfolgt im Frühjahr 2026. Anschließend wird eine Evaluation durchgeführt.

Ziele der Fortbildung — Folgende Ziele sind mit der Fortbildung verbunden:

- Vermitteln von Grundlagen zum Thema Konflikte, Macht, Gewalt und Aggression in Einrichtungen der Altenhilfe
  - Konflikttheorie (Glasl 2013)
  - Phänomene, Formen und Konstellation von Gewalt kennen
  - (Erste) Anzeichen und Auslöser von Gewalt bei sich und anderen erkennen

---

103 Taktile Abwehrtechniken sind körperliche Methoden, die zum Einsatz kommen, um aggressive oder gewalttätige Situationen zu deeskalieren und/oder zu kontrollieren. Diese Techniken haben zum Ziel, die Sicherheit aller Beteiligten zu gewährleisten. Sie sollen atraumatisch erfolgen. Wenn Pflegende physisch angegriffen werden, z. B. wenn jemand an den Haaren gezogen wird, gewürgt oder festgehalten wird, dann können taktile Abwehrtechniken verwendet werden, um eine Situation zu kontrollieren.

104 Gute Erfahrungen konnten mit dem Programm »Outcome« gemacht werden, welches am Zentralinstitut für Seelische Gesundheit in Mannheim regelmäßig angeboten wird und über eine entsprechende theoretische und praktische Fundierung verfügt. Hierbei handelt es sich um eine Weiterbildung!

- Mechanismen von Angst und Wut und Aggressionsentstehung verstehen
- Verhalten von Personen differenziert wahrnehmen (klare, sinnlich erfahrbare Beobachtungen), beschreiben und wiedergeben können
• Kennen der Notwendigkeit und Aufbau eines Haltungskonzeptes/ Schutz- und Präventionskonzeptes
• Kennen und Anwenden von Leitsätzen sowie Verfahren zum Umgang mit Gewalt
• Entwickeln einer Grundhaltung zum Umgang mit Aggression und Gewalt
• Kennen und Umsetzen von verbalen Deeskalationstechniken bei sich selbst und anderen bzw. andere Kolleg*innen dabei unterstützen
  - Entwicklung eines Kommunikationsstils, der Eskalation vorbeugt und zur Deeskalation von Pflegebedürftigen beitragen kann (z. B. aufmerksames Zuhören, Gewaltfreie Kommunikation, Arbeiten mit der Stimme)
  - Einüben von Kommunikationsstrategien in Bedrohungssituationen
  - Reflexion der eigenen Handlungsoptionen durch das Nachspielen von Konfliktsituationen: »Bewohner*innen mit Demenz & Angehörige« sowie »Blick auf die eigene Person und die Kolleg*innen«
  - Stärkung der Selbstwahrnehmung (z. B. nonverbale Kommunikation)
• Umgang mit von Gewalt betroffenen Personen in den Einrichtungen der Altenhilfe
  - Erste-Hilfe und Seelsorge für Betroffene sowie Vermittlung von Hilfsangeboten (u. a. Unfallversicherung, Beratungsangeboten und Adressen)
  - Eintrag ins Verbandbuch sowie Nachbesprechung von Gewaltereignissen mit Betroffenen
  - Meldung Unfallversicherung, durchgangsärztliche Versorgung und mögliche Folgen
  - Folgen von Gewalteinwirkung (z. B. posttraumatische Belastungsstörungen)
• Wissen zum Einsatz und zur Anwendung der »Stoppkarte« oder anderer Hilfsmittel (z. B. Skill-Boxen), um eigene Grenzen als Pflegende zu erkennen und zu benennen
  - Abstimmung von Lösungen und Verhaltensregeln im Team und Überprüfung der Wirksamkeit von Vereinbarungen anhand von konkreten Fällen
  - Praktizieren von Verhaltensregeln im direkten Umgang mit angespannten Bewohner*innen/Klient*innen/Angehörigen/Kolleg*innen
  - Haltung im Umgang mit gewaltausübenden oder aggressiven Personen Selbstsicherheit, Nähe-Distanz
• Handlungskompetenz zur Organisation und Durchführen von Schulungen und Beratungssituationen in der eigenen Einrichtung vermitteln
  - Durchführung und Moderation von kollegialen Fallberatungen und -besprechungen
  - Einüben von Präsentations- und Moderationstechniken

- Kennen von rechtlichen Grundlagen/Rahmenbedingungen (z. B. Zwangsmaßnahmen, Gewalteinwirkung)
- Kennen und Anwenden von a-traumatischen taktilen Techniken in Einrichtung der Altenhilfe
  - Reflexion des Einsatzes dieser Techniken und ethische Bewertung
- Kennen und Einschätzen von umgebungsrelevanten Stressoren und Arbeitssicherheitsaspekten
- Erfahrungsaustausch zwischen den Teilnehmenden sowie Aufbau von Netzwerkstrukturen zwischen den teilnehmenden Einrichtungen

Die Inhalte dieser drei Tage leiten sich von den Zielen ab. Eine Übersicht der Inhalte kann der ▶ Abb. 15.3 entnommen werden.

Die inhaltliche Planung kann dem elektronischen Zusatzmaterial (▶ Kap. 22) entnommen werden. Die Aufbereitung der Module kann erst nach der Evaluation der Fortbildung zur Verfügung gestellt werden (Ende 2025). Die Wilhelmshilfe hat dieses Angebot nach »außen« geöffnet, sodass auch andere Einrichtungen daran teilnehmen können.

15 Qualifizierung & Ausbildung – Bildungsmaßnahmen und -strategien

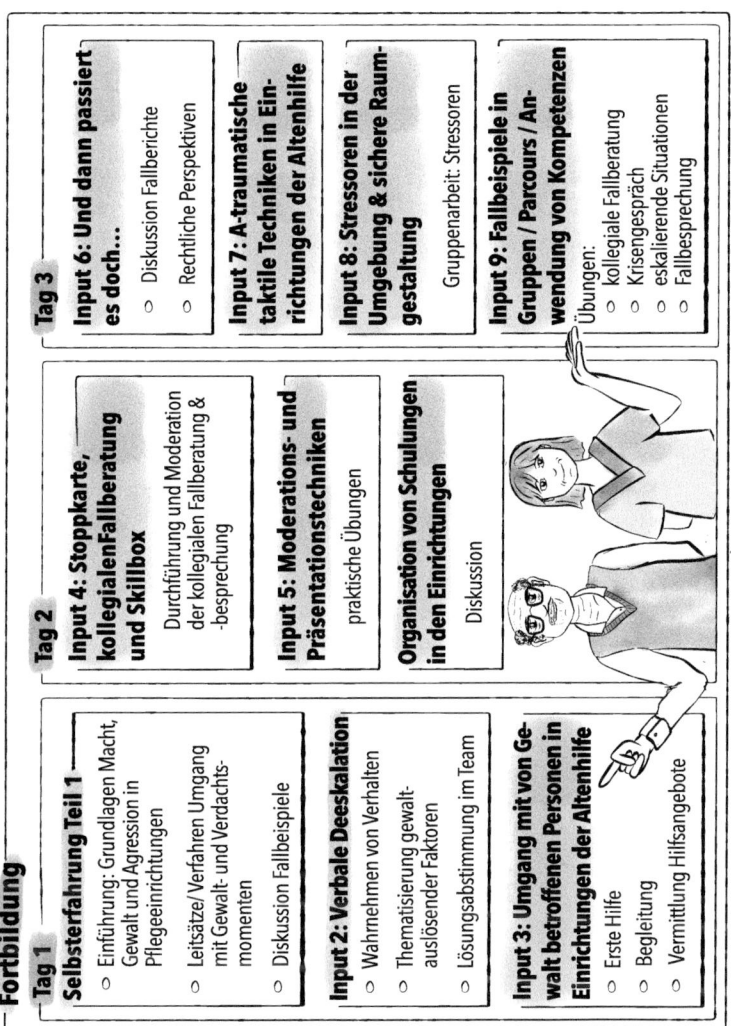

Abb. 15.3: Inhalte der Fortbildung Deeskalationstrainer*innen in der Altenhilfe.

15.7 Fallbesprechung und kollegiale Fallberatung – Fokus Bildung

Das Thema Fallbesprechungen und kollegiale Fallberatung wurde bereits im ▶ Kap. 14.6 thematisiert. Wichtig in diesem Kapitel erscheint der Fokus »Lernen und Bildung«. Bei der kollegialen Fallberatung bringt ein Kollege*in eine Situation zur Beratung ein, die als belastend empfunden wird.

Fallbeispiel

In der kollegialen Fallberatung berichtete eine Mitarbeitende, dass sie Angst vor der Reaktion einer Bewohnerin habe. Diese würde immer wieder aggressiv werden, ziehe sie an den Haaren oder beiße sie. Besonders das Duschen sei für sie eine große Belastung, da sie sich dies nicht zutraue. Die zu klärende Schlüsselfrage für die Kollegin war: Wie kann ich die Pflegesituation so gestalten, dass Frau XY mich nicht schlägt oder beißt, an den Haaren zieht oder schreit?

Sehr interessant waren Empfehlungen von Mitarbeitenden, die aus der gleichen Region, wie Frau XY stammen und den gleichen Dialekt sprechen. Redewendungen »Wie schene Bene, hat die Kleene« könnten ihrer Meinung nach Vertrautheit vermitteln und die Aggression der Bewohnerin reduzieren.

Durch die Formulierung einer Schlüsselfrage wird bereits ein Reflexionsprozess bei den Fallgeber*innen angestoßen, sich mit der Situation und der eigenen Fragestellung auseinanderzusetzen. Selbst, wenn im Berater*innenteam Personen sitzen, die sich nicht beteiligen, nehmen sie das Gesagte oder die Empfehlungen der anderen Kolleg*innen mit in die tägliche Praxis oder denken zumindest darüber nach. Berater*innen, die sich aktiv einbringen, reflektieren die Fallbeschreibung und überlegen, wie die jeweilige Frage zu ihrem eigenen Handeln in der Praxis passt und welche Handlungsempfehlungen daraus abgeleitet werden können. Jede beteiligte Person ist somit Lernender und Lehrender gleichzeitig.

Dieses Format muss eingeübt werden, weil es von der Rolle »ich nehme auf« hin zur Rolle wechselt »ich nehme auf *und* teile mein Wissen und meine Erfahrung«. Daher braucht es Zeit und Regelmäßigkeit, damit diese kollegialen Fallberatungen als hilfreich wahrgenommen werden.

Deutlich wird bei der Einführung der kollegialen Fallberatung in den Einrichtungen immer wieder, dass es konkrete Anlässe bei den Mitarbeitenden gibt, die für eine Fallberatung geeignet sind. Die Mitarbeiter*innen erleben körperliche, verbale oder emotionale Gewalt. Formulierte Anlässe sind: »Angst, jemanden zu duschen«, »Angst, dass jemand beißt, kratzt oder schlägt«, »emotionale Überforderung«, »Befürchtung, es nicht gut zu machen oder nicht recht zu machen«, »Nähe-und-Distanz-Problematik, die ausgenutzt wird« usw. Im pflegerischen Alltag werden diese Erfahrungen nur unzureichend thematisiert, sodass Gesprächsräume zum gemeinsamen Austausch sinnvoll und hilfreich sind. Gleichermaßen zeigt sich, dass Mitarbeitende teilweise im Rahmen der kollegialen Fallberatung zu der Erkenntnis kommen, dass nicht nur sie betroffen sind.

> **Wichtig**
>
> In der kollegialen Fallberatung fällt auf, dass es »Meinungsführende« gibt, die für sich selbst eine sehr klare Position einnehmen und für die die angesprochenen Verhaltensweisen der Bewohner*innen scheinbar problemlos sind bzw. bereits entsprechende Handlungsstrategien entwickelt wurden. Gleichzeitig gibt es sehr bedachte Mitarbeiter*innen, die die »Zwischentöne« treffen und auch eigene Entwicklungen thematisieren und reflektieren.
>
> Es ist wichtig, darauf zu achten, dass Mitarbeitende, die Probleme äußern, nicht zu stark von denen beeinflusst werden, die »genau« wissen, wie es geht und suggerieren, dass es gar kein Problem gibt. Denn in der Regel zeigt sich, dass Mitarbeitende, die Probleme haben, eine für sich passende Lösung finden müssen, die aus einer Vielzahl von Empfehlungen resultiert. Kontinuierliches Lernen und Bildung spielen dabei eine zentrale Rolle, um individuelle Lösungen zu entwickeln und die eigene Handlungsfähigkeit zu stärken.

Fallbesprechungen können an kollegiale Fallberatungen inhaltlich anschließen, insbesondere wenn klar wird, dass »ein Fall« oder »eine Situation« mehrere oder alle Teilnehmenden betrifft und beraten werden muss, welche Handlungsbedarfe bei bestimmten Bewohner*innnen oder Klient*innen bestehen und wie das Team damit umzugehen hat. Dabei können auch konkrete Aspekte thematisiert werden, die im Team zu diskutieren sind und zu gemeinsamen Vereinbarungen führen sollten. Fallbesprechungen sollten gleichermaßen moderiert und protokolliert werden.

Auch bei diesem Format sollte klar umrissen werden, welche Frage man gemeinsam in den Blick nehmen möchte. Fallbesprechungen, die zu »weit« gefasst werden, scheitern meistens daran, dass man sich verliert und keine gemeinsamen Ergebnisse oder Handlungsempfehlungen dokumentiert werden. Natürlich sind Fallbesprechungen auch ein Format, das unabhängig von kollegialen Fallberatungen zum Einsatz kommen und häufig deeskalierend wirken kann. Auch hier handelt es sich nicht nur um ein Gesprächs- sondern auch um ein Lernformat.

15.8 Teilnahme an Fachtagen – Mitarbeitende als Referent*innen

Personen, die sich intensiv mit Gewaltvorfällen in ihrer eigenen Einrichtung auseinandergesetzt und einen Vorfall bearbeitet haben, erwerben

Kompetenzen, die für andere Einrichtungen nützlich sein können. Daher ist es sinnvoll, Führungskräfte und Mitarbeitende zu ermutigen, Workshops oder Vorträge im Rahmen von Fachtagen anzubieten. In diesen können beispielsweise aufgetretene Gewaltvorfälle vorgestellt und diskutiert werden.

Teilnehmer*innen solcher Workshops berichten oft, wie hilfreich es war, mit Kolleg*innen zu diskutieren, die selbst Gewaltvorfälle erlebt haben. Diese werden dabei als authentisch wahrgenommen. Durch den Austausch entstehen Netzwerke und das Gefühl, dass Personen auf der gleichen Ebene mit den gleichen Themen konfrontiert werden. Dies wird als hilfreich empfunden. Für die Referent*innen selbst bietet die Vorbereitung und der Vortrag selbst die Möglichkeit, das Vorgehen erneut zu reflektieren. Aus den Diskussionen nehmen sie neue Impulse für die Praxis mit und durch die Rückmeldungen erleben sie eine Wertschätzung ihrer Kompetenz.

So können regionale Netzwerke sukzessive auf- und ausgebaut werden und das Thema »Gewalt in der Pflege« kann in der Kommune, im Landkreis oder auf Ebene des Spitzenverbandes aufgegriffen und bearbeitet werden.

15.9 E-Learning – Bildung digitalisieren

Im Rahmen der Corona-Pandemie musste überlegt werden, wie man Inhalte ohne Präsenzveranstaltungen vermitteln kann. Damit einhergehend wurden Schulungs- und Bildungsmöglichkeiten für eigenverantwortliches Lernen mit räumlicher und zeitlicher Unabhängigkeit gesucht. Zuerst wurden unterschiedliche E-Learning-Angebote geprüft und mit den Leitungskräften der Einrichtungen getestet. Hierbei entschied man sich für die Vincentz Akademie. Da die Wohnbereichsleitungen und Praxisanleiter*innen für die Praxisentwicklung mit verantwortlich sind, wurden für einzelne Personen verschiedene Fortbildungskurse – z. B. zu den Expertenstandards – beim Verlag freigeschaltet.

Anhand der hinterlegten Kurse und Materialien können auch Schulungen nach dem »Let's Talk About«-Format vor Ort angeboten werden. Ein Methodenkoffer wurde entwickelt, um die Schulungen sinnvoll zu gestalten.

Längerfristig sollen die Angebote und Kurse für Mitarbeitende frei geschaltet werden. Wenn etwa bei einem Pflegebesuch individuelle Bildungsbedarfe vereinbart werden, kann künftig auf ein entsprechendes Schulungsangebot zurückgegriffen werden. Rückmeldungen aus Schulungen zum Thema Gewalt haben gezeigt, dass beispielsweise Unsicherheiten bei fachlichen Themen bei Mitarbeitenden ohne pflegerische Ausbildung Stress verursachen können.

Für alle Bildungsmaßnahmen und Kurse werden Leitfragen zur individuellen Weiterentwicklung zu Grunde gelegt. Der Fokus verlagert sich damit hin zu Lernprozessen, die auf *Eigenverantwortung* setzen.

> **Leitfragen zur persönlichen Weiterentwicklung**
>
> Sind die Inhalte der Fortbildung für mich strukturiert und nachvollziehbar? Kann ich diese Inhalte auf mein Verhalten reflektieren und einordnen? Welche eigenen Situationen verbinde ich damit, wie habe ich diese erlebt und welche Bewältigungsstrategien hatte ich bisher (meine Sichtweisen, Reaktionen, Verhaltensweisen und Handlungen)?
>
> Welche persönlichen Veränderungen könnten theoretisch mit der Fortbildung einhergehen? Welche dieser Veränderungen möchte ich künftig umsetzen und warum? Was könnten konkret meine Ziele bezogen auf die persönliche Veränderung sein? Was motiviert mich, um Lust, Mut, Energie, Zeit und Mittel oder sogar Leidenschaft zu investieren, mich diesbezüglich zu verändern? Welche weiteren Auswirkungen könnten zudem mit dieser persönlichen Veränderung einhergehen? Sind diese realistisch zu erreichen?
>
> Wieviel Zeit und welche Mittel und Rahmenbedingungen benötige ich, um mich dahingehend zu verändern? Wieviel Zeit, Mittel und Rahmenbedingungen stehen mir bereits zur Verfügung und wie kann ich mir diesbezüglich weitere Ressourcen schaffen?
>
> Welche Unterstützung wünsche und benötige ich von wem und warum? Was sind die nächsten Schritte, um meine Sichtweisen, Reaktionen, Verhaltensweisen und Handlungen zu verändern? Wie, wann und mit wem gehe ich die nächsten Schritte an? Bis wann will ich das Ziel erreicht haben? Wie kann ich abschließend transparent und nachvollziehbar darlegen, dass ich die persönlichen Ziele erreicht habe?

15.10 Fazit und To Do's

Bildung sollte nicht so verstanden werden, dass man Schulungen abhakt und Mitarbeitende teilnehmen und quasi der Inhalt damit abgehakt wird, bzw. man Fortbildungsnachweise den Prüfinstanzen vorlegen kann. Angesichts der vielfachen Herausforderungen sollte man Abstand nehmen von einer passiven Teilnahme. Vielmehr sollte die eigenverantwortliche Bildung gestärkt und Formen und Möglichkeiten gefördert werden, damit Spaß am Lernen aufkommt. E-Learning-Angebote werden zunehmen. Bis sie ihre volle Wirkung entfalten, muss eine Vielzahl an Aspekten bedacht werden, wie z. B. die Sprachkompetenz.

Hinweise zum Thema Gewalt

Folgende Hinweise zum Thema Gewalt in der Pflege sollten jedoch bedacht werden:

- Überlegen Sie sich, wie ein Bildungskonzept zum Thema Gewalt in der Pflege aussehen könnte und wie eine dauerhafte Praxisentwicklung befördert werden kann.
- Legen Sie Rollen und Aufgaben sowie eine Schulungs- und Fortbildungsplanung fest, die alle Akteur*innen beinhaltet.
- Reflektieren Sie regelmäßig die Schulungen und entwickeln Sie das Format bzw. die Formate weiter. Fördern Sie die Lust am Lernen.
- Lernen muss zur persönlichen Entwicklung beitragen, Leitfragen zur Reflexion können hilfreich und wichtig sein.
- Greifen Sie auf E-Learning-Angebote zurück, vor allem für Personen, die nur in Teilzeit oder in der Nacht arbeiten oder die spezielle Bedarfe haben.
- Kollegiale Fallberatungen und Fallbesprechungen sollten regelmäßig im Wechsel mindestens alle zwei Wochen angeboten werden. Bilden Sie Moderator*innen dafür aus. Diese Formate brauchen Zeit, bis sie ihre Wirkung entfalten und sind auch als Bildung zu verstehen.
- Entwickeln Sie dauerhafte Gesprächs- und Lernangebote, ggf. können auch »Ethik-Cafés« eine Möglichkeit sein, bestimmte Situationen ethisch zu reflektieren.
- Kompetente Mitarbeiter*innen können andere inspirieren. Prüfen Sie welche Mitarbeitenden Workshops durchführen können, bzw. ermutigen Sie sie dazu.
- Prüfen Sie Fort- und Weiterbildungen zu Deeskalationstrainer*innen auf deren Eignung. Wir empfehlen eine Qualifizierung von einer Trainingsperson je 25 Mitarbeitende.
- Bilden Sie Netzwerke mit anderen Einrichtungen, um ggf. Schulungs- oder Fortbildungsangebote gemeinsam abzustimmen und anzubieten.

16 Qualitätsmanagement & Gewalt – Der Mensch im Mittelpunkt

»*Qualität bedeutet, das Richtige zu tun, wenn keiner zuschaut.*« *(M. Meurer)*

Das Zitat macht deutlich, welche Intention das Bestreben nach Qualität hat, nämlich das Richtige oder das Gute zu tun, auch wenn niemand zuschaut oder es bemerkt. Es geht darum Standards und Werte zu haben und diese konsequent zu verfolgen und zwar unabhängig davon, ob man dafür Anerkennung oder Lob erhält oder eine gute Benotung. Dahinter steht die Idee, dass Qualität eine Frage der inneren Überzeugung ist. Das setzt voraus, dass Mitarbeitende verstehen, warum etwas richtig ist und eben nicht nur etwas abzuhaken ist oder es getan werden muss, weil eine Prüfinstanz das fordert, sondern weil man davon überzeugt ist.

Im Hinblick auf das Thema Qualitätsmanagement und das Projekt Halt! (-ung) bei Gewalt, geht es darum, viele Gesprächsmöglichkeiten oder -wege zu schaffen bzw. anzubieten, um Beobachtungen, Befindlichkeiten, Beschwerden, Verbesserungen, Fehler, Verdachtsmomente zur Sprache zu bringen. Diese Hinweise bieten für die Organisation die Möglichkeiten, zu reagieren und Veränderungen vorzunehmen, dass Fehler oder Beschwerden nicht mehr auftreten.

Dabei wurde auf etablierte Formate und Verfahren, wie das Beschwerdemanagement und auf Mitarbeitendengespräche zurückgegriffen. Letztere wurden überarbeitet und mit dem Leitbild des Trägers verknüpft. Andere Verfahren hingegen, wie der Pflegebesuch bei Menschen mit Pflegebedarf, wurden neu entwickelt, um Gesprächsanlässe zu schaffen.

Der Träger befindet sich in diesem Bereich in einem ständigen Prozess der Weiterentwicklung und prüft, ob die bisherigen Verfahren passend sind oder es Veränderungsbedarfe gibt. Es wird zudem immer wieder reflektiert, ob Mitarbeitende und Menschen mit Pflegebedarf sowie ihre Angehörigen die im folgenden beschriebenen Gesprächsanlässe nutzen und damit eine Atmosphäre der Offenheit und Beteiligung entsteht. Das Gefühl von Wirksamkeit der Verfahren und deren Inhalte sollen damit stärker betont werden.

16.1 Beschwerdemanagement

Unter »Beschwerden« werden alle Situationen verstanden, in denen Kund*innen oder Mitarbeitende ihre Unzufriedenheit mitteilen. Fehler sind kritische Ereignisse, die aus Sicht der Betroffenen und unter Sicherheitsaspekten nicht wieder vorkommen sollten.

Unsere Ziele sind, die Kund*innenzufriedenheit sowie eine positive Fehler- und Beschwerdekultur zu fördern. Jetzt könnte man müde lächeln, weil dies zunächst wie »Schlagworte oder Worthülsen« klingen mag. Doch wir sehen darin die Chance, aus Fehlern und Beschwerden zu lernen und Möglichkeiten wahrzunehmen, damit diese Fehler nicht mehr auftreten. Dass dies im Alltag so verstanden und gelebt wird, ist ein dauerhaft zu gestaltender Prozess und muss von allen Akteure*innen täglich (neu) und gemeinsam eingeübt werden.

> **Wichtig**
>
> Es geht nicht darum, einen »Schuldigen« zu suchen, sondern der Fokus soll sich darauf richten, *WARUM* dieser Fehler im System hat entstehen können und was innerhalb der Organisation verändert werden kann, damit dieser Fehler nicht mehr auftritt.

Alle Fehler und Beschwerden werden erfasst und bearbeitet, einschließlich informeller Beschwerden wie Gerüchte oder Verdachtsmomente. Die beschwerdeführenden Personen erhalten zeitnah eine Rückmeldung über die Bearbeitung ihrer Beschwerde.

Dokumentiert werden sollen selbstgemachte oder beobachtete Fehler sowie unerwünschte Vorfälle, wie Unfreundlichkeit der Mitarbeitenden, unzureichende Beratung, Missachtung der Würde oder Verletzung der Charta der Rechte von hilfe- u. pflegebedürftiger Menschen, Hinweise bzgl. unzureichender Wäscheversorgungs- oder Reinigungsleistungen sowie Unzufriedenheit mit dem Essen, etc. Auch risikobehaftete Arbeitssituationen können zu Fehlern führen. Besonders wichtig ist es, Vorfälle von Gewalt in der Pflege zu dokumentieren und ernst zu nehmen.

Beschwerden werden mit einer entsprechenden Haltung angenommen, die das Gegenüber und dessen Sichtweise ernst nimmt. Aktives Zuhören und eine lösungsorientierte Reaktion sind zentrale Bestandteile des Verfahrens. Wenn möglich, werden Beschwerden sofort behoben oder an kompetente Personen weitergegeben. Beschwerden werden dokumentiert und eine Rückmeldung zugesagt. Die Bearbeitung bzw. die Weiterleitung der Beschwerde hängt vom Inhalt ab, ggf. wird im Team darüber gesprochen oder die Leitung einbezogen. Über die Bearbeitung und die Lösung werden der Beschwerdeführer und das Team sowie die Leitung informiert. Um dauerhafte Verbesserungen zu erreichen, werden Beschwerden ausgewertet und analysiert, ob bestimmte Probleme gehäuft auftreten oder häuserübergreifend sind. Treten solche Beschwerden vermehrt auf, wird der/die Qualitätsmanagementbeauftragte eingebunden. Dieses Verfahren kann auch dazu genutzt werden, um Gewalt in der Pflege zu thematisieren oder Verdachtsmomente auszusprechen. Eine Kultur des gemeinsamen Lernens wird gefördert, um offen und ehrlich ins Gespräch zu kommen. Wenn Fehler zu Abmahnungen oder zu Vorwürfen und Auseiandersetzungen führen, neigen Mitarbeitende oder Menschen mit Pflegebedarf dazu, Sachverhalte oder Fehler zu verschweigen. Die zugrundeliegende Haltung wird bei der Wilhelmshilfe aktiv eingeübt und leitet sich aus dem Leitbild ab (▶ Kap. 13.1).

> Wir sprechen hier von einem kontinuierlichen Prozess, damit diese Verfahren und die entsrechende Haltung eingeübt werden. Die Umsetzung klappt nicht immer und dennoch sind wir auf dem Weg, diesen Anspruch umzusetzen.

16.2 Mitarbeitendengespräche – Kommunikations- und Gesprächskultur

Die Wilhelmshilfe hat sehr intensiv an einem Leitbild gearbeitet. Im Rahmen der Erstellung haben sich die Kolleg*innen zum einen mit dem Thema »Sprache« und deren Wirkung auseinandergesetzt. Zum anderen wurde überlegt, welche Gespräche wie und in welchem Rhythmus geführt werden sollten.

Folgende übergreifende Ziele wurden formuliert: Übergreifende Ziele

- Eine ehrliche, authentische und direkte Kommunikation, die durch Offenheit und Wertschätzung geprägt ist. Motto: »Miteinander, nicht übereinander sprechen«.
- Anerkennung der Arbeit von Kolleg*innen durch direktes Lob.
- Gezielte Rückmeldungen der Führungskraft an die Mitarbeiter*innen über aktuelle und zukünftige (fachlich, persönlich und einrichtungsspezifisch) Entwicklungen. Die Mitarbeiter*innen werden ermutigt, der Führungskraft eine direkte Rückmeldung zu ihrer Führungstätigkeit zu geben. Es wird über Stärken und Schwächen gesprochen.
- Austausch über die gegenseitigen Erwartungen und Möglichkeiten.
- Gegenseitige Versicherung, dass Vereinbarungen und Regelungen eingehalten und umgesetzt werden und ein Nichtbeachten sanktioniert wird, wie beispielsweise die Verfahren »Halt!(-ung) bei Gewalt«.

Im Folgenden werden die Gesprächsformate kurz umrissen und die Querverbindung zum Thema Gewalt in der Pflege hergestellt. Das Leitbild der Wilhelmshilfe können Sie im elektronischen Zusatzmaterial (▶ Kap. 22) einsehen.

16.2.1 (Anlassbezogene) Gespräche mit Mitarbeitenden

Anlassbezogene Gespräche mit Mitarbeiter*innen machen schon im Titel klar, dass es einen Grund für das Gespräch gibt. Daher bedarf es zumeist einer entsprechenden *Vorbereitung*. Diese Gespräche bieten die Möglichkeit, nicht nur über Aufgaben, Leistungen und Ziele zu sprechen, sondern auch über zwischenmenschliche Dynamiken und Kommunikationsmuster, die potenziell zu Konflikten oder Gewalt führen könnten. Sie sind damit auch ein wichtiges Instrument zur Förderung einer wertschätzenden Arbeitsatmosphäre und können zur Prävention von Gewalt beitragen. Sie erfordern Empathie, aktives Zuhören und die Bereitschaft, auf Augenhöhe zu kommunizieren.

Förderung werschätzender Arbeitsatmosphäre

- In der *Kontaktphase* geht es darum, eine gute Atmosphäre zu schaffen und die Beziehung zu gestalten.
- In der *Informationsphase* werden der Anlass und die Grundlagen geklärt und Informationen abgeglichen. Ein zentrales Ziel sollte es sein, einen sicheren Raum zu schaffen, in dem sich Mitarbeiter*innen öffnen und ehrlich über ihre Erfahrungen und Gefühle sprechen können.
- In der *Argumentationsphase* geht es darum, inhaltliche Annäherung und Übereinstimmung zu schaffen. Dies wird durch respektvolles Zuhören und konstruktives Feedback unterstützt, um Konflikte auf eine lösungsorientierte Weise anzugehen.
- In der *Beschlussphase* werden gemeinsame Lösungen entwickelt und Ziele und Maßnahmen formuliert.
- Schließlich wird in der *Abschlussphase* das Gesprächsergebnis und die Vereinbarungen festgehalten.
- In der *Nachbereitung* des Gesprächs sollte reflektiert werden, ob man Kooperationsbereitschaft geweckt hat oder ob Widerstand erzeugt oder verstärkt wurde. Wenn dies der Fall war, sollte reflektiert werden, wie man das eigene Kommunikationsverhalten diesbezüglich verändern könnte.

Folgende Fragen können hilfreich sein: Wie wurde genügend Zeit eingeräumt, damit die Mitarbeiter*in sich entfalten konnte? Konnte Sicherheit vermittel werden, um sich zu öffnen? Wie wäre die eigene Reaktion gewesen, wenn man an der Stelle des Mitarbeitenden gewesen wäre? Was könnte man das nächste Mal verändern?

> Auf der Metaebene betrachtet geht es bei anlassbezogenen Gesprächen darum, eine Kultur der offenen und respektvollen Kommunikation zu etablieren. Gewalt in der Kommunikation kann sowohl verbal als auch nonverbal auftreten und hat oft tiefgreifende negative Auswirkungen auf das Arbeitsklima. Daher ist es essenziell, in diesen Gesprächen auf gewaltfreie Kommunikation zu achten und diese aktiv zu fördern.

16.2.2 Rückkehrgespräche und Wiedereingliederung

Rückkehrgespräche dienen dazu, Mitarbeitenden nach einer Abwesenheit den Wiedereinstieg in die Arbeit zu erleichtern. Diese Gespräche bieten eine Plattform, um zu verstehen, ob die Abwesenheit möglicherweise aufgrund von arbeitsbedingten Belastungen oder Situationen entstanden ist und wenn ja wie und weshalb. Dabei ist es essenziell, auch das Thema »Gewalt in der Pflege« anzusprechen. Gewalt am Arbeitsplatz kann sowohl die körperliche als auch die psychische Gesundheit der Mitarbeitenden erheblich beeinträchtigen. Durch gezielte Fragen und Maßnahmen in den Rückkehrgesprächen, wie zum Beispiel das Erfragen von Erfahrungen mit Gewalt oder Aggression, kann sichergestellt werden, dass Mitarbeitende sich sicher fühlen und die notwendige Unterstützung erhalten.

Gleiches gilt, wenn Mitarbeitende aufgrund von Gewaltereignissen arbeitsunfähig waren. Es ist zudem eine Gelegenheit, den Mitarbeitenden zu zeigen, dass ihre Abwesenheit bemerkt wurde und dass sie als Mensch und für ihren Arbeitseinsatz geschätzt werden. Klar ist, dass diese Maßnahmen darauf abzielen, die Quote der krankheitsbedingten Fehlzeiten zu reduzieren. Diese Fehlzeiten können dazu beitragen, dass die Arbeitsbelastung der Kolleg*innen zunimmt und möglicherweise Gewaltereignisse befördern. Für das Gespräch werden spezielle Formulare verwendet, um den Prozess zu unterstützen und zu dokumentieren.

16.2.3 Jahresgespräche

Jahresgespräche sind regelmäßige Treffen, die alle 18 Monate zwischen Mitarbeitenden und ihren Vorgesetzten stattfinden. Sie bieten die Gelegenheit, offen und ehrlich miteinander zu sprechen, sich besser kennenzulernen und ein tieferes Verständnis füreinander zu entwickeln. Im Mittelpunkt steht die persönliche Entwicklung der Mitarbeitenden.

Für Vorgesetzte sind diese Gespräche eine Chance, mehr über die Fähigkeiten und Interessen ihrer Mitarbeitenden zu erfahren, um die Mitarbeitenden gewinnbringender einzusetzen und ihre Talente optimal zu nutzen. Gleichzeitig erhält auch die Führungskraft ein Feedback zu ihrem Führungshandeln. Zudem erfahren die Mitarbeiter*innen mehr über die neuesten Entwicklungen in der Organisation, was ihre Identifikation mit der eigenen Arbeit und der Organisation stärken kann. Auch Themen wie

Belastung durch eine familiäre Situation sowie Belastung und herausfordernde Situationen im beruflichen Alltag können angesprochen werden.

Die Leitung stellt sicher, dass alle Mitarbeitenden ein Jahresgespräch erhalten. Sollte ein Jahresgespräch nicht innerhalb des vorgegebenen Zeitraums stattfinden, erinnern sich die Gesprächspartner*innen gegenseitig und vereinbaren einen Termin.

Zusammenfassend lässt sich sagen, dass Jahresgespräche ein wichtiger Bestandteil der Arbeitskultur sind. Sie fördern eine offene und vertrauensvolle Kommunikation und stärken die Bindung der Mitarbeitenden an die Organisation. Sie sind eine Chance für alle Beteiligten, sich weiterzuentwickeln. Ein weiterer wichtiger Aspekt, der in diesen Gesprächen thematisiert werden kann, ist Gewalt am Arbeitsplatz und in der Pflege. Es ist entscheidend, dass Mitarbeitende die Möglichkeit haben, über ihre Erfahrungen in Bezug auf Gewalt offen zu sprechen. Gemeinsam können Strategien entwickelt werden, um ein sicheres und respektvolles Arbeitsumfeld zu gewährleisten. Themen, die im Rahmen des Pflegebesuches angesprochen wurden, wie etwa zur eigenen Befindlichkeit, können nochmals aufgegriffen werden. Am Ende des Tages geht es bei den Jahresgesprächen darum, eine positive Arbeitsumgebung zu schaffen, in der jeder sich wahrgenommen und wertgeschätzt fühlt.

16.3 Pflegebesuch als aktives miteinander in Gespräch kommen

Sie werden sich sicher über den Begriff »Pflegebesuch« wundern und sich fragen, was sich dahinter verbirgt. Der Pflegebesuch ist eine Neufassung der Pflegevisite. Jetzt werden Sie berechtigterweise einwenden, »»Visite« leitet sich doch von dem lateinischen Wort »visitare« also »besuchen« ab. Ja, das ist richtig. Im Projekt »Halt!(-ung) bei Gewalt« ging es jedoch auch darum, sich über Begrifflichkeiten und Sprache Gedanken zu machen und zu überlegen, ob es in diesem Bereich Veränderungsbedarfe gibt.

sich auf Augenhöhe begegnen

Erstens haben wir den Begriff »Pflegebesuch« gewählt, da wir auf Augenhöhe miteinander ins Gespräch kommen möchten. Die »Pflegevisite« war immer von einer gewissen Asymmetrie gekennzeichnet und wurde oft mit Kontrolle im Sinne des Qualitätsmanagements und des Pflegeversicherungsgesetzes assoziiert. Der Hauptfokus sollte bei einer Neufassung nicht auf der Kontrolle liegen, sondern auf einem gemeinsamen Lern- und Entwicklungsprozess. Dieser Prozess zielt auf eine interne Qualitätsentwicklung ab, die die Verbesserung der Arbeits- und Lebensqualität in den Blick nimmt. Das Kernstück folgt dem Leitbild »Der Mensch im Mittelpunkt«.

Es mag sein, dass Sie das als Einrichtung oder Dienst bereits so handhaben, in der Wilhelmshilfe bestand hier Veränderungsbedarf. Es fehlte an einem Format für regelmäßige gemeinsame Gespräche, die von der Einrichtung oder den Pflegenden initiiert werden. Dies führte häufig zu reaktivem Handeln und weniger zu aktivem Gestalten.

Der Pflegebesuch bei Bewohner*innen und Klient*innen findet statt, um die Inhalte der Charta für Pflegebedürftige gemeinsam zu reflektieren und den Bewohner*innen und Klient*innen die Möglichkeit zu geben, Themen anzusprechen, die für sie wichtig sind. Wünsche oder Bedürfnisse können so formuliert werden.

Bei Mitarbeitenden geht es, neben der Reflexion der Pflegehandlungen, vor allem um ihre Befindlichkeit und die Frage, ob es Situationen in der Pflege gibt, die sie als belastend empfinden und wo ggf. Unterstützungsbedarf notwendig ist. Es geht darum, einen Raum zur Reflexion der eigenen Zufriedenheit, der wahrgenommenen Grenzen, der Überlastung oder von Unmut zu bieten. Ebenso besteht im Rahmen dieses Besuches die Möglichkeit, Bildungswünsche und -bedarfe anzusprechen und zu vereinbaren.

> **Wichtig**
>
> Es macht Sinn, Veränderungen in ein oder zwei Einrichtungen anzustoßen und zu testen, die Verfahren und Checklisten zu reflektieren und anzupassen bzw. zu verbessern. Dann kann die Implementierung in allen Einrichtungen eines Trägers gut oder sogar besser gelingen. Evaluationsfragen zu erarbeiten ist hilfreich, damit die Einrichtungen die Verfahren und Prozesse anhand der gleichen Inhalte beurteilen. Wir empfehlen, dass die beteiligten Einrichtungen der Pilotphase über ihre Erfahrungen berichten und Verbesserungspotenziale benennen. Das wirkt für die Leitungskräfte authentisch und überzeugt sie.

Die Pflegebesuche wurden daher vorab in zwei Einrichtungen mit den Kolleg*innen umgesetzt und von Mitarbeitenden des Pflegereferats und dem Referat Bildung begleitet. Dabei war mit dem Beginn des Prozesses häufig der zeitliche Aufwand Gesprächsthema und die Sinnhaftigkeit wurde intensiv diskutiert. Jedoch zeigte sich bereits in der Erprobungsphase, dass es positive und überraschende Entwicklungen gab.

Fallbeispiel

Bei einem Pflegebesuch zeigte sich, dass sich das Verhältnis der Pflegenden zu einer Angehörigen zum Positiven verändert hat und man seitdem sogar gerne miteinander ins Gespräch kommt.
Oder: Es zeigen sich kleine Hinweise von Bewohner*innen oder Klient*innen, die leicht umzusetzen sind und die Lebensqualität der betreffenden Person verbessern. So wurde beispielsweise der Wunsch

»wieder mal ein Stück Torte zu essen«, geäußert und umgesetzt.
Es macht also Sinn, etwas Neues auszuprobieren, was möglicherweise zunächst mehr Arbeit bedeutet, aber gleichzeitig »Entlastung« und »Zufriedenheit« schafft. Reagieren geht häufig mit mehr Aufwand einher.

Pflegebesuche bei Bewohner*innen/Klient*innen

*Pflegebesuche bei Bewohner*innen*

Alle Bewohner*innen, Klient*innen und Gäste werden einmal im Jahr besucht und es wird mit ihnen über ihre Pflegesituation, ihre Bedarfe und Bedürfnisse gesprochen. Der Pflegebesuch nimmt konsequent die Perspektive dieser Personen in den Blick. Inhaltlich wurde die Charta für Pflegebedürftige eingebunden, um sich zu vergewissern, ob die Rechte pflegebedürftiger Menschen gewahrt werden. Dies betrifft alle Personen, die länger als ein Jahr in der Einrichtung oder der Tagespflege versorgt werden. Bei Personen in der stationären Pflege wird im Rahmen des Einzugs ein Integrationsgespräch geführt. In der häuslichen Pflege erfolgt ein solches Gespräch u.a. nach Abschluss eines Pflegevertrages.

Pflegebesuche bei Mitarbeitenden der Pflege und Betreuung

*Pflegebesuche bei Mitarbeiter*innen*

Der Baustein »Pflegebesuch aus Perspektive der Mitarbeiter*innen« wurde um die Aspekte der »Charta aus Sicht der Pflegenden« geprüft und ergänzt. Dabei werden Fragen, wie »Wie geht es Ihnen in der momentanen Situation?« und »Wie wirkt sich das auf Ihre Interaktion mit den Bewohner*innen aus?« berücksichtigt. Hinweise hierzu können genutzt werden, um zeitnah Unterstützung anzubieten oder Themen für das Jahresgespräch zu generieren.

Wichtig ist dabei: Alle Personen können Gewalt erfahren oder ausüben. Gewaltphänomene gegen Mitarbeitende sowie deren Gefühle werden jedoch eher selten thematisiert. Der Pflegebesuch soll Mitarbeiter*innen daher Raum bieten, über Situationen von Gewalt (z.B. Bewohner*innen, die handgreiflich werden) oder besondere Belastungssituationen zu sprechen.

Die Prüfung der Dokumentation tritt bei diesen Pflegebesuchen in den Hintergrund. Stattdessen soll ein Interaktions- und Lernraum zur Reflexion der Pflege geschaffen und gestaltet werden. Daher werden im Vorfeld lediglich die Berichte und Maßnahmenpläne gelesen, um ein gezieltes Gespräch führen zu können bzw. Themen zu generieren, die mit den Mitarbeitenden besprochen und reflektiert werden sollen. Bei der Einführung der Pflegebesuche wurde deutlich, dass Mitarbeitende auf Kontrolle eingestellt sind. Dies kann unter anderem durch die Prüfungsmentalität und Kontrollhaltung der Heimaufsicht und des Medizinischen Dienstes mit befördert worden sein. Eine andere Haltung zu entwickeln, die nicht die Kontrolle, sondern Lernen fokussiert, braucht Zeit und die Erfahrung, dass sich Lernen lohnt.

> **Wichtig**
>
> Pflegebesuche bei Pflegenden, Betreuenden sowie bei Bewohner*innen und Gästen sind Lern- und Begegnungsorte und *keine Prüf- oder Kontrollsituationen.* Es geht darum, ins Gespräch zu kommen und gemeinsam die Pflege- und Betreuungssituationen zu reflektieren. Dabei können sowohl Wertschätzung, aber auch Verbesserungspotenziale vermittelt werden. Außerdem kann überlegt werden, was notwendig ist, um ein bestimmtes Ziel (z. B. Erfüllung von Wünschen und Bedarfen) oder Lernziel (z. B. Pflegehandlung) zu erreichen. Zuhören und nachfragen, Interesse an konkreten Situationen und an der Perspektive des Gegenübers sind zentral. Es gilt, eine Verteidigungsrolle zu vermeiden, indem dem Gegenüber vermittelt wird, dass seine Aussagen gehört und wahrgenommen werden, ohne diese zu bewerten oder sie als unwahr zu bezeichnen.

Weiterführende Informationen können Sie ▶ Kap. 17 entnehmen. Die Verfahrensanweisungen und Gesprächsleitfäden entnehmen Sie bitte dem elektronischen Zusatzmaterial (▶ Kap. 22).

Controlling und Management

Ausgehend von den unterschiedlichen gesetzlichen Verfahren wurden zudem drei Themenbereiche im Sinne einer »Managementperspektive« zusammengefasst. Das heißt, die Überprüfung der Pflegedokumentation (1), die Erfassung der Qualitätsindikatoren (2) sowie die Überprüfung der Pflegegrade (3) stehen in einem inhaltlichen Zusammenhang. Die Überprüfung wurde daher in einem Baustein »harmonisiert«. Diese Regelung ist aber nicht Gegenstand dieses Buches.

16.4 Dokumentation von Gewaltvorfällen – eine kritische Reflexion

Seit Beginn des Projekts wurde immer wieder diskutiert, ob es Sinn macht, ALLE Gewaltvorfälle zu erfassen. Die Wilhelmshilfe hat sich mit dieser Thematik auseinandergesetzt und kam zu den folgenden Vereinbarungen:
  Gewaltvorfälle von Bewohner*innen und Klient*innen werden im Alltag in der Pflegedokumentation festgehalten. Dies ist wichtig, damit Mitarbeitende über Vorfälle, Ursachen und gewaltauslösende Situationen informiert sind. Diese Erkenntnisse können dazu beitragen, Gewaltvorfälle von Bewohner*innen gegenüber Bewohner*innen oder gegenüber Mitar-

beitenden zu vermeiden. Eine Herausforderung bleibt die Dokumentation alltäglich wahrgenommener Gewalt. Besonders schwierig zeigen sich umfangreiche Erfassungssysteme. Hier neigen Mitarbeitende dazu, Gewaltereignisse nicht zu erfassen, weil der Aufwand zu hoch ist und die Sinnhaftigkeit im Pflegealltag kaum ersichtlich wird. Dies führt dazu, dass Gewaltereignisse verschwiegen werden. Daher sollte jede Einrichtung ein gutes Maß der Dokumentation überlegen. Eine Dokumentation im Pflegebericht ist eine niedrigschwellige Möglichkeit.

Es gibt Gewaltvorfälle, die in der Wilhelmshilfe eingehend bearbeitet werden. Mehrere Personen sind in den Vorfall involviert. Hierzu gibt es ein spezifisches Dokumentationsverfahren. Der Vorfall wird im Rahmen einer Leitungsrunde vorgestellt und diskutiert, und es werden Verbesserungsmöglichkeiten bezüglich der Verfahren, der Vorgehensweisen und begleitenden Dokumente festgelegt. Diese Gewaltvorfälle werden quantitativ und qualitativ erfasst.

Das Diakonische Werk Württemberg fordert seine Mitgliedseinrichtungen dazu auf, sexualisierte Gewalt zu erfassen. Eine umfangreiche Dokumentation wird auf Bundesebene genutzt, um Zahlen, Daten und Fakten zum Thema sexualisierte Gewalt[105] bereitzustellen. Einmal jährlich wird die Erfassung von den Einrichtungen angefordert. Gleiches gilt für andere Wohlfahrtsverbände und muss individuell recherchiert werden.

> Es gilt *einrichtungsabhängig* zu prüfen, *ob und wann, welche* »Kennzahlen« erhoben werden sollen. Wichtiger erscheint jedoch, was mit den Ergebnissen und der Auswertung passiert und welche handlungsleitenden Erkenntnisse abgleitet werden können, um die Pflegepraxis in der jeweiligen Organisation zu verbessern.

Zudem gibt es in der nationalen und internationalen Literatur eine Diskussion zur Erfassung und Auswertung von Gewaltvorfällen. Deren Inhalte wurden von uns diskutiert und werden immer wieder diskutiert. So schlagen kanadische Praxisleitlinien unter anderem folgende Ebenen der Erfassung vor (Registered Nurses' Association of Ontario 2014, 2019) und fokussieren damit auf pflegerische Qualitätsindikatoren. Exemplarisch werden einige Beispiele in ▶ Abb. 16.1 dargestellt, die aus Sicht der Autor*innen sinnvoll sein könnten.

---

105 Wie an mehreren Stellen bereits dargestellt, ist lediglich die Erfassung spezifischer Phänomene aus Sicht der Autor*innen nicht sinnvoll. Insbesondere dann, wenn die erhobenen Zahlen nicht genutzt werden, um beispielsweise Schulungen oder Praxisprojekte abzuleiten, um Einrichtungen bei der Umsetzung eines Haltungskonzeptes zu unterstützen.

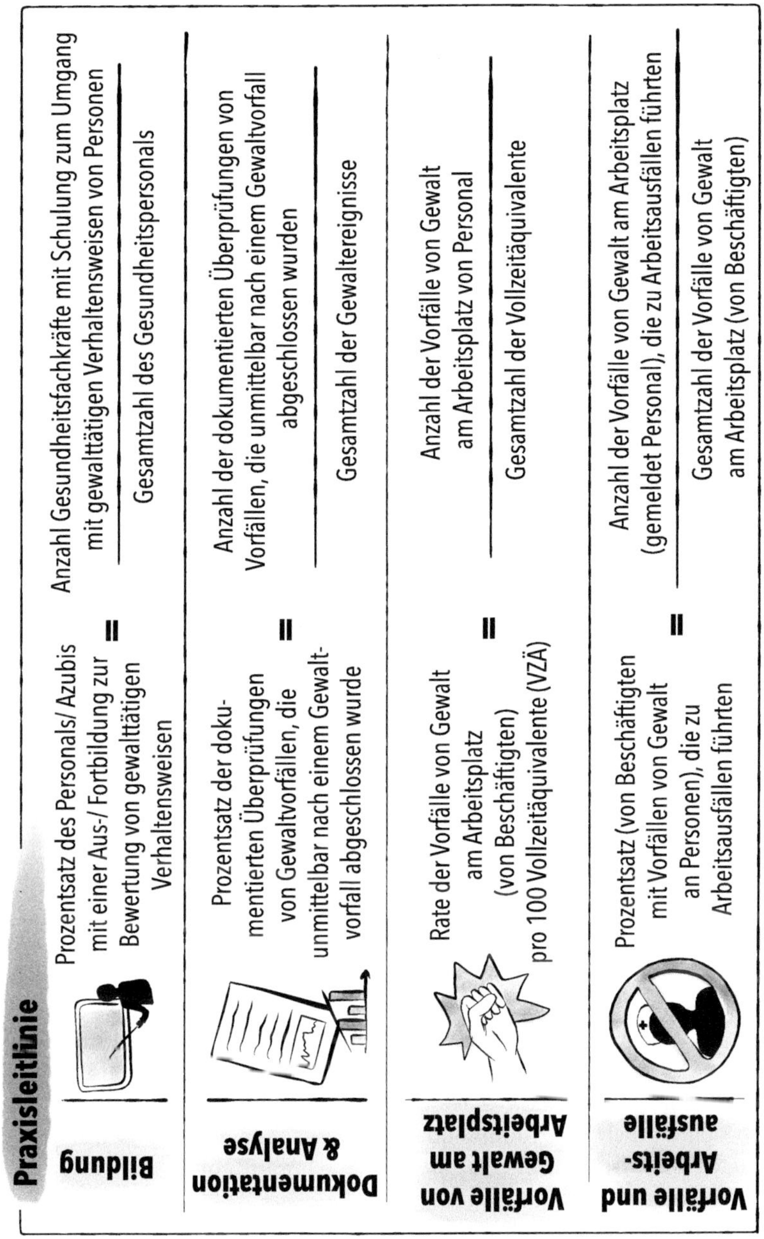

Abb. 16.1:
Erfassung von Gewalt und deren möglichen Folgen (angelehnt an Registered Nurses' Associaton of Ontario, 2014, 2019).

Praxisleitlinie

Bildung

Prozentsatz des Personals/ Azubis mit einer Aus-/ Fortbildung zur Bewertung von gewalttätigen Verhaltensweisen

= Anzahl Gesundheitsfachkräfte mit Schulung zum Umgang mit gewalttätigen Verhaltensweisen von Personen / Gesamtzahl des Gesundheitspersonals

Dokumentation & Analyse

Prozentsatz der dokumentierten Überprüfungen von Gewaltvorfällen, die unmittelbar nach einem Gewaltvorfall abgeschlossen wurde

= Anzahl der dokumentierten Überprüfungen von Vorfällen, die unmittelbar nach einem Gewaltvorfall abgeschlossen wurden / Gesamtzahl der Gewaltereignisse

Vorfälle von Gewalt am Arbeitsplatz

Rate der Vorfälle von Gewalt am Arbeitsplatz (von Beschäftigten) pro 100 Vollzeitäquivalente (VZÄ)

= Anzahl der Vorfälle von Gewalt am Arbeitsplatz von Personal / Gesamtzahl der Vollzeitäquivalente

Vorfälle und Arbeitsausfälle

Prozentsatz (von Beschäftigten mit Vorfällen von Gewalt an Personen), die zu Arbeitsausfällen führten

= Anzahl der Vorfälle von Gewalt am Arbeitsplatz (gemeldet Personal), die zu Arbeitsausfällen führten / Gesamtzahl der Vorfälle von Gewalt am Arbeitsplatz (von Beschäftigten)

Zur Überprüfung im Bereich *Dokumentation und Analyse* wird zudem eine strukturierte Analyse folgender Punkte verstanden:

- Was ist geschehen? Verstehen, wie die Ereignisse während eines Vorfalls abgelaufen sind.

- Wie ist es geschehen? Identifizierung der technischen und menschlichen Faktoren, die dazu beigetragen haben.
- Warum ist es geschehen? Aufdecken der (Grund-)Ursache.

Zwei weitere Reviews kommen zu dem Ergebnis, dass es kein etabliertes, standardisiertes Messinstrument in der stationären Pflege gibt. Die Vielfalt erschwert den Vergleich der Häufigkeit von Missbrauchsfällen und zwar bezogen auf die verschiedenen Studien und Länder. Schultes et al. (2021) stellen fest, dass es bis dato *kein* Instrument gibt, das alle Gewaltkonstellationen und -formen in der stationären Altenpflege abbildet und somit als Standard zur Schätzung der Prävalenz von Gewalt dienen könnte.

Für die Messung der Wirksamkeit von Präventionsinterventionen in der stationären Altenpflege, ist der Einsatz von Instrumenten, die die drei relevanten Gewaltkonstellationen (Mitarbeitende gegen Bewohner*innen, Bewohner*innen gegen Mitarbeitende und unter Bewohner*innen) und alle personalen Gewaltformen abbilden, notwendig.

Interventionen würden ja darauf abzielen, das gesamte Gewaltgeschehen in der jeweiligen Einrichtung zu reduzieren. Eine Reduktion eines Teils des Geschehens bei gleichzeitiger Steigerung eines anderen Teils wäre kontraproduktiv. Zudem müssen die Instrumente auf ihre Eignung geprüft und wissenschaftlichen Kriterien genügen.

Malmedal et al. (2020) kommen in einem Literaturreview zu einem ähnlichen Schluss. Sie betonen die Notwendigkeit einer standardisierten Methode oder eines standardisierten Instruments, um vergleichbare Daten über den Missbrauch von Personal an Bewohner*innen zu sammeln. Die Autor*innen kommen zu dem Schluss, dass das Instrument von Castle ein vielversprechendes Werkzeug zur Messung aller Arten von Missbrauch von Mitarbeitenden gegenüber Bewohner*innen ist. Zudem ist es in Pflegeheimen als auch in betreuten Wohneinrichtungen einsetzbar, weil es bereits in mehreren großen US-Umfragen unter Mitarbeitenden eingesetzt wurde.

Für die Wilhelmshilfe bleibt nach heutigem Stand, dass die einleitenden Hinweise zur Dokumentation und Auswertung von Gewalt als hinreichend betrachtet werden. Dies gilt insbesondere vor dem Hintergrund, die Ereignisse in den Teams und Leitungsrunden vorzustellen und die bestehenden Verfahren oder Handlungsstrategien zu überprüfen und gegebenenfalls anzupassen und entsprechende Maßnahmen umzusetzen. Wir beobachten die Diskussionen und die Entwicklungen in diesem Bereich und werden die Dokumentation anpassen, wenn ein konsentiertes und fundiertes Instrument vorliegt.

Das Thema »Erfassung und Dokumentation von Gewaltereignissen« wird im Jahr 2026 erneut aufgegriffen. Dabei wird geprüft, ob ein Praxisstandard, basierend auf der erwähnten Leitlinie (▶ Abb. 16.1), mit entsprechenden Qualitätsindikatoren entwickelt werden könnte. Eine umfangreiche Dokumentation ohne handlungsleitende Wirkung wird die Wilhelmshilfe jedoch nicht umsetzen.

16.5 Fazit und To Do's

Gewalt in der Pflege ist ein komplexes Thema, das eine sensible, proaktive und umfassende Herangehensweise erfordert. Das Qualitätsmanagement kann dabei eine entscheidende Rolle spielen, da es die Schaffung einer offenen und transparenten Kultur ermöglicht. In einer solchen Kultur können sowohl Menschen mit Pflegebedarf als auch Mitarbeiter*innen ihre Bedenken und Erfahrungen ohne Angst vor Repressalien äußern.

Die Implementierung der Leitlinien und regelmäßigen Gesprächsformaten, wie Mitarbeitendengespräche und Pflegebesuche, fördern den Dialog und das Verständnis zwischen allen Beteiligten. Diese Maßnahmen helfen, potenzielle Probleme frühzeitig zu erkennen und anzugehen. Ein effektives Beschwerdemanagement kann unterstützend wirken, indem es eine Plattform für die Äußerung von Unzufriedenheit ermöglicht und Einrichtungen konsequent das Ziel verfolgen, aus Fehlern zu lernen und kontinuierlich Verbesserungen vorzunehmen.

Im Bereich Qualitätsmanagement und der beschrieben Verfahren geht es um ein dauerhaftes Erproben, Prüfen und Weiterentwickeln. Für die Umsetzung ist ein langer Atem erforderlich. Mitarbeitende, die über viele Jahre hinweg ein Kontrollmoment mit der Pflegevisite erlebt haben, benötigen Zeit, um den Pflegebesuch anders zu erleben und eigene Erfahrungen damit zu sammeln. Die Einrichtungen wiederum brauchen Zeit und den Mut, sich auf den Weg zu machen, Dinge anzusprechen, zu verändern und gegebenenfalls als gesamtes Team oder als Einrichtung Entwicklungsbedarfe zu erkennen und umzusetzen. Entwicklung und Lernen *von ALLEN und über ALLE Hierarchieebenen hinweg* sind die Maßstäbe einer gemeinsamen Haltung.

> Entwicklung über alle Hierarchieebenen

Zusammenfassend lässt sich sagen, dass ein wesentlicher Baustein zur Verhinderung von Gewalt in der Pflege in der Schaffung einer offenen, respektvollen und lernenden Kultur liegt, die auf den Prinzipien des Qualitätsmanagements basiert. Überlegen Sie, wie Sie Gesprächsanlässe aktiv fördern können und welche Kommunikationsgrundsätze und Werte Sie dabei verfolgen, wie Offenheit, Transparenz und Achtsamkeit.

- Beschreiben Sie die unterschiedlichen Gesprächsformen, deren Ziele und Inhalte. Sprechen Sie Überforderungssituationen oder kritische Ereignisse an. Ermutigen Sie die Akteur*innen dazu!
- Schulen Sie regelmäßig im Bereich Kommunikation.
- Prüfen Sie Ihr bestehendes Qualitätsmanagement und binden Sie Verfahren, wie das Beschwerdemanagement in das Haltungskonzept ein. Verändern Sie bewusst das Wording hin zu einer einladenden Sprechweise. Geben Sie sich und allen Akteur*innen Zeit, sich auf die veränderten Formen und Vorgehensweisen einzulassen. Arbeiten Sie dauerhaft an einer gemeinsamen Haltung.
- Verändern Sie die Perspektive des Qualitätsmanagements weg von Kontrolle hin zum gemeinsamen Lernen. Eine Lernkultur führt dazu,

Fehler und Überforderung oder Unwissenheit zu thematisieren. Ein Beispiel hierfür ist der Pflegebesuch im Gegensatz zur Pflegevisite, der eine andere Haltung bei den Mitarbeitenden befördern kann.
- Richten Sie die QM-Prozesse primär an der Zufriedenheit und Lebensqualität der Menschen mit Pflegebedarf und an der Arbeitsqualität der Mitarbeitenden aus und weniger an den Richtlinien oder Vorgaben von Prüfinstitutionen.
- Legen Sie fest, wie Gewaltvorfälle dokumentiert und wie relevante Fälle in der Organisation thematisiert und reflektiert werden. Finden Sie ein gutes Gleichgewicht zwischen der Beschäftigung mit der Dokumentation und der Veränderung der auslösenden Faktoren.
- Überlegen Sie, ob und welche pflegerischen Indikatoren für Ihre Einrichtung sinnvoll sein könnten.
- Implementieren Sie ein Vorgehen, wie die Strategie und die Verfahren überarbeitet bzw. organisationale Veränderungen angestoßen werden können. So wird der Nutzen dieser Dokumentation und deren Auswertung ersichtlich und nachvollziehbar
- Klären Sie die Menschen mit Pflegebedarf und deren Angehörige über die Pflegebesuche und die Charta für Pflegebedürftige frühzeitig auf.
- Nicht jede Entscheidung oder jedes Verfahren ist »in Stein gemeißelt«. Nehmen Sie sich die Zeit, bestimmte Themenbereiche über einen längeren Zeitraum zu beobachten und immer wieder aktuelle Erkenntnisse in den Blick zu nehmen, um ggf. Anpassungen der Prozesse und Verfahren vorzunehmen.
- Wir empfehlen zum Thema Qualitätsmanagement die Artikel von Elsbernd 2011 sowie Berger und Tegtmeier 2015. Diese Artikel geben nochmals Hinweise zum Thema Qualitätsmanagement und dessen grundsätzlicher Ausrichtung.

17 Miteinander im Einklang: Rechte und Pflichten für alle Beteiligten

»*Das Gleiche sucht sich, das Rechte findet sich.*« (*Deutsches Sprichwort*)

Die rechtlichen Rahmenbedingungen, die in ▶ Kap. 11 ausführlich erläutert wurden, sollen nun in Bezug auf ihre praktische Anwendung im Alltag dargestellt werden. Die Leitsätze der Wilhelmshilfe unterstreichen, dass Gewalt alle betreffen kann, die in der Einrichtung leben, arbeiten oder zu Besuch sind. Daher haben alle Beteiligten sowohl Rechte als auch Pflichten. Es ist üblich, die Rechte zu betonen oder hervorzuheben. Unserer Erfahrung nach ist es ebenso wichtig, die Pflichten zu benennen, um ein Ungleichgewicht zu vermeiden.

17.1 Bewohner*innen, Gäste, Klient*innen sowie An- und Zugehörige

Es gab eine ausführliche Diskussion darüber, ob Bewohner*innen bei ihrem Einzug bereits über die Charta der Rechte der hilfe- und pflegedürftigen Menschen (kurz Charta) informiert werden sollten. Die Wilhelmshilfe hat sich jedoch dagegen entschieden, da beim Einzug eine Vielzahl von Dokumenten übergeben und Unterschriften geleistet werden müssen. Es wurde deutlich, dass die Gefahr besteht, dass Bewohner*innen und ihre An- und Zugehörigen die Informationen nicht mehr aufnehmen können oder von der Menge an Informationen überfordert sind.

Der Einzug in ein Pflegeheim ist ein kritisches Lebensereignis, das auch den Abschied von zu Hause und den gewohnten Routinen mit sich bringt. Die Menschen mit Pflegebedarf müssen sich auf das Leben in einer Organisation und auf deren Abläufe einstellen und ihren Platz finden. Daher wird bei Einzug nur der Flyer der Ombudsstelle übergeben und deren Funktion und Aufgaben erklärt werden. Zudem wird auf die Homepage der Wilhelmshilfe verwiesen, auf der weitere Informationen und Kontaktdaten zur Ombudsstelle zu finden sind, damit sich auch An- und Zugehörige in Ruhe informieren können.

17.1.1 Charta der Rechte für Pflegebedürftige und das Integrationsgespräch

Innerhalb von sechs Wochen nach dem Einzug findet ein Integrationsgespräch statt, um die ersten Wochen des Lebens in der Einrichtung zu reflektieren. Dieses Gespräch beinhaltet bereits Fragen, die sich an der Charta orientieren, wie zum Beispiel die Berücksichtigung von Wünschen, Entscheidungsspielräumen, Höflichkeit, die Sicherstellung von Privatheit und Beratung in Bezug auf die Pflege.

Während des Gespräches wird anhand der individuellen kognitiven Fähigkeiten der Menschen mit Pflegebedarf eingeschätzt, ob ihnen eine umfassende Broschüre der Charta ausgehändigt wird, um sie über ihre Rechte aufzuklären. Diese Broschüre kann dann auch den Angehörigen überreicht werden.

Momentan entsteht ein Flyer, der kurze Texte und Bilder zu den Artikeln der Charta sowie zu den Pflichten der Pflegebedürftigen gemäß der europäischen Charta enthält. Der Flyer wird auch weiterführende Informationen, wie etwa einen Link zu einem Film oder Trailer, bieten. Der Text wird in einfacher barrierefreier Sprache verfasst, damit Menschen mit kognitiven Einschränkungen einen bedarfsgerechten Zugang zu diesen Informationen erhalten. Bei Menschen mit einer schweren Demenz wird auf die Weitergabe dieser schriftlichen Informationen verzichtet. In solchen Fällen erhalten die An- und Zugehörigen die Flyer und/oder die umfassende Broschüre.

17.1.2 Pflegebesuch als Ausdruck von Wertschätzung

Schriftliche Befragungen tendieren unserer Ansicht nach eher zu Einschätzungen, die das Mittelfeld einer Bewertungsskala bevorzugen. Damit geben die Ergebnisse keinen tieferen Einblick in das Erleben der Personen. Alle Bewohnerinnen und Gäste werden daher einmal im Jahr besucht und mit ihnen über ihre Pflegesituation, ihre Bedarfe und Bedürfnisse gesprochen. Der Pflegebesuch nimmt konsequent die Perspektive dieser Personen in den Blick. Dieser Besuch soll zudem Wertschätzung gegenüber den Bewohner*innen und Gästen vermitteln und sie dazu ermutigen, ihren Lebensraum aktiv mitzugestalten. Mit diesem Besuch wird die Selbstkompetenz gefördert, die darin besteht, Verantwortung für sich selbst zu übernehmen. Zudem bietet er die Möglichkeit, zu lernen und ein Vertrauensverhältnis aufzubauen.

Bei Klient*innen, die zuhause leben, wird nach einem halben Jahr ein Pflegebesuch durchgeführt, um auch den Umgang mit der Pflege- und Hilfebedürftigkeit zu thematisieren. Bei Personen, bei denen kritische Situationen mit den Angehörigen erlebt wurden, kann der Pflegebesuch gleichermaßen angeboten werden. Voraussetzung ist, dass die Kund*innen dieses Beratungsangebot beauftragen.

17 Miteinander im Einklang: Rechte und Pflichten für alle Beteiligten

Inhaltlich wurde die Charta für Pflegebedürftige eingebunden, um sich zu vergewissern, ob die Rechte pflegebedürftiger Menschen gewahrt werden. Diese ist zudem als Nahtstelle zu den Verfahren »Halt!(-ung) bei Gewalt« zu verstehen und soll den Menschen mit Pflegebedarf die Möglichkeit bieten, alle Formen von empfundener Gewalt oder Grenzverletzungen ansprechen zu können. Man erkundigt sich daher im stationären und teilstationären Bereich auch danach, ob die besuchte Person Gewaltereignisse beobachtet hat, zum Beispiel von Mitbewohner*innen gegenüber Bewohner*innen. Die Menschen mit Pflegebedarf werden damit auch als Teil der Gemeinschaft mit Pflichten gewürdigt.

Positive Momente oder Aussagen sind gleichermaßen zentral, um diese den Mitarbeitenden weiterzugeben. Zumeist sind »die gelungenen Momente« des Alltags das, was Sinnhaftigkeit und Motivation vermittelt und Mitarbeitende stärkt.

> Die Charta der Rechte hilfe- und pflegebedürftiger Menschen (kurz Charta) entstand beim »Runden Tisch Pflege«[106]. Ziel war es, die Lebenssituation hilfe- und pflegebedürftiger Menschen zu verbessern. Hieraus entstanden Handlungsempfehlungen. Diese wurden vom BMFSFJ und BMG in Zusammenarbeit mit dem Deutschen Zentrum für Altersfragen und einer Arbeitsgruppe aus Vertreter*innen von Verbänden, Ländern, Kommunen, Praxis und Wissenschaft entwickelt. Die Charta wurde im Jahre 2018 überarbeitet und bietet pflegebedürftigen Menschen sowie deren An-/Zugehörigen eine Orientierung hinsichtlich eigener Rechte und ermöglicht, eigene Erfahrungen im Pflegealltag zu reflektieren.

---

[106] Die Charta und entsprechendes Schulungsmaterial können unter der folgenden Seite eingesehen werden:https://www.bmfsfj.de/bmfsfj/themen/aeltere-menschen/hilfe-und-pflege/charta-der-rechte-hilfe-und-pflegebeduerftiger-menschen-77426, letzter Zugriff am 05.08.2024.

Abb. 17.1:
Die Pflegecharta in Anlehnung an BMFSFJ und BMG, 2018.

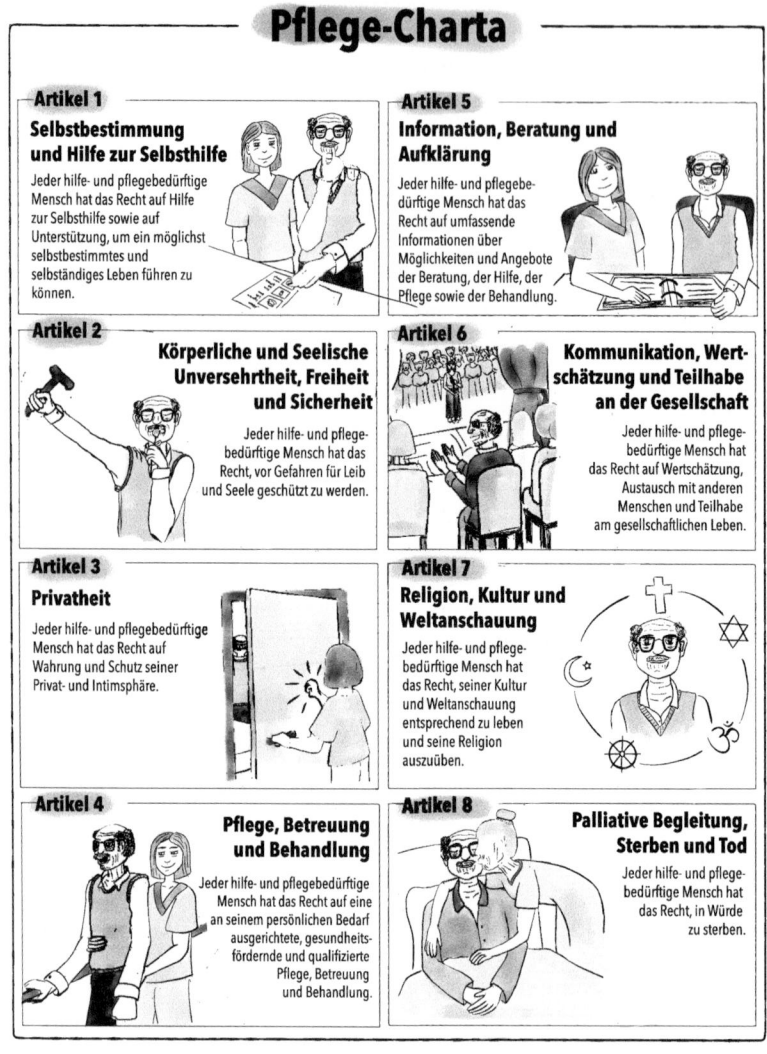

Der Pflegebesuch wird anhand eines Gesprächsleitfadens durchgeführt. Dort sind Fragen hinterlegt, die sich auf den jeweiligen Artikel[107] der Charta beziehen (▶ Abb. 17.1).

Folgende Artikel sind in der Pflegecharta verankert: Selbstbestimmung & Hilfe zur Selbsthilfe, Körperliche & seelische Unversehrtheit, Freiheit & Sicherheit, Privatheit, Pflege, Betreuung & Behandlung, Information, Beratung & Aufklärung, Kommunikation, Wertschätzung & Teilhabe, Reli-

---

107 Fortbildungsmaterial sowie Broschüren können auf der Seite des ZQP heruntergeladen werden (letzter Zugriff am 07.08.2024 unter https://www.zqp.de/angebot/pflege-charta/).

gion, Kultur & Weltanschauung, Palliative Begleitung & Sterben & Tod. Unterstützende Angebote, um über die Pflegecharta zu sprechen.

Die Leitung der Einrichtung oder des Pflegedienstes[108] überlegt anhand des Pflegeberichts, ob es aktuelle Themen gibt, die für den Menschen mit Pflegebedarf momentan relevant sind. Sie entscheidet, ob aus jedem der oben genannten Bereiche jeweils zwei Fragen gestellt werden oder ob für zwei Bereiche alle Fragen gestellt werden. Spezielle Fragen zu den individuellen Wünschen werden jedoch immer besprochen:

- Wenn Sie einen Wunsch frei hätten, der Ihr Wohlbefinden verbessern würde, welcher wäre das?
- Gibt es etwas, mit dem wir Ihnen etwas Gutes tun können?
- Möchten Sie noch gerne etwas ansprechen, das für Sie besonders wichtig ist?

Fragen zu individuellen Wünschen

Wichtig ist, dass es sich um ein Gespräch handelt und nicht um das Abhaken einer Checkliste. Wenn die Person das Gefühl hat, verhört zu werden, dann wird kein offenes Gespräch zustande kommen.

Unsere Erfahrung zeigt, dass die Gespräche sowohl von den Menschen mit Pflegebedarf und ihren An- und Zugehörigen als auch von den Leitungen als sehr positiv und hilfreich empfunden werden. Die Menschen mit Pflegebedarf freuen sich darüber, dass sie von der Leitung besucht werden und ihre Meinung gefragt ist.

Menschen mit Pflegebedarf, die nicht mehr auskunftsfähig sind, werden ebenfalls besucht. An- und Zugehörige werden dann zum Pflegebesuch eingeladen, mit der Bitte, die Perspektive der jeweiligen Person mit Pflegebedarf einzunehmen. Dieser Perspektivwechsel gelingt nicht immer. Dennoch ergeben sich aus diesen Gesprächen mit Angehörigen wichtige Ansatzpunkte, um die Lebensqualität der Betroffenen oder die Beziehung zwischen den Pflegenden und den Angehörigen zu verbessern.

Handlungsbedarfe oder Wünsche werden nach dem Pflegebesuch auf dem Wohnbereich, in der Dienstbesprechung und gegebenenfalls in der Einrichtung oder dem Dienst thematisiert und es wird überlegt, ob ein übergreifender Handlungsbedarf besteht. Hierzu das folgende Fallbeispiel:

Fallbeispiel

Während eines Pflegebesuchs bei Frau K. kam das Thema der Abschiedskultur im Pflegeheim zur Sprache. Sie äußerte, wie schwierig es für sie sei, jahrelang neben einer Mitbewohnerin beim Frühstück zu sitzen, die dann plötzlich nicht mehr da ist. Dies unterstreicht das zentrale Bedürfnis nach einer angemessenen Abschiedskultur in ihrer Wohnumgebung. Es wurde klar, dass zwar an zentraler Stelle (Bild der Verstorbenen und Erinnerungsbuch) auf den Tod aufmerksam gemacht

---

108 Oder deren Vertretung.

wurde, dies für die Gemeinschaft auf dem Wohnbereich »zu weit entfernt« erscheint und ein Wunsch nach alternativen Abschiedsritualen besteht.

In einer Reflexionsrunde mit den Leitungen wurde deutlich, dass es sich dabei um ein Thema handelt, das alle Einrichtungen betrifft.

Derzeit wird der Pflegebesuch in den stationären Einrichtungen umgesetzt und eine Anpassung an den ambulanten Bereich wurde vorgenommen und befindet sich in der Erprobungsphase. Hierbei wird auch überlegt, wie der Pflegebesuch auch leistungsrechtlich verankert werden kann. Weitere Einblicke zum Pflegebesuch finden Sie im ▶ Kap. 16.3. Den Gesprächsleitfaden für Menschen mit Pflegebedarf können Sie dem elektronischen Zusatzmaterial (▶ Kap. 22) entnehmen. An dieser Stelle (▶ Tab. 17.1) wird der Bereich »Privatheit« exemplarisch vorgestellt. Für den ambulanten Bereich wurden die Gesprächsleitfäden entsprechend angepasst.

Tab. 17.1: Gesprächsleitfaden für einen Pflegebesuch bei Bewohner*innen / Gäste und Klienten*innen.

Einrichtung: WB:	Datum:
Name Gesprächspertner*in: (Bewohner*in, Gast, Kund*in)	
Gespräch wird geführt von:	
Hinweise: Es handelt sich um einen Gesprächsleitfaden, der zum Gespräch einladen soll. Ist dies mit den pflegebedürftigen Personen nicht möglich, wird ein An- oder Zugehöriger gefragt, ob er dieses Gespräch führen möchte.	
1) Privatheit	**Bemerkungen**
Jeder hilfe- und pflegebedürftige Mensch hat das Recht auf Wahrung und Schutz seiner Privat- und Intimsphäre. • Wenn Sie an einen Tag hier im Heim denken: klopfen die Mitarbeitenden vor Betreten Ihres Zimmers an? Warten die Mitarbeitenden auf eine Antwort? • Wenn Sie an Ihre Privatsphäre in ihrem Zimmer denken: wird diese gewahrt, z. B. Betreten des Zimmers in Abwesenheit nur mit Erlaubnis oder können Sie Zeit mit Gästen ungestört verbringen? • Grenzen der Scham kennen wir alle und sie sind sehr unterschiedlich. Wenn Sie an die tägliche Pflege und Betreuung denken: Gibt es da bestimmte Situationen, die für Sie verletzend oder schambehaftet sind? Was wünschen Sie sich für diese Situationen oder wie können diese für Sie angenehmer/würdiger gestaltet werden?	• Privatsphäre und Schamgrenzen • Einfühlsam und diskret handeln • Briefgeheimnis wahren • Persönliche Daten schützen
2) Palliative Begleitung, Sterben & Tod	**Bemerkungen**
Jeder hilfe- und pflegebedürftige Mensch hat das Recht, in Würde zu sterben.	• Individuelle Wünsche und Vorstellungen berücksichtigen

Einrichtung: WB:	Datum:	Tab. 17.1: Gesprächsleitfaden für einen Pflegebesuch bei Bewohner*innen / Gäste und Klienten*innen. – Fortsetzung
Name Gesprächspertner*in: (Bewohner*in, Gast, Kund*in)		
Gespräch wird geführt von:		
Hinweise: Es handelt sich um einen Gesprächsleitfaden, der zum Gespräch einladen soll. Ist dies mit den pflegebedürftigen Personen nicht möglich, wird ein An- oder Zugehöriger gefragt, ob er dieses Gespräch führen möchte.		
• Sterben und Tod sind Themen mit denen wir uns alle auseinandersetzen müssen. Möchten Sie darüber sprechen? • Wäre es Ihnen wichtig, Gelegenheit zu bekommen, über Ihre Wünsche und Vorstellungen zum Thema Tod und Sterben mit Mitarbeitenden zu sprechen? • Was ist Ihnen noch wichtig in diesem Bereich oder gibt es etwas, das Sie uns zum Thema Tod und Sterben noch mitteilen möchten, z. B. haben Sie Ängste?	• Symptome und Schmerzen wirkungsvoll behandeln	
3) Individuelle Wünsche	Bemerkungen	
• Frau/Herr XY: Wenn Sie einen Wunsch frei hätten, der ihr Wohlbefinden verbessern würde, welcher wäre das? ODER: • Gibt es etwas, mit dem wir Ihnen etwas Gutes tun können? • Möchten Sie noch gerne etwas ansprechen, das für Sie besonders wichtig ist?		

17.1.3 Heimbeiräte als Unterstützende – Aktive Information

Der Heimbeirat ist ein Gremium, das die Interessen der Bewohner*innen vertritt und ihre Mitwirkung ermöglicht. Obwohl er lediglich ein Mitwirkungsrecht und kein Mitbestimmungsrecht hat, möchten wir den Heimbeirat mit auf den Weg nehmen, denn er kann die Vorhaben zum Thema Gewalt in der Pflege positiv beeinflussen.

Die Mitglieder der Heimbeiräte in den Einrichtungen der Wilhelmshilfe sind sehr unterschiedlich, abhängig von ihren kognitiven Fähigkeiten und ihrem körperlichen Gesundheitszustand sowie ihrem individuellen Engagement. Sie wurden und werden über das Projekt »Halt-(ung) bei Gewalt« von den Leitungen eingehend informiert. Auch der Pflegebesuch gemäß der Charta wurde in den jeweiligen Einrichtungen vorgestellt und mit den Beiratsmitgliedern diskutiert. Einige Mitglieder des Heimbeirats haben sich dazu bereit erklärt, den Pflegebesuch zu testen und es gab sehr positive Rückmeldungen zu diesen Besuchen.

Die Ombudsfrau hat sich bei allen Heimbeiräten in den Wilhelmshilfe-Einrichtungen vorgestellt. Die Aufgaben und Zugangswege wurden vorgestellt, damit die Heimbeiräte um die Möglichkeit wissen und andere Bewohner*innen informieren und beraten können.

17.1.4 Anlassbezogene Gespräche mit Bewohner*innen/Klient*innen/ Gästen und Angehörigen

Anlassbezogene Gespräche können notwendig werden, wenn Menschen mit Pflegebedarf Gewalt ausüben oder Angehörige gegenüber Mitarbeitenden ausfallend werden. Besonders, wenn die Personen geistig in der Lage sind, ihr Verhalten zu verstehen, müssen in solchen Gesprächen Grenzüberschreitungen angesprochen werden. Es muss deutlich auf die Pflichten hingewiesen werden, z. B. sexuelle Belästigungen zu unterlassen. Zudem wird darüber aufgeklärt, dass die betroffenen Mitarbeiter*innen Anzeige erstatten können oder der Heim- /Pflegevertrag gekündigt werden kann.

Umgekehrt wird bei einem Gewaltvorfall oder -verdacht eines Mitarbeitenden gegenüber Bewohner*innen die Situation eingehend besprochen, Hilfestellung geleistet und das weitere Verfahren geklärt. Es wird auf die Möglichkeit hingewiesen, Anzeige zu erstatten und entsprechende Hilfen (z. B. Beratungsstellen) in Anspruch zu nehmen.

> Die Leitsätze der Wilhelmshilfe beziehen alle Akteur*innen ein, die in der Einrichtung oder in der Häuslichkeit leben, arbeiten oder zu Besuch kommen. Es wird eine gemeinsame Verantwortung betont. Allen Beteiligten wurden Schulungen angeboten. An- und Zugehörige werden immer wieder dazu angeregt, Gewaltvorfälle zu melden, wenn sie diese beobachten.

17.2 Mitarbeitende und Ehrenamtliche

Mitarbeitende und Ehrenamtliche haben gleichermaßen Rechte und Pflichten. Dies muss immer wieder betont werden. Bei Menschen mit Pflegebedarf werden oft die Rechte stärker hervorgehoben, während bei den Mitarbeitenden und Ehrenamtlichen eher die Pflichten betont oder in den Vordergrund gestellt werden. Letztlich geht es bei allen darum, Rechte und Pflichten gut auszubalancieren. Wir möchten folgend darlegen, wann und wie wir mit Ehrenamtlichen oder Mitarbeitenden über das Thema

Gewalt in der Pflege und über ihre Rechte und Pflichten ins Gespräch kommen.

17.2.1 Vorstellungsgespräch und Einarbeitung – Möglichkeiten ins Gespräch zu kommen

Bereits im Vorstellungsgespräch kann das Thema Gewalt in der Pflege angesprochen und auf Rechte und Pflichten hingewiesen werden. Dies ist notwendig, um zu verdeutlichen, warum ein erweitertes polizeiliches Führungszeugnis (▶ Kap. 18) zu beantragen und eine entsprechende Selbstverpflichtungserklärung[109] zu unterschreiben ist.

Das erweiterte Führungszeugnis muss, unabhängig vom persönlichen Beschäftigungsumfang, spätestens am ersten Arbeitstag in der Personalabteilung vorliegen. Eine spätere Vorlage kann nur in Absprache mit der jeweiligen Leistungskraft erfolgen. Das Führungszeugnis muss auf jeden Fall innerhalb der Probezeit vorgelegt werden. In diesem Fall ist die Leitungskraft verantwortlich, dass das erweiterte Führungszeugnis zeitnah in der Personalabteilung vorgelegt wird. Das vorgelegte erweiterte Führungszeugnis darf zum Zeitpunkt der Vorlage nicht älter als 3 Monate sein. Spätestens nach 5 Jahren ist erneut ein aktuelles erweitertes Führungszeugnis vorzulegen[110].

Die Mitarbeiter*innen der Personalabteilung sind ausschließlich gegenüber der Personalleitung bzw. dem Vorstand/der Geschäftsführung befugt, Auskunft über das Ergebnis der Vorlage des erweiterten Führungszeugnisses zu geben. Freiwilligendienstleistende und Praktikant*innen sind ab einer Beschäftigungsdauer von mehr als 3 Monaten zur Vorlage eines erweiterten Führungszeugnis verpflichtet. Ebenfalls werden alle Personen erfasst, die im Rahmen ihres Freiwilligendienstes, einer ehrenamtlichen Mitarbeit oder ihrer Ausbildung/beruflichen Orientierung für die Wilhelmshilfe aktiv werden. Die Dienstvereinbarung hierzu kann dem elektronischen Zusatzmaterial (▶ Kap. 22) entnommen werden.

Am Einführungstag werden neue Mitarbeitende mit dem Projekt Halt! (-ung) bei Gewalt vertraut gemacht. Sie lernen die Verfahren zu Gewalt-

---

109 Zum Zeitpunkt der Veröffentlichung lag ein Entwurf des Diakonischen Werks Württembergs vor, welchen Sie im elektronischen Zusatzmaterial einsehen können. Diese Erklärung wird auf die Wilhelmshilfe abgestimmt, damit hier die verbandlichen und einrichtungsbezogenen Formulierungen angepasst bzw. auf einander abgestimmt werden.
110 Wir weisen darauf hin, dass in Anlehnung an § 72a, SGB VIII, § 75 Abs. 2, SGB XII sowie nach § 124, SGB IX jede Person von einer Tätigkeit in der Pflege, Hauswirtschaft und Betreuung von pflege- oder hilfebedürftigen Erwachsenen auszuschließen ist, die entsprechend der oben angeführten Paragrafen rechtskräftig verurteilt ist.

ereignissen kennen und welche inhaltlichen Schritte dabei durchgeführt. Sie werden ermutigt, Gewaltereignisse, ob gegen sich selbst oder andere (Bewohner*innen/Klient*innen, Gäste, Ehrenamtliche usw.) zu melden. Im Falle von Gewalt gegen sich wird ihnen »Erste Hilfe für Körper und Seele« (▶ Kap.14.3) angeboten.

Während der Einarbeitungsphase werden die neuen Mitarbeitenden in die »Let's talk about« Veranstaltungen (▶ Kap. 15.5) sowie die kollegialen Fallberatung und Fallbesprechungen (▶ Kap. 15.7) eingebunden. Dadurch werden sie mit der Stoppkarte (▶ Kap. 14.6) und den Skill-Boxen (▶ Kap. 14.8) vertraut gemacht, und erfahren, wo sie »Räume« finden, in denen sie über belastende Situationen sprechen können.

17.2.2 Pflegebesuch bei Mitarbeitenden als Zeichen von Wertschätzung

Alle Mitarbeitenden der Pflege und Betreuung erhalten, wie die Bewohner*innen und Klient*innen, einmal jährlich einen Pflegebesuch[111]. Dabei werden die Mitarbeitenden nicht nur während einer Pflege- oder Betreuungstätigkeit begleitet, sondern es werden auch Fragen gestellt, um Überlastung, Belastung und das allgemeine Befinden zu erfragen. Dazu gehören Fragen, wie:

- Haben Sie einen individuellen Fortbildungsbedarf?
- Wie geht es Ihnen eigentlich?
- Gibt es etwas, was sie bewegt oder belastet?

Die Frage nach dem Fortbildungsbedarf ist für alle Mitarbeitende, insbesondere aber für Personen ohne pflegerische Ausbildung, wichtig. Im Rahmen des Projekts Halt!(-ung) bei Gewalt wurde festgestellt, dass diese teilweise nicht wissen, was bestimmte Fachbegriffe bedeuten und Hemmungen haben, die eigene Unwissenheit zuzugeben. Dies kann zu belastenden Situationen für die Mitarbeitenden führen. Daher wurde ein spezielles Format entwickelt, um diese Wissenslücken für Mitarbeitende ohne pflegerische Ausbildung zu schließen.

Das dargestellte Fallbeispiel zeigt, dass Mitarbeitende oft ihre Gefühle unterdrücken und es sich lohnt, sie aktiv nach ihrem Befinden zu befragen. Eine scheinbar »einfache« Frage nach Belastung oder Befindlichkeit, kann dazu führen, dass jemand über seine Probleme und die empfundene Belastung spricht. Dies bietet die Möglichkeit, über entsprechende Unterstützung ins Gespräch zu kommen oder Entlastung anzubieten und verhindert ggf. Gewalt, die sich in einer Pflegesituation gegenüber Bewohner*innen zeigen kann.

---

111 abhängig vom Beschäftigungsgrad.

Fallbeispiel

Im Rahmen eines Pflegebesuches wurde die Frage gestellt »Wie geht es Ihnen eigentlich«? Diese Frage löste bei der Betreffenden eine Reaktion aus. Sie weinte und berichtete über familiale Belastungen und Überlastung.

17.2.3 Hilfsquellen und Ansprechpersonen

Die Wilhelmshilfe hält eine Kontaktliste von Beratungsstellen oder Ansprechpartner*innen vor, an die sich Mitarbeitende und Angehörige wenden können, wenn sie an ihre Grenzen stoßen. Diese Liste, die beispielsweise psychologische Beratungsstellen umfasst, wird fortlaufend aktualisiert und kann im elektronischen Zusatzmaterial (▶ Kap. 22) eingesehen werden. Im Rahmen der Möglichkeiten versucht das Team, die Einrichtungen und der Träger Möglichkeiten anzubieten, um Krisenzeiten wie Krankheit oder familiale Belastungssituationen zu bewältigen.

17.2.4 Supervision und Coaching für Mitarbeitende

Bei Auftreten von Gewaltvorfällen oder Teamkonflikten, oder wenn in Fallgesprächen Grenzen erreicht oder thematisiert werden, wird eine zeitnahe Supervision von der Leitung der Einrichtung und dem Vorstand eingeleitet. Die Wilhelmshilfe hält eine Liste mit sorgfältig ausgewählten Supervisoren*innen vor, die bei Bedarf kontaktiert werden können.

Fallbeispiel

Eine Mitarbeitende hat einen Gewaltvorfall erlebt, bei dem sie von einem Bewohner gewürgt wurde. Der Bedarf nach Supervision wurde von der Mitarbeitenden und dem Team angemeldet. Dieser Hinweis wurde zeitnah aufgegriffen. Bei der Supervision waren nur zwei Mitarbeitende des Teams anwesend.

Dieses Beispiel verdeutlicht, wie Rechte und Pflichten kollidieren können. Daher hat sich die Wilhelmshilfe entschieden, Supervisionen, Fallgespräche und kollegiale Fallberatungen für alle Mitarbeitenden des Teams verpflichtend zu machen[112]. Keiner der Anwesenden wird gezwungen etwas zu sagen. Das Zuhören führt allein zu einer Form der Beteiligung, die sowohl für die Person selbst als auch für das Team hilfreich sein kann.

---

112 Bei Mitarbeitenden, die nur 15 % einer Vollzeitstelle arbeiten, wird auf eine verpflichtende Teilnahmen verzichtet.

17.2.5 Anlassbezogene Gespräche mit Mitarbeitenden

In den Einrichtungen der Wilhelmshilfe besteht die Möglichkeit, Verdachtsmomente gegenüber Mitarbeitenden zu äußern. Wie bereits dargestellt (▸ Kap. 14.1) kann es in Ausnahmefällen vorkommen, dass Angehörige auch die Polizei einschalten und eine Freistellung des betroffenen Mitarbeitenden notwendig wird, um den Verdacht eingehend zu prüfen. In solchen Fällen wird ein ausführliches Gespräch mit dem Mitarbeitenden geführt, um seine Sicht der Dinge zu hören (▸ Kap. 14.1 ff.). Dabei wird der Mitarbeitende darauf aufmerksam gemacht, dass er die Mitarbeitendenvertretung zu einem solchen Gespräch einladen kann.

Sollte sich der Verdacht nicht bestätigen, kann die Einrichtungsleitung einen »Runden Tisch« anregen, an dem alle Beteiligten das weitere Vorgehen besprechen können. Für diesen Prozess wird eine externe Mediatorin hinzugezogen. Alle Beteiligten müssen der Einrichtung eines solchen Runden Tisches zustimmen. Die Wilhelmshilfe hat in zwei Fällen auf diese Weise eine gemeinsame Lösung gefunden, die die Rechte der Beteiligten berücksichtigt hat.

Abschließend möchten wir den Fokus noch auf Ehrenamtliche legen. Sie werden ebenso, wie Mitarbeitende zum Thema Gewalt in der Pflege geschult und dazu ermutigt, Verdachtsmomente oder Ereignisse anzusprechen. Auch sie werden künftig mit Beginn ihrer Tätigkeit bei der Wilhelmshilfe gebeten, ein erweitertes polizeiliches Führungszeugnis vorzulegen. Auch mit ihnen können anlassbezogene Gespräche geführt werden.

17.3 Fazit und To Do's

Die Diskussion über Rechte und Pflichten ist unumgänglich. Es ist sinnvoll miteinander zu sprechen und Themen aktiv zu bearbeiten, anstatt übereinander zu sprechen. Wenn Mitarbeitende das Gefühl haben, dass es beim Thema Gewalt in der Pflege ausschließlich um die Rechte der Menschen mit Pflegebedarf geht, könnten sie in den Widerstand geraten.

Sobald jedoch klar wird, dass beide Seiten Rechte und Pflichten haben, sind Mitarbeitende dazu bereit, sich aktiv am Projekt zu beteiligen.

Daueraufgabe Gesprächskultur pflegen

Wenn Menschen mit Pflegebedarf und Angehörige merken, dass ihre Meinung wertgeschätzt wird, unterstützen sie die Haltung bei Gewalt in der Pflege. Dennoch bleibt es eine dauerhafte Aufgabe, eine solche Gesprächskultur zu pflegen. Es ist kein Selbstläufer und erfordert die Beteiligung aller.

Rechte und Pflichten erlebbar machen

Überlegen Sie, wie das Thema »Rechte und Pflichten« im Alltag erkennbar bzw. erlebbar wird. Nutzen Sie dafür bereits bestehende Prozesse und stimmen Sie diese ggf. auf das Thema Gewalt in der Pflege ab (z. B. Pflegevisite).

- Klären Sie, wann und in welchem Kontext Menschen mit Pflegebedarf und ihre An- und Zugehörigen zu der Charta informiert werden sollen. Stellen Sie sicher, dass entsprechende Informationen, ob digital oder analog, zur Verfügung stehen.
- Schulen Sie alle Beteiligten zum Thema »Gewalt in der Pflege« und zu den entsprechenden Verfahren.
- Begründen Sie der Mitarbeitendenvertretung und Ihren Mitarbeitenden, warum ein erweitertes polizeiliches Führungszeugnis notwendig ist und welchen Nutzen das Team und die Bewohner*innen/Klient*innen davon haben. Nehmen Sie Gegenargumente ernst und kommen Sie dazu ins Gespräch.
- Stimmen Sie Selbstverpflichtungserklärungen mit Vorgaben Ihres Spitzenverbandes ab und passen Sie eine interne Erklärung daran an. Sorgen Sie dafür, dass Ihre eigenen Leitsätze oder Ihr eigenes Leitbild erkennbar sind.
- Machen Sie die entsprechenden Verfahren, wie mit Gewaltereignissen umgegangen wird, bereits im Rahmen der Einarbeitung bekannt. Integrieren Sie entsprechende Informationen in die Einarbeitungsmappe.
- Überlegen Sie, welche Gespräche oder Formate in der Einrichtung verpflichtend sind (Supervision, Fallbesprechung, kollegiale Fallberatung). Planen Sie die Termine für Fallgespräch und kollegiale Fallberatung regelmäßig im Dienstplan ein.
- Halten Sie eine aktuelle Liste mit Hilfsangeboten und Supervisor*innen vor.
- Überlegen Sie, ob eine Ombudsperson sinnvoll ist und wie Mitarbeitende, Bewohner*innen, Klient*innen und Angehörige von dieser Kontaktmöglichkeit erfahren können. Die Ombudsperson sollte in den Einrichtungen bekannt sein und es sollte ein Aushang mit den Kontaktdaten und oder ein Flyer verfügbar sein.
- Sprechen Sie mit der Mitarbeitendenvertretung und finden Sie einen gemeinsamen Nenner, der Rechte und Pflichten in Balance bringt. Die Mitarbeitendenvertretung sollte von Anfang an aktiv in ein Projekt »Gewalt in der Pflege« einbezogen werden. Ihre Rolle ist in diesem Prozess wichtig.
- Nutzen Sie Formate wie »Runde Tische« mit externen Mediatoren, um gemeinsam bei Verdachtsmomenten ins Gespräch zu kommen und die Untersuchung eines Gewaltverdachts zu einem gemeinsamen Abschluss zu bringen.

18 Erweitertes polizeiliches Führungszeugnis & Selbstverpflichtungserklärung

»*Freiheit beinhaltet die Verpflichtung zu ihrer Gestaltung.*« (A. Saheb)

Dieses Kapitel sollte ursprünglich bei den rechtlichen Rahmenbedingungen behandelt werden. Wir haben uns dagegen entschieden. weil es ein sehr spezifisch Thema ist und bei der Bearbeitung in der Wilhelmshilfe sehr viel Raum eingenommen hat. *Halt!* und *Haltung* bedeutet auch, sich mit kritischen Themen oder Verfahren auseinanderzusetzen, die einen Schutzraum für alle Beteiligten ermöglichen. Es geht als Einrichtung oder Träger nicht darum, grundsätzlich misstrauisch zu sein, sondern abzuwägen, ob und wie man mit Risiken umgeht. Hierzu gehört also auch abzuwägen, wie man für Menschen mit krimineller Energie die Schwelle erhöhen kann, sich bei einem*r Arbeitgeber*in zu bewerben. Die Forderung eines erweiterten polizeilichen Führungszeugnisses kann eine Möglichkeit darstellen.

Die Vorlage eines Führungszeugnisses in der stationären und ambulanten Altenpflege ist und bleibt jedoch ein schwieriges Unterfangen, da es bis heute keine eindeutige rechtliche Grundlage gibt. Das macht die Umsetzung kompliziert und erfordert eine intensive Einbeziehung der Mitarbeitendenvertretung, um Pro und Contra zu diskutieren und einen gemeinsamen Weg auszutarieren und zu finden. Davon abgesehen ist die Mitarbeitendenvertretung in die Ausgestaltung der Vorlageverpflichtung mitbestimmungspflichtig.

In der Wilhelmshilfe wurde das Thema »Führungszeugnis und erweitertes Führungszeugnis« mit der Mitarbeitendenvertretung intensiv erörtert. Am Beispiel der Gewaltvorfälle aus 2019 wurde immer wieder diskutiert, ob diese durch die Vorlage eines Führungszeugnisses hätten verhindert werden können. Zudem wurde gemeinsam abgewogen, ob durch diese Anforderung ähnliche Vorfälle verhindert werden können, indem potenzielle Bewerber*innen mit krimineller Energie bereits im Vorfeld abgeschreckt werden.

Diskussionspunkte   Weiter wurde diskutiert:

- In welchen zeitlichen Abständen ein Führungszeugnis eingefordert werden sollte?
- Welche Konsequenzen sich ergeben, wenn ein Eintrag im Führungszeugnis ersichtlich ist, obwohl es keine eindeutige, rechtliche Grundlage gibt, das Zeugnis einzufordern?
- Ob der Schutz der Menschen mit Pflegebedarf vor Gewalt höher zu bewerten ist als das Selbstbestimmungsrecht der Mitarbeiter*innen?

- Ob die Einforderung nur für Neueinstellungen gilt oder auch für Mitarbeitenden, die bereits länger beim Träger oder der Einrichtung beschäftigt sind?
- Welche Berufsgruppen von der Regelung betroffen sein sollten und welche auszuschließen sind?

Die Vorlage eines Führungszeugnisses im Bereich der Eingliederungshilfe und der Jugendhilfe ist bereits gesetzlich verpflichtend. Es war in der gemeinsamen Diskussion daher nicht nachvollziehbar, warum es keine gesetzliche Verpflichtung in der Altenhilfe gibt. Denn dort werden ebenfalls Menschen versorgt und betreut, die sich in einem Abhängigkeitsverhältnis befinden und größtenteils außerordentlich schutzbedürftig sind. Letzten Endes war dann das Argument ausschlaggebend, dass der Schutz dieses Personenkreises höher zu bewerten ist, als das Selbstbestimmungsrecht der Mitarbeitenden.

Nicht zuletzt war für die Kolleg*innen der Mitarbeitendenvertretung auch wichtig, alles dafür zu tun, dass in den Teams niemand arbeitet, der/die wegen Gewaltverbrechen vorbestraft ist bzw. einen Eintrag im Führungszeugnis besitzt. Gemeinsam wurde eine Dienstvereinbarung erstellt und in Umsetzung gebracht.

Im Folgenden werden zunächst die Inhalte eines (einfachen und erweiterten) Führungszeugnisses vorgestellt und im Anschluss die rechtlichen Grundlagen beleuchtet. Im Fazit werden Vor- und Nachteile skizziert und dargelegt, welche Schritte zu beachten sind. Es werden Empfehlungen für die Vorgehensweise ausgesprochen und die Inhalte der Dienstvereinbarung der Wilhelmshilfe umrissen.

18.1 Inhalte eines (einfachen) Führungszeugnisses, eines erweiterten Führungszeugnisses und eines Europäischen Führungszeugnisses

> Das *Führungszeugnis*, umgangssprachlich auch »polizeiliches Führungszeugnis« genannt, ist eine auf grünem Spezialpapier gedruckte Urkunde, die bescheinigt, ob die betreffende Person vorbestraft ist oder nicht. Die Daten über Vorstrafen stammen aus dem Bundeszentralregister, das Führungszeugnis ist ein Auszug daraus (Bundesamt für Justiz k. A.).
>
> *Eingetragen werden u. a. die Personendaten, der Tag der (letzten) Tat, der Tag des ersten Urteils, der Tag der Rechtskraft, die rechtliche Bezeichnung der Tat und die verhängten Strafen (§ 5 BZRG).*

> Ein Führungszeugnis kann nur der Betroffene selbst anfordern, Arbeitgeber*innen sind dazu nicht berechtigt.

Nach § 30 Bundeszentralregistergesetz (BZRG) wird jeder Person, die das 14. Lebensjahr vollendet hat, auf Antrag ein Zeugnis über den sie betreffenden Inhalt des Registers erstellt (Führungszeugnis). Nach § 1 BZRG führt das Bundesamt für Justiz das Bundeszentralregister. In das Register werden u. a. strafrechtliche Verurteilungen durch deutsche Gerichte eingetragen. Nach Ablauf einer im BZRG genannten Frist werden Verurteilungen im Register getilgt. Die kürzeste, vorgesehene Tilgungsfrist liegt bei 5 Jahren. Deshalb ist eine erneute Wiedervorlage eines Führungszeugnisses innerhalb dieser Frist zu empfehlen. Auch für das erweiterte Führungszeugnis gilt diese Frist.

Die Inhalte eines Führungszeugnisses richten sich nach § 32 BZRG. Nicht alle im BZRG zu einer Person enthaltenen Eintragungen sind auch in ein Führungszeugnis aufzunehmen. Die nicht enthaltenen Ausnahmen sind in § 32 Abs. 2 BZRG geregelt.

> **Ein Führungszeugnis enthält nur Verurteilungen**
>
> - Bei denen die Geldstrafe über 90 Tagessätzen liegt oder eine Freiheitsstrafe von mehr als drei Monaten verhängt wurde.
> - Bei Verstößen gegen das Betäubungsmittelgesetz mit einer Verurteilung über 2 Jahren, sofern im Register keine weiteren Strafen eingetragen sind (§ 32 Abs. 2 Nr. 5a und 5b BZRG).

Können weitere Strafen eingetragen sein?

§ 10 Abs. 2 Bundeszentralregistergesetz (BZRG) besagt folgendes:

»In das Register sind auch die vollziehbaren und die nicht mehr anfechtbaren Entscheidungen einer Verwaltungsbehörde sowie rechtskräftige Entscheidungen einzutragen, durch die wegen Unzuverlässigkeit, Ungeeignetheit oder Unwürdigkeit

1. Ein Antrag auf Zulassung zu einem Beruf abgelehnt oder eine erteilte Erlaubnis zurückgenommen oder widerrufen,
2. die Ausübung eines Berufs untersagt (…)

wird«.

Im deutschen Strafgesetzbuch (StGB) gibt es unterschiedliche Paragrafen, die sexuelle Vergehen behandeln. Wenn jemand nach diesen verurteilt wird, wird diese Verurteilung i. d. R. in sein Führungszeugnis aufgenommen.

- § 174 StGB – sexueller Missbrauch von Schutzbefohlenen.
- § 177 StGB – sexueller Übergriff, sexuelle Nötigung und Vergewaltigung.

Wenn jemand wegen dieser Vergehen zu einer Geldstrafe von weniger als 90 Tagessätzen oder zu einer Freiheitsstrafe von weniger als drei Monaten verurteilt wird, wird diese Verurteilung ebenfalls in das Führungszeugnis aufgenommen.

Es gibt weitere Ausnahmen, die in den §§ 174a-180 und 182 des StGB genannt werden. Diese betreffen vornehmlich Kinder und Jugendliche. Das bedeutet: Vergehen, die in diesen Paragraphen beschrieben werden, werden auch in das Führungszeugnis aufgenommen und zwar unabhängig von der Höhe der jeweiligen Strafe.

Eintragungen in das Führungszeugnis haben demnach *ein gewisses Gewicht.* Bei »kleineren« Straftaten kommt es zu keinem Eintrag in das Führungszeugnis, auch um den Betroffenen vor den damit verbundenen negativen Wirkungen zu schützen, d.h. Stigmatisierung vorzubeugen. Bei »kleineren« Straftaten wird zudem keine Bewährungsstrafe verhängt. Liegt ein Eintrag vor, dann ist etwas »Relevantes« vorgefallen. Im Umkehrschluss heißt das, wenn *KEIN* Eintrag vorliegt, kann nicht darauf geschlossen werden, dass *NICHTS* vorgefallen ist. Geregelt ist dies in § 32 Abs. 2 BZRG.

Für ein erweitertes Führungszeugnis gelten *grundsätzlich dieselben Regelungen*, wie für das einfache Führungszeugnis. Neben den genannten Ausnahmen bei der Nichtberücksichtigung (§§ 174 bis 180 und 182 StGB) berücksichtigt das erweiterte Führungszeugnis eine Verurteilung wegen weiterer Straftaten z. B. auch:

- Verbreitung pornographischer Inhalte (§ 184)
- Sexuelle Belästigung (§ 184i)
- Verletzung des höchstpersönlichen Lebensbereichs und von Persönlichkeitsrechten. durch Bildaufnahmen(§ 201a) sowie
- Misshandlung von Schutzbefohlenen (§ 225)

Ein »Europäisches Führungszeugnis« ist relevant, wenn der/die Betroffene Staatsangehörige(r) eines anderen EU-Mitgliedsstaates ist. Es enthält Nachweise über Verurteilungen, die im betreffenden Herkunftsland erfolgt sind.

18.2 Mögliche Rechtsgrundlagen für die Abfrage eines Führungszeugnisses und Umgang damit

Die folgenden Hinweise auf andere Hilfebereiche sollen zeigen, wie unterschiedlich mit dem Thema Führungszeugnis umgegangen wird. Dieser

Verweis auf andere Bereiche kann zudem bei Diskussionen hilfreich sein, beziehungsweise den Diskurs anregen, um die Sinnhaftigkeit eines Führungszeugnisses in der Altenhilfe zu unterstreichen. Denn für den Bereich der Altenhilfe gibt es im SGB XI keine bundeseinheitlichen Vorgaben! Aus Sicht der Autor*innen könnten die im Folgenden dargestellten Regelungen auch in das SGB XI übernommen werden.

Bundesteilhabegesetz

Bereich der Eingliederungshilfe: Gesetz zur Stärkung der Teilhabe und Selbstbestimmung von Menschen mit Behinderungen (Bundesteilhabegesetz bzw. BTHG/SGB IX) vom 16. Dezember 2016

Die Träger der Eingliederungshilfe sind nach § 124 Abs. 2 Satz 3 bis 8 berechtigt, sich von haupt- oder ehrenamtlich tätigen Mitarbeiter*innen vor deren Einstellung oder Aufnahme deren Tätigkeit und in regelmäßigen Abständen ein Führungszeugnis nach § 30a Abs. 1 des BZRG vorlegen zu lassen.

Sie dürfen nur solche Personen, die Kontakt mit Leistungsberechtigten haben, haupt- oder ehrenamtlich beschäftigen, wenn sie nicht rechtskräftig wegen einer Straftat verurteilt worden sind, die im erweiterten Führungszeugnis abgefragt werden (§§ 171, 174 bis 174c, 176 bis 180a, 181a, 182 bis 184 g, 184i bis 184 l, 201a Abs. 3, §§225, 232 bis 233a, 234, 235 oder 236 StGB).

Im Bereich der Jugendhilfe gilt dasselbe wie in der Eingliederungshilfe. Auch hier dürfen die Träger nach § 72a SGB VIII keine Personen beschäftigen oder mit ehrenamtlichen Tätigkeiten betrauen, die wegen einer Straftat nach §§ 171, 174 bis 174c, 176 bis 180a, 181a, 182 bis 184 g, 184i bis 184 l, 201a Abs. 3, §§ 225, 232 bis 233a, 234, 235 oder 236 des Strafgesetzbuchs verurteilt wurden. Sie dürfen also auch bei Einstellung und in regelmäßigen Abständen ein erweitertes Führungszeugnis einfordern. *Im Bereich der Sozialhilfe* dasselbe wie in der Jugend- und Eingliederungshilfe. Grundlage hierfür ist § 75 SGB VII.

18.3 Regelungen der Kirchen (Land oder Bund)

Kirchliche Einrichtungen oder Träger unterliegen entsprechenden Regelungen der jeweiligen kirchenrechtlichen Vorgaben. So gilt beispielsweise für *diakonische Träger* die Richtlinie der Evangelischen Kirche in Deutschland zum Schutz vor sexualisierter Gewalt (EKD 18.10.2019)[113] (Gewaltschutzrichtlinie).

---

113 Die Gewaltschutzrichtlinie der EKD wurde durch die Landessynode in Landesrecht überführt: das »22. Gesetz über Allgemeine Bestimmungen zum Schutz vor sexualisierter Gewalt« vom November 2021 und die »23. Verordnung des

18 Erweitertes polizeiliches Führungszeugnis & Selbstverpflichtungserklärung

In dieser Richtlinie wird in § 6, Abs. 3, Satz 4 auf die Verpflichtung zur Vorlage eines erweiterten Führungszeugnisses hingewiesen. Die Verpflichtung zur Vorlage eines erweiterten Führungszeugnisses wurde (ausschließlich) in die *kirchliche Anstellungsordnung*, die KAO, übernommen. Im Rahmen der KAO gilt das sogenannte »Nulltoleranzprinzip«: Es darf keine Anstellung erfolgen, wenn eine Straftat vorliegt, die nach SGB XIII zum Ausschluss von Aufgaben in der Kinder- und Jugendhilfe führt, wenn Beschäftigte

Nulltoleranzprinzip

- im Rahmen der dienstlichen Tätigkeit Kinder oder Jugendliche beaufsichtigen
- Aufgaben in der Arbeit mit erwachsenen Schutzbefohlenen nach § 75 Abs. 2 SGB XII Bundesteilhabegesetz wahrnehmen oder
- Pflegebedürftige nach § 14 SGB XI ambulant oder teil-/stationären Einrichtungen versorgen

In der Einrichtung Beschäftigte haben auf Verlangen des Dienstgebenden in regelmäßigen Abständen ein erweitertes Führungszeugnis vorzulegen. Nach § 2 Abs. 2 Anlage 1.1.3 haben Betroffene vor Anstellung ein erweitertes Führungszeugnis vorzulegen. Dies gilt u. a. auch für Beschäftigte in ambulanten, teilstationären und stationären Pflegeeinrichtungen.

> Für den Umgang mit einem Führungszeugnis ist zu beachten, dass Arbeitgeber*innen ausschließlich ein »Einsichtsrecht« haben. Er muss dokumentieren, dass ein Führungszeugnis vorgelegt wurde. Geprüft wird dann, ob ein Tätigkeitsverbot nach § 1d Abs. 1 KAO oder anderen gesetzlichen Bestimmungen besteht. Besteht ein Tätigkeitsverbot, ist keine Anstellung möglich. Persönliche Daten sind sofort nach Feststellung zu löschen. Eine Wiedervorlage des Führungszeugnisses muss spätestens nach 5 Jahren erfolgen.

Es gilt immer zu prüfen, ob es weiterer Vorgaben für die jeweilige Einrichtung oder den Träger gibt. Hier wird exemplarisch auf die Regelung der Ev. Landeskirche in Württemberg eingegangen. Hier sind neben dem

---

Oberkirchenrats zur Ausführung der Allgemeinen Gewaltschutzbestimmungen« vom Februar 2023. Das Landesrecht galt zunächst nur für die Landeskirche. Sie wurde jedoch in die Satzung des Diakonischen Werks Württemberg übernommen. In der Verordnung des Oberkirchenrats (Landesrecht) wird weiter auf die Notwendigkeit zur Erstellung von Schutzkonzepten gegen sexualisierte Gewalt hingewiesen. Es sollen einrichtungs- und arbeitsfeldspezifische Verhaltenskodex oder eine Selbstverpflichtungserklärung implementiert werden. In Fällen eines begründeten Verdachts soll angemessen auf Grundlage strukturierter Handlungs- und Notfallpläne interveniert werden. Allerdings besteht hier keine Verpflichtung zur Einforderung eines Führungszeugnisses. Es gilt die (landesrechtlichen) Vorgaben der Evangelischen oder Katholischen Kirchen zu prüfen.

Führungszeugnis Beschäftigte dazu verpflichtet, eine Selbstauskunft zu erteilen und eine »Selbstverpflichtungserklärung zum Umgang mit Verletzungen gegen die sexuelle Selbstbestimmung innerhalb der Ev. Landeskirche in Württemberg« abzugeben (Anlage 1.1.3 Kirchliche Anstellungsordnung [KAO]). Zudem ist in der KAO bei Verdacht auf sexualisierte Gewalt, die auch im Gewaltschutzgesetz befindende Meldepflicht verankert. In § 34 Abs. 5 KAO wurde zudem neu normiert, dass ein wichtiger Grund zur Kündigung (im Sinne von § 626 BGB) die rechtskräftige Verurteilung wegen einer Straftat nach SGB VIII ist.

Für die *Arbeitsvertragsrichtlinien (AVR)* sind keine entsprechenden Regelungen aufgenommen. Da das Gewaltschutzgesetz für die Evangelische Landeskirche in Württemberg und das Diakonische Werk Württemberg (neu in der Satzung des DWW verankert) gleichermaßen gilt, muss das Gewaltschutzgesetz in diakonischen Einrichtungen umgesetzt werden.

Zu kritisieren ist aus Sicht der Autor*innen, dass der Schwerpunkt ausschließlich auf sexualisierter Gewalt liegt. Gewalt ist jedoch vielschichtig, kann und darf nicht »nur« auf die sexuelle Gewalt reduziert werden.

18.4 Heimrechtliche und sozialrechtliche Vorgaben auf Landesebene

Im Folgenden werden exemplarisch die Landespersonalverordnung (LPersVO) sowie die rahmenvertraglichen Vorgaben § 75 SGB XI für Baden-Württemberg thematisiert. Für Einrichtungen und Träger ist es wichtig, die im jeweiligen Bundesland gültigen heimrechtlichen Vorgaben zu prüfen, zu kennen und entsprechend umzusetzen.

LPersVO vom 30. Oktober 2023 beschreibt in § 4, wann eine Person geeignet ist, um in einer stationären Einrichtung beschäftigt zu werden (Land Baden-Württemberg 2015).

Ungeeignete Personen nach § 4 LPersVO

Ungeeignet ist, wer

»wegen einer Straftat gegen das Leben, die sexuelle Selbstbestimmung oder die persönliche Freiheit, wegen vorsätzlicher Körperverletzung, wegen Erpressung, Urkundenfälschung, Untreue, Diebstahls, Unterschlagung, betrugs oder Hehlerei oder wegen einer gemeingefährdeten Straftat zu einer Freiheitsstrafe oder Ersatzfreiheitsstrafe von mindestens 3 Monaten (…) rechtskräftig verurteilt worden ist« (Land Baden-Württemberg 2015).

Die Beschreibung umfasst Paragrafen aus dem Strafgesetzbuch (StGB). Vorrangig ausschlaggebend für die Pflege sind die Paragrafen, die für Eintragungen in ein Führungszeugnis relevant sind sowie zusätzliche Paragraphen zu Körperverletzung, fahrlässiger Tötung, Nötigung, Bedrohung oder Unterschlagung. Zudem umfassen sie die §§ 29 bis 30b, Straftaten nach dem Betäubungsmittelgesetz (BtMG) (Bundestag 1981, Neugefasst durch Bek. v. 01.03.1994 I 358;).

Relevant sind bei Vergehen nach dem StGB Verurteilungen von mindestens drei Monaten Freiheitsstrafe. Bei Vergehen gegen das BTMG Verurteilungen, die in den letzten 5 Jahren erfolgt sind. Ebenso sind Verurteilungen relevant, die befürchten lassen, dass die Person Vorschriften des Wohn-, Teilhabe- und Pflegegesetzes nicht beachten wird.

In § 4 Abs. 3 verpflichtet die LPersVO Träger von stationären Einrichtungen bei Einstellung einer Einrichtungsleitung deren persönliche Eignung zu prüfen. Dazu hat sich der Träger ein (einfaches) Führungszeugnis nach § 30 Abs. 1 BZRG vorlegen zu lassen.

> Bei allen anderen Mitarbeiter*innen hat sich der Träger bei berechtigten Zweifeln über die persönliche Eignung der Person ebenfalls durch die Vorlage eines (einfachen) Führungszeugnisses zu vergewissern (§4 Abs. 3 LPersVO). Fraglich bleibt, *WIE* berechtigte Zweifel nachgewiesen und begründet werden sollen. Träger der stationären Altenhilfe sind auf Grundlage der LPersVO somit nicht grundsätzlich berechtigt, ein erweitertes Führungszeugnis einzufordern.

In den Rahmenverträgen über die ambulante pflegerische Versorgung nach § 75 Abs. 1 SGB XI für das Land Baden-Württemberg vom 09. Dezember 2016 und im Rahmenvertrag für die teilstationäre Pflege gemäß § 75 Abs. 1 SGB XI für das Land Baden-Württemberg ist unter § 7 Organisatorische Voraussetzungen festgehalten, dass die verantwortliche Pflegefachkraft ein polizeiliches Führungszeugnis bei Einstellung vorzulegen hat. Weitere Funktionsstellen sind nicht benannt.

18.5 Fazit und To Do's

Eine eindeutige rechtliche Grundlage vor allem im Bereich der Pflegeversicherung (SGB XI) für die Einholung eines (erweiterten) Führungszeugnisses ist bisher (noch) nicht gegeben. Dies ist nicht nachvollziehbar, da haupt- und ehrenamtlich tätige Mitarbeitende in allen Bereichen der Altenhilfe mit Schutzbefohlenen zu tun haben. Davon abgesehen ist es auch für Teamkolleg*innen wichtig zu wissen, dass keine Mitarbeitenden eingestellt werden, die vorbestraft sind. Zudem gilt für einen kleinen Teil der Bewerber*innen, dass Personen mit krimineller Energie von einer Bewerbung beim Träger abgehalten werden können, wenn bekannt ist, dass ein erweitertes polizeiliches Führungszeugnis eingereicht werden muss.

Diakonische Einrichtungen sind durch die Gewaltschutzrichtlinie der Ev. Kirche berechtigt, ein erweitertes Führungszeugnis einzuholen. Ob entsprechende Regelungen für die jeweilige Einrichtung in anderer kirchlicher Trägerschaft gelten, ist jeweils zu prüfen. Eine Berechtigung im Rahmen des SGB XI bei allen Mitarbeiter*innen besteht nicht. Eine Ausnahme gilt lediglich für die verantwortliche Pflegefachkraft (s. entsprechende landesrechtliche Vorgaben). Eine wiederholte Vorlage eines Führungszeugnisses ist in diesen Verträgen und Verordnungen jedoch nicht vorgesehen.

Bei der Anbahnung eines Arbeitsverhältnisses und vor Einstellung rechtfertigt ein Eintrag im Führungszeugnis nicht grundsätzlich eine Ablehnung der betreffenden Person. Es muss immer geprüft werden, ob die enthaltene Eintragung für das künftige Arbeitsverhältnis relevant ist und ob zu befürchten ist, dass die Person für diesen Arbeitsplatz nicht geeignet ist.

Auch während eines bestehenden Arbeitsverhältnisses gilt dieser Grundsatz. Ein Eintrag rechtfertig nicht automatisch eine Beendigung des Arbeitsverhältnisses. Der*die Arbeitgeber*in muss sich mit den Taten auseinandersetzen, die zu einer Verurteilung geführt haben und prüfen, ob diese Person auf Grund der Tat und des Eintrags für den Arbeitsplatz nicht (mehr) geeignet ist. Es gilt auch hier eine Interessensabwägung vorzunehmen. Eine (außer-/ordentliche) Kündigung darf und soll erst als letztes Mittel der Wahl ausgesprochen werfen.[114]

Fallbeispiel

Die Mitarbeiterin Frau K. wurde wegen einer Straftat »Beleidigung des Nachbarn« verurteilt. Sie können als Arbeitgeber*in Frau K. nicht einfach aufgrund dieser Verurteilung kündigen. Sie müssen berücksichtigen, was sie genau getan hat (die »Tatvorwürfe«). Wenn die Taten, die Interessen des Unternehmens erheblich beeinträchtigen könnten, dann könnte eine Kündigung gerechtfertigt sein. Wenn die Taten jedoch nichts mit der Arbeit zu tun haben, das Unternehmen also nicht beeinträchtigen, dann ist eine Kündigung nicht gerechtfertigt. Verkürzt: Es geht nicht nur darum, *dass der*die Arbeitnehmer*in verurteilt wurde. Es geht auch darum, *was* diese Person getan hat. Beide Aspekte müssen berücksichtigt werden! In diesem Fall von Frau K. gilt es also zu klären, ob der Tatvorwurf »Beleidigung des Nachbarn« etwas mit der Arbeit der Mitarbeitenden oder Kollegin zu tun hat oder nicht.

Wenn ein Beschäftigungsverhältnis trotz einer rechtskräftigen Verurteilung nicht beendet werden kann, darf die betroffene Person nach der Gewaltschutzrichtlinie der EKD beispielsweise nicht mehr im Bereich der Pflege durch Versorgung und Betreuung von Menschen aller Altersgruppen eingesetzt werden. Es ist dann ein alternativer Arbeitsplatz zu finden. Denn,

---

114 Zur Frage, inwieweit allein die Rechtskraft einer strafgerichtlichen Verurteilung an sich geeignet ist, eine Kündigung zu rechtfertigen, hat sich das BAG in zwei Entscheidungen vom 08.06.2000 (2 ABR 1/00) und vom 16.09.1999 (2 ABR 68/98) geäußert.

Arbeitgeber*innen haften für das Verhalten der Mitarbeiter*innen. Unabhängig von kirchlichen Vorgaben, sollte jede Einrichtungsleitung ein solches Vorgehen wählen.

- Die Erstellung einer Dienstvereinbarung in Zusammenarbeit mit der Mitarbeitervertretung ist zu empfehlen[115]. Wichtig ist ein intensiver Austausch von Vor- und Nachteilen sowie der Konsequenzen, wenn Mitarbeitende kein Zeugnis vorlegen oder wenn ein Eintrag ersichtlich wird.

> **In der Dienstvereinbarung sollte geregelt werden**
>
> - *Was* unter einem erweiterten Führungszeugnis verstanden wird und für welchen Personenkreis die Dienstvereinbarung Gültigkeit hat,
> - *Wann, wo und in welchem Rhythmus* das Führungszeugnis vorgelegt werden muss,
> - *Wer* die Kosten dafür trägt,
> - *Wie* das Verfahren bei bestehenden Dienstverhältnissen, während der Anbahnung eines Dienstverhältnisses (Neueinstellungen) abläuft und wie die Folgen aussehen, wenn das Zeugnis nicht vorgelegt wird.

- Des Weiteren muss oder sollte eine zur Verschwiegenheit verpflichtete Person (z. B. Datenschutzbeauftragte*r, Personalleitung) beauftragt werden, die eingehenden Führungszeugnisse zu sichten und zu bewerten.
- Die zur Verschwiegenheit verpflichtete Person sollte dann einen Vermerk für die Personalakte erstellen. Es sollte vermerkt werden, dass es keine Eintragungen gab und das Führungszeugnis dem Betroffenen zurückgegeben wurde. Damit erhält keine weitere Person Kenntnis über nicht relevante Eintragungen. Desgleichen sollte ein Vermerk auch dann erstellt werden, wenn es trotz Eintragungen zur Einstellung kam.
- Grundsätzlich ist die Einholung eines *erweiterten* Führungszeugnisses sinnvoll, da in diesem weitaus mehr Straftaten erwähnt werden, die den Bereich der Altenhilfe betreffen. Zudem wird nicht »nur« der Schwerpunkt auf sexuelle Gewalt gelegt.
- Bei Bewerber*innen aus anderen EU-Mitgliedsstaaten ist zu empfehlen, ein »Europäisches Führungszeugnis« einzufordern.
- Eine Verpflichtung des (zukünftigen) Arbeitnehmenden zur Einholung eines (erweiterten) Führungszeugnisses sollte in den Arbeitsvertrag mit aufgenommen werden.

---

115 Zumindest hat der Kirchengerichtshof der EKD in einer bisher nicht offiziell veröffentlichten Entscheidung vom 30.10.2023 die Mitbestimmung der Mitarbeitervertretung zur Einholung eines erweiterten Führungszeugnisses hergeleitet.

- Sinnvoll ist, den Umgang mit Gewalt in der Pflege bereits im Vorstellungsgespräch anzusprechen und darauf aufmerksam zu machen, dass der*die Arbeitgeber*in eine klare Haltung gegen Gewalt vom (zukünftigen) Mitarbeitenden einfordert.

Im ▶ Teil II des Buches können Sie konkrete Hinweise einsehen, welche Verfahren die Wilhelmshilfe entwickelt hat und was zu beachten ist. Die Verfahren und Regelungen sowie entsprechende Schulungsmodule finden Sie im elektronischen Zusatzmaterial (▶ Kap. 22) als Anregung.

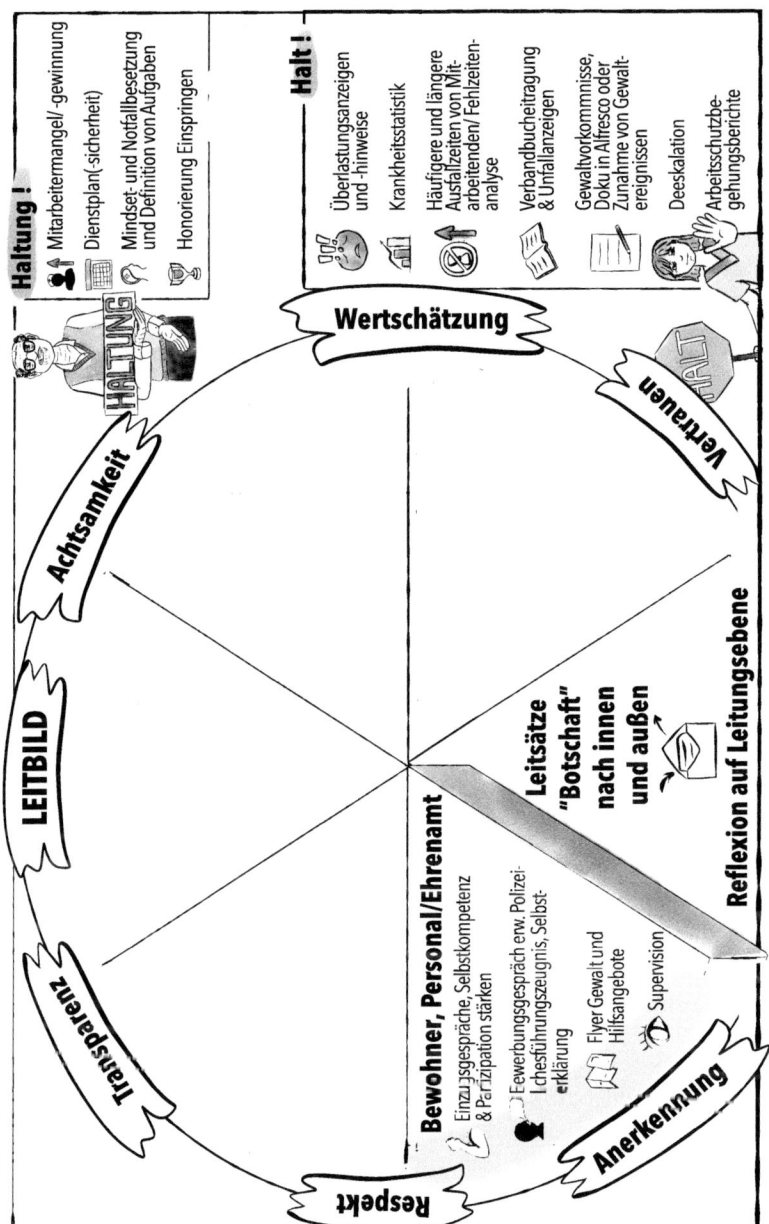

Abb. 18.1: Kapitel zur Umsetzung rund um das Thema Polizeiliches Führungszeugnis.

19 Stressoren (Verhalten und Verhältnisse) in den Blick nehmen

»Die oft beste Medizin ist, das eigene Verhalten zu ändern.« (Lothar Hüther)

Angesichts des zunehmenden Fachkräftemangels auf dem Arbeitsmarkt wird strukturelle Gewalt im Alltag sichtbar und erlebbar. Verhältnisse und Verhalten treffen hier aufeinander. Mitarbeitende möchten Menschen mit Pflegedarf gut versorgen. Trotz des Ausfalls von Mitarbeitenden besteht häufig der Anspruch, auf den Wohnbereichen oder auf Tour, das Gleiche zu leisten. Arnold (2008) beschreibt dieses Phänomen in einer ethnographischen Studie anhand teilnehmender Beobachtung und Interviews mit Pflegenden und ermöglicht so einen Einblick in den Pflegealltag. Die Analyse erklärt, warum und wie den Pflegenden die Norm, »ihre Arbeit schaffen zu müssen«, unter die Haut geht und was es ihnen im Pflegealltag so schwer macht, Zuwendung zu geben. Sie zeigt, dass Pflegende unter massivem Druck stehen, ihre Aufgaben trotz Personalmangel vollständig zu erfüllen, selbst wenn dies auf Kosten ihrer eigenen Belastungsgrenzen geht. Diese »innere Verpflichtung« führt jedoch dazu, dass Zuwendung oft nur eingeschränkt gegeben werden kann, was wiederum Schuldgefühle und Frustration auslösen kann.

Im Folgenden möchten wir das Spannungsfeld von Verhalten und Verhältnissen aufgreifen und darstellen, welche Themen und Ansatzpunkte die Wilhelmshilfe hierbei in den Blick nimmt. Denn sowohl Verhalten als auch Verhältnisse, wie strukturelle Rahmenbedingungen, können Belastung, Stress, Überforderung und somit auch Gewalt in der Pflege befördern. Die Wilhelmshilfe beschäftigt sich daher mit unterschiedlichen Themen, die im Projekt »Halt!(-ung) bei Gewalt« initiiert, bearbeitet oder weiterentwickelt wurden. Diese Bereiche sind lediglich Puzzleteile, die alle darauf abzielen, das Verhalten oder die Verhältnisse positiv(er) zu gestalten oder notwendige Veränderungen herbeizuführen, um Gewalt vorzubeugen.

Wir verzichten auf die Darstellung der verschiedenen Maßnahmen zur Personalgewinnung. Diese Maßnahmen sind jedoch entscheidend, um die Überlastung der Mitarbeitenden zu verringern, die beispielsweise durch kurzfristiges Einspringen, eine geringe Personalbesetzung und die damit verbundene Arbeitsverdichtung entstehen können.

Wie bei vielen anderen Einrichtungen auch, sind und bleiben diese Herausforderung für uns sehr groß. Diese Herausforderungen gehen auch mit Abwägungsprozessen einher. Teilweise mussten zum Schutz der Mitarbeitenden, Touren im ambulanten Bereich an Mitbewerber*innen abgegeben werden oder Zimmer konnten über einen gewissen Zeitraum nicht mehr belegt werden, weil Mitarbeitende gefehlt haben. Das ist eine Schutzmaßnahme für die verbliebenen Mitarbeitenden, um Gewalt vorbeugen bzw. strukturelle Gewalt zu minimieren.

19.1 Ausfallmanagement & Springerpool

Eine Arbeitsgruppe hat für jede Einrichtung der Wilhelmshilfe das Ausfallmanagement geregelt. Ziel ist es, die Qualität in der Pflege sicherzustellen und gleichzeitig auch die Besetzung (Normal-, Minimal- sowie Notfallbesetzung) sowie die entsprechenden Aufgaben zu definieren. Es wurde festgelegt, bei welcher Besetzung Mitarbeitende einspringen müssen und was bei den jeweiligen Besetzungen geleistet werden kann und was nicht. Diese Festlegung erspart Diskussionen im Team und verdeutlicht nochmals: Mit fünf Personen kann ein anderer Arbeitsumfang bewältigt werden als mit drei Personen. Zudem wurden weitere Aspekte bei Personalausfall beschrieben, wie etwa die Prüfung, ob andere Wohnbereiche aushelfen können (auch stundenweise), um ein Einspringen, also ein Arbeiten anstatt Dienstfrei zu haben, zu vermeiden.

> **Wichtig**
>
> Jede Einrichtung hat definiert, welche Tätigkeiten bei einer Normalbesetzung, bei der Minimalbesetzung und einer Notfallbesetzung durchgeführt werden können und welche nicht. Auch die genaue Anzahl der Personen, die bei einer Normal-, Minimal- oder Notfallbesetzung jeweils im Früh- und Spätdienst anwesend sind und wie lange eine solche Besetzung (Dauer) möglich ist.

Es wurde auch daran gearbeitet, den Dienstplan verlässlicher zu gestalten und das Einspringen aus dem Frei zu reduzieren. Eine der vorgeschlagenen Maßnahmen war die Einrichtung eines Springerpools. Ziel ist es, die Belastungen für die Mitarbeiter*innen zu reduzieren und die Dienstpläne verlässlicher zu machen.

Der Springerpool soll aus Mitarbeitenden bestehen, die sich zu festgelegten Zeiten zum Einspringen bereithalten. Diese Mitarbeiter*innen verfügen über zeitliche Kapazitäten während der Elternzeit, des Studiums oder neben der Rente und wollen sich ggf. etwas hinzuverdienen. Dies bietet sowohl den Mitarbeitenden als auch den Teams Vorteile: Die Mitarbeitenden können flexibel entscheiden, wann sie zur Verfügung stehen, und die Teams wissen, wen sie im Bedarfsfall anrufen können.

Für die Bereitschaft einzuspringen, wird eine pauschale Vergütung von 30,– € brutto pro Tag in Erwägung gezogen. Bei einem tatsächlichen Einsatz gibt es – nach Tarif – zusätzlich eine Pauschale für das Einspringen in Höhe von 60,- € brutto. Die geleisteten Arbeitsstunden werden zudem als Überstunden vergütet.

Der Einsatz vor Ort soll mindestens drei Stunden umfassen und ist auf maximal drei aufeinanderfolgende Tage begrenzt. Interessierte Mitarbeiter*innen können sich über ein Formular melden und ihre verfügbaren Zeiten mitteilen. Der Dienstplan des Springerpools soll für alle Beteiligten zugänglich sein. Ziel ist es, die Verlässlichkeit der Dienstpläne zu erhöhen und eine hohe Versorgungsqualität sicherzustellen. Eine Dienstvereinbarung wurde erstellt und soll für die Pflegekräfte gelten (elektronisches Zusatzmaterial, ▶ Kap. 22). Diese Idee ist künftig übertragbar auf andere Berufsgruppen. Der Mehrbedarf an Mitarbeitenden soll in der nächsten Pflegesatzverhandlung verhandelt werden.

19.2 Fehlzeiten-Analyse, Gesundheitsbericht der AOK & Überlastungsanzeigen

Fehlzeiten durch Krankheit lassen sich auch bei der Wilhelmshilfe nicht vermeiden. Diese werden beobachtet und regelmäßig ausgewertet und entsprechende Maßnahmen abgeleitet. Die Fehlzeitenanalyse ist dabei ein sinnvolles Instrument, um die Ausfallzeiten zu bewerten und gezielte Maßnahmen zur Verbesserung der Arbeitsbedingungen einzuleiten oder zu entwickeln.

So kann etwa ein hoher Anteil an psychischen Erkrankungen darauf hinweisen, dass Maßnahmen zur Steigerung der psychischen Widerstandsfähigkeit bei Mitarbeitenden notwendig sind. Ebenso sollten auch die »Verhältnisse« überprüft werden, um herauszufinden, wie die Arbeitsorganisation verbessert werden kann. Maßnahmen zur Steigerung der Resilienz der Mitarbeitenden und zur Verbesserung der Arbeitsorganisation können somit helfen, Stress zu reduzieren und die Gesundheit der Mitarbeitenden zu fördern. Dies trägt auch zur Gewaltprävention bei.

Die Wilhelmshilfe nutzt den kostenfreien Gesundheitsbericht der AOK Baden-Württemberg. Der Bericht generiert aus anonymisierten Daten einen Vergleich mit anderen Unternehmen aus der Branche auf Landes- wie Bundesebene. Hierzu werden die Arbeitsunfähigkeitsmeldungen der AOK-Versicherten im Betrieb ausgewertet. Dies bietet die Möglichkeit, einen Einblick in das Krankheitsgeschehen in der Einrichtung oder beim Träger zu erhalten. Gezielte Maßnahmen können beispielsweise durch die diagnosebezogenen Auswertungen der Falldauer und Häufigkeit abgeleitet werden, wie z. B. Angebote des Betrieblichen Gesundheitsmanagements darauf abzustimmen. Der letzte Bericht von 2023 hat einen moderaten Rückgang der Ausfallrate von 2022 auf 2023 ergeben.

Allen Mitarbeitenden steht es zudem offen, als letztes Mittel eine Überlastungs- oder Gefährdungsanzeige zu stellen, wenn die Qualitätsstandards in der Pflege nicht mehr eingehalten werden können. Der Wilhelmshilfe ist es wichtig, schon vor einer Überlastung ins Gespräch mit den Mitarbeitenden zu kommen.

19.3 Digitalisierung oder Erleichterung im Arbeitsalltag schaffen

Arbeitsprozesse in der Pflege können durch Digitalisierung profitieren und zur Verbesserung der Arbeitsbedingungen beitragen. Im Rahmen der Corona-Pandemie hat die Wilhelmshilfe im Zusammenhang mit dem Projekt »Halt!(-ung) bei Gewalt« ein Digitalisierungsprojekt für Bildungsangebote umgesetzt. Dieses ist in ▶ Kap. 15.9 beschrieben.

Ziel war es, Bildungsangebote zu individualisieren und den Mitarbeitenden zeit- und ortsunabhängig zur Verfügung zu stellen. Dadurch können Unsicherheiten abgebaut und die Handlungskompetenz gestärkt werden, was wiederum die Arbeitszufriedenheit fördert.

Weitere Digitalisierungsprojekte wurden in Modellvorhaben getestet: Zusammen mit TeamViewer wurde ein Pilotprojekt durchgeführt, bei dem augmented-reality-basierte digitale Lösungen in der Pflege zum Einsatz kamen. Digitale Elemente wurden dabei direkt in einer Datenbrille eingeblendet, sodass Pflegekräfte Informationen wie eine Abfolge von Arbeitsschritten und individuelle Besonderheiten der Bewohner*innen direkt im Sichtfeld hatten. Die digitale Lösung ohne die Nutzung der Hände soll das zeitaufwändige Dokumentieren der Pflegetätigkeit durch Sprachaufnahmen während der Pflege ersetzen, zur Entlastung beitragen und dazu führen, dass mehr Zeit am Mensch zur Verfügung steht.

Ein weiteres Projekt im ambulanten Bereich zielt darauf ab, Mitarbeitende zu entlasten und gleichzeitig effizienter zu arbeiten. Um dem erhöhten Planungs- und Dokumentationsaufwand entgegenzutreten, wurde die Sprachdokumentationslösung eingeführt. Dieses ermöglicht es Pflegekräften, Dokumentationen mühelos per Spracheingabe über das Smartphone zu erstellen. Vitalwerte und Pflegeberichte werden automatisch generiert, ohne dass Kategorien manuell ausgewählt werden müssen. Dies spart Zeit und reduziert Fehler, da das System durch künstliche Intelligenz kontinuierlich lernt und sich an die individuellen Sprachmuster der Mitarbeitenden anpasst. Die Einführung von solch einem System zielt also darauf ab, die Dokumentationsprozesse zu optimieren, mehr Zeit für die direkte Pflege zu gewinnen und somit die Arbeitsbedingungen für Pflegekräfte zu verbessern.

Außerdem wird ein Pilotprojekt in zwei Pflegeeinrichtungen der Wilhelmshilfe durchgeführt, bei dem die mobile Dokumentation mittels Spracherkennung über Smartphones getestet wird.

> **Wichtig**
>
> Es bleibt die Aufgabe von Trägern der Altenhilfe, mögliche Entlastungspotenziale einer Digitalisierung abzuwägen und zu prüfen, ob und inwiefern diese zu einer Verbesserung der Arbeits- und Lebensbedingungen führen und damit zu einem sicheren Arbeitsumfeld beitragen können.

19.4 Gefährdungsbeurteilung und Maßnahmen des Arbeitsschutzes

Eine Gefährdungsbeurteilung nach § 5 und 6 des ArbSchG »Gefährdung von und durch Menschen« wurde erstellt und mit dem Verantwortlichen für Arbeitsschutz in eine bereits bestehende Gefährdungsbeurteilung integriert. Sie können auch eine ausführliche Liste mit entsprechenden Fragen im elektronischen Zusatzmaterial (▶ Kap. 22) einsehen und auf ihr einrichtungsinternes System übertragen. Es ist sinnvoll, die verantwortlichen Fachkräfte einzubinden. Folgende Inhalte können berücksichtigt werden:

- *Technisch-bauliche Maßnahmen:* Diese zielen darauf ab, eine sichere Arbeitsumgebung zu gewährleisten, in der der Arbeitsbereich technisch und baulich sicher gestaltet ist, um zu verhindern, dass Alltagsgegenstände gegen Mitarbeitende eingesetzt werden können.
- *Organisatorische Maßnahmen:* Diese berücksichtigen das Potenzial für aggressive Übergriffe und berücksichtigen dies bei der Personalplanung, Anwesenheit und Dienstplangestaltung.
- *Infektionsrisiken:* Ziel ist es, die Mitarbeiter über Infektionsgefahren aufzuklären (z. B. bei einem Biss) und ihnen zu vermitteln, wie sie sich sicher verhalten können.
- *Dokumentation, Nachbereitung und Evaluation belastender Gewaltereignisse:* Hierbei geht es darum, sicherzustellen, dass alle Beteiligten wissen, wie Gewaltvorfälle dokumentiert werden und dass betroffene Mitarbeiter wissen, wie und durch wen sie nach einem Gewaltvorfall Hilfe und Unterstützung erhalten können. Vorgesetzte und Kollegen sollten geschult werden, wie sie mit einem betroffenen Kollegen nach einem

Übergriff umgehen. Gewaltvorfälle sollten als Anlass genommen werden, Organisation und Abläufe zu prüfen und zu aktualisieren.
- *Persönliche Maßnahmen – Arbeitskleidung:* Ziel ist es, sicherzustellen, dass die Kleidung der Mitarbeiter auf die besonderen Aspekte und Situationen an ihrem jeweiligen Arbeitsplatz abgestimmt ist.
- *Persönliche Maßnahmen:* Diese zielen darauf ab, ein professionelles Verhalten der Mitarbeiter zu fördern.
- *Persönliche Maßnahmen – Qualifizierung und Vertrauensbildung:* Ziel ist es, Mitarbeiter für das Thema zu sensibilisieren und zu schulen.

Die Gefährdungsbeurteilung muss mindestens jedes zweite Jahr durchgeführt und bei Bedarf aktualisiert werden.

19.5 Dienstvereinbarungen Mobbing – Wie man sich bei Mobbing verhält

In Arbeit ist eine Dienstvereinbarung zum Umgang mit Gewalt am Arbeitsplatz bzw. zum kollegialen Umgang, die gemeinsam mit der Mitarbeitendenvertretung zu bearbeiten ist. Diese Vereinbarung dokumentiert die Position der Wilhelmshilfe zum Thema Mobbing und der horizontalen Feindseligkeit nach innen und außen (elektronisches Zusatzmaterial, ▶ Kap. 22).

Im Rahmen der Vereinbarung wird Mobbing definiert und dargelegt, welche Konsequenzen und Sanktionen die Ausübenden zu erwarten haben. Zudem wird das Verfahren beschrieben, wie Konflikte bearbeitet werden. Der Prozess der gemeinsamen Bearbeitung und die Dienstvereinbarung selbst machen das Thema sichtbar. Durch eine eingehende Diskussion mit der Mitarbeitendenvertretung und den Mitarbeitenden wird die Sensibilität für das Thema und das Bewusstsein für Gewalt und Stigmatisierung am Arbeitsplatz erhöht.

Die Dienstvereinbarung kann auch vorbeugend wirken, indem sie potenziellen Mobbenden Grenzen aufzeigt und sie kann Betroffene dazu ermutigen, ihre Lage bzw. Nöte öffentlich zu machen (Berufsgenossenschaft für Gesundheitsdienst und Wohlfahrtspflege 2021).

19.6 Betriebliches Gesundheitsmanagement (BGM)

Die Wilhelmshilfe hat in den letzten Jahren ein umfangreiches Programm zur betrieblichen Gesundheitsförderung entwickelt. Alle in diesem Kapitel beschriebenen Maßnahmen tragen zur Gesundheitserhaltung der Mitarbeitenden und der Führungskräfte bei. Dazu gehören Fortbildungen zur Kommunikation, ein Programm zur Führungskräfteentwicklung sowie eine strukturierte Einarbeitung.

Diese Maßnahmen werden durch Mitarbeitendenjahresgespräche ergänzt, in denen Belastungssituationen angesprochen und Lösungen vereinbart werden. Auch Gespräche im Rahmen des gesetzlichen und betrieblichen Gesundheitsmanagements sind Teil dieses Programmes. Für alle Gespräche gibt es Dienstvereinbarungen, die mit der Mitarbeitendenvertretung erstellt wurden.

Seit drei Jahren gibt es ein umfangreiches Programm zur betrieblichen Gesundheitsförderung »Bewusst-Gesund-Miteinander«. Das Logo dieses Programmes wurde von zwei Mitarbeiterinnen der Wilhelmshilfe in einem intern ausgeschriebenen Wettbewerb erstellt und im Rahmen einer Feier prämiert. Das Programm umfasst Gruppenangebote, die sowohl von Mitarbeitenden der Wilhelmshilfe als auch von extern zertifizierten Trainer*innen durchgeführt werden.

Dazu gehören unter anderem Onlineangebote, Kochkurse sowie umfangreiche Kurse zur Bewegung (z. B. Yoga, Aquagymnastik) oder Angebote zum Umgang mit Stress. Seit dem Jahr 2024 werden jeden ersten Donnerstag im Monat Impulsvorträge angeboten, wie beispielsweise zur Gewaltfreien Kommunikation nach M. Rosenberg[116] oder zu spezifischen Gesundheitsthemen wie Osteoporose oder Stressmanagement. Die Kurse sind fortlaufend und werden in einem Jahresprogramm dargestellt.

Zusätzlich gibt es in Zusammenarbeit mit den Krankenkassen sog. Gesundheitstage. An diesen Tagen werden z. B. verschiedene Messungen zum Stress oder Körperfett wie auch verschiedene Vorträge zu Ernährung und Bewegung angeboten.

Die Mitarbeitenden wurden befragt, welche Inhalte sie sich wünschen. Bisher nehmen ca. 15 % der Mitarbeitenden an den Kursen teil. Ziel ist es, diese Rate kontinuierlich zu erhöhen. Dafür ist eine ständige Motivation und vor allem eine direkte Ansprache der Mitarbeitenden notwendig. Die Schichtarbeit oder das Einspringen sind oftmals Hinderungsgründe, an den Kursen nicht regelmäßig teilnehmen zu können. Auch das Heben und Tragen in der Pflege und Hauswirtschaft führt dazu, dass sich Mitarbeitende nach der Arbeit nicht zum Ausgleichssport motivieren können. In

---

116 Es gibt zahlreiche Videos zur gewaltfreien Kommunikation von Marshall Rosenberg, z. B. https://www.youtube.com/watch?v=djgT8B5eWRQ&list=PLK9GVsBflJ4Q1y2uaVsMmHB1QPj3Kd-br, letzter Zugriff am 09.05.2025.

Planung ist weiter ein spezielles Angebot für übergewichtige Mitarbeiter*innen.

Der AOK-Lauf für Firmen im Landkreis Göppingen sowie das Stadtradeln sind mittlerweile feste Angebote und werden von den Mitarbeitenden in zunehmender Zahl wahrgenommen. Eine gemeinsame Ausfahrt während des Stadtradelns unterstützt das Gemeinschaftsgefühl und die Zugehörigkeit zur Wilhelmshilfe.

19.7 Fazit und To Do's

»In alle Richtungen gesprächsoffen zu sein und zu bleiben« – mit diesem Hinweis schließt dieses Kapitel. Träger der Altenhilfe müssen bei dem Thema Verhalten und Verhältnisse und den entsprechenden Herausforderungen eine dauerhaft offene Haltung einnehmen, damit nachhaltiges Handeln möglich bleibt.
Offen für Gespräche bleiben

Zudem trägt auch jede*r Mitarbeiter*in auch Eigenverantwortung dafür, sein oder ihr professionelles Verhalten gegenüber anderen und mit sich selbst zu reflektieren und auf sich zu achten. Dazu gehören ein gesundheitsförderliches Verhalten sowie eine Abgrenzung, um Überforderung und emotionalen Stress zu vermeiden. Diese Abgrenzung umfasst die Wahrung einer professionellen Distanz und den Umgang mit den eigenen Gefühlen, um eine gute Balance zwischen Arbeit und Privatleben auszutarieren.

Planen Sie Maßnahmen zur Verhaltens- und Verhältnisprävention. — Prävention

- Binden Sie die Mitarbeitendenvertretung aktiv ein und stimmen Sie die Maßnahmen des BGM auf die Bedarfe und Bedürfnisse der Mitarbeitenden ab. Setzen Sie sich dafür ein, dass die Kompetenz der Mitarbeitenden zum gesundheitsfördernden Verhalten erhöht wird.
- Suchen Sie nach kreativen Lösungen zur Verbesserung der Arbeitsbedingungen.
- Nutzen Sie die Digitalisierung. Wägen Sie Kosten und Nutzen sorgfältig ab. Tauschen Sie sich mit anderen Trägern über ihre Erfahrungen aus.
- Sorgen Sie für Dienstvereinbarung zum Thema Ausfallmanagement und Mobbing am Arbeitsplatz.
  - Klären Sie die unterschiedlichen Besetzungen und die Aufgaben ab, die entsprechend der Besetzung umgesetzt werden können.
- Gefährdungen zu erkennen ist wichtig, um Mitarbeitende am Arbeitsplatz zu schützen. Ändern Sie die Dinge zuerst, die wenig kosten und einen großen Effekt haben.
- Beachten Sie den Arbeits- und Gesundheitsschutz auch bei Neubauten oder Sanierungsmaßnahmen. Häufig werden in der Planungsphase

strukturelle Maßnahmen vergessen (wie beispielsweise Schallschutz in Aufenthaltsbereichen oder Räume, in denen ungestört dokumentiert werden kann). Binden Sie dafür Ihre Leitungskräfte und Fachkräfte der Arbeitssicherheit ein.
- Analysieren Sie Fehlzeiten und suchen Sie nach Möglichkeiten, Verhalten und Verhältnisse gezielt in den Blick zu nehmen.
- Machen Sie sich immer wieder bewusst, wie Maßnahmen sich auf die Prävention von Gewalt in der Pflege auswirken, und zwar auch dahingehend, dass eine Veränderung der Verhältnisse dazu führen kann, dass weniger Gewaltereignisse auftreten, also direkt auch das Verhalten beeinflussen können.

20 Innen- und Außenwahrnehmung und -darstellung des Trägers/der Einrichtung

In diesem Kapitel wird die Innen- und Außenwahrnehmung sowie die -darstellung des Trägers bzw. Der Einrichtung thematisiert. Wie bereits zu Beginn des Buches erwähnt, wurde mit Bekanntwerden der Gewaltvorfälle in der Wilhelmshilfe schnell der Entschluss gefasst, an die Öffentlichkeit zu gehen, um einen Generalverdacht gegenüber den Einrichtungen im Landkreis zu unterbinden und Transparenz herzustellen.

Nach Radio- und Fernsehauftritten und Zeitungsberichten verlässt man sukzessive den Krisenmodus und es gilt, die Entscheidung zu treffen, wie man mit dem Thema »Gewalt in der Pflege« zukünftig umgehen möchte.

Entweder man entscheidet: Alles ist vorbei, wunderbar, wir sind vielleicht mit einem blauen Auge davongekommen. Oder man macht sich klar, dass es sich nicht um Einzelfälle handelt und man morgen oder in einem Jahr man möglicherweise wieder vor der gleichen Situation stehen könnte. Man steht vor der Wahl: Skandalisierung und Tabuisierung auf Dauer oder aber Enttabuisierung, um das Thema sichtbar zu machen und offen darüber zu sprechen.

> **Wichtig**
>
> Gewalt geht uns alle an! Das muss nach innen und außen thematisiert werden. Das Teilen von Erfahrungen und Wissen kann dazu beitragen, vor Ort Strukturen zu schaffen, die für Menschen mit Pflegebedarf, deren Angehörige, Pflegende, Ehrenamtliche, Nachbarn, Bürger*innen und Entscheidungstragende hilfreich sind.

Dieser Teil des Konzepts beleuchtet verschiedene Aspekte und soll Impulse geben, wie man dieses Thema vor Ort »auf die Agenda bringen kann«.

In den internen Diskussionen wurden Ängste und Bedenken laut, dass ein beherztes Auftreten nach außen eher einen schlechten Ruf fördern oder die Öffentlichkeit annehmen könnte, dass beim Träger keine Gewaltvorfälle mehr vorkommen.

Zu dem ersten Aspekt: In allen Veranstaltungen wurde sehr schnell klar, dass die Wilhelmshilfe keinen schlechten Ruf davongetragen hat. Im Gegenteil: dem Träger wurde und wird sehr viel Respekt für sein Engagement zum Thema Gewalt in der Pflege entgegengebracht.

Zudem liegen mittlerweile viele Anfragen aus Baden-Württemberg vor: Träger und Einrichtungen kontaktieren die Wilhelmshilfe, weil ein Gewaltvorfall in ihrer Einrichtung aufgetreten ist oder sie Unterstützung bei der Umsetzung eines Haltungskonzepts suchen. Ebenso wird darum gebeten, das Konzept vorzustellen, um ein Eigenes zu entwickeln.

Zum zweiten Aspekt: Natürlich gibt es auch in der Wilhelmshilfe weiterhin Gewaltvorfälle. Allerdings hat sich der Umgang damit verändert. Die Leitungen melden zurück, dass die Mitarbeitenden sensibler geworden sind, bei kritischen Situationen schneller ins Gespräch kommen und somit auch schneller und gezielter handeln.

Es geht nicht darum, die Wilhelmshilfe hervorzuheben, sondern Ihnen Argumente an die Hand zu geben und Sie zu bestärken, derartige Bedenken einzuordnen bzw. einen eigenen Weg zu finden.

Im Folgenden werden Ideen dargestellt, die die Wilhelmshilfe zur Innen- und Außenwahrnehmung und -darstellung gewählt hat. Sie haben sicher andere Ideen, die besser zu Ihnen und den Strukturen vor Ort passen. Klar ist: Wenn Sie sich auf den Weg machen, werden andere mitgehen!

20.1 Kommunale Strukturen – Ethisches Votum als Bürger*innenbeteiligung

»*Wer sich nicht zu fragen traut, schämt sich, etwas dazuzulernen.*« (*Dänisches Sprichwort*)

Gerade, wenn schwere Gewaltvorfälle in einer Einrichtung vorgefallen sind und medial präsent waren, ist es sinnvoll, Bürger*innen und Personen, die in der Stadt oder im Landkreis aktiv sind, zu beteiligen. Ziel dieser Beteiligung ist es, die Perspektive von außen einzubinden und ggf. Ideen oder Vorhaben mit »neutralen« Dritten zu diskutieren. Kluge Fragen von Außenstehenden können dazu beitragen, Vorhaben nachzujustieren oder neu zu überdenken.

Die Wilhelmshilfe nennt diese Form der Bürger*innenbeteiligung »Ethisches Votum«, das sich an der Methode des Mikrobürgergutachtens orientiert. Die Methode »Mikrobürgergutachten«[117] wurde vor etwa 40 Jahren von Peter Dienel entwickelt. Das übergreifende Ziel dieser Methode ist es, Bürger*innen an Entscheidungen zu beteiligen. Sie fördert Begegnungen, ermöglicht Kooperationen und hat das Gemeinwohl im Blick. Strittige oder wichtige Themen werden auf Augenhöhe thematisiert und gemeinsam besprochen, unterschiedliche Aspekte reflektiert und Antworten gefunden oder besser gesagt, um Antworten gerungen. Es geht auch

---

117 Zur weiteren Information s. unter anderem: https://www.buergergesellschaft.de/mitentscheiden/methoden-verfahren/methoden-und-verfahren-der-buergerbeteiligung-von-a-bis-z/planungszelle-buergergutachten, Letzter Zugriff am 09.05.2025.

darum, Entscheidungsprozesse transparent zu machen und Meinungsbilder aktiv zu berücksichtigen. Die Ergebnisse können veröffentlicht werden.

Der Träger beabsichtigte das Bürgergutachten in zwei Richtungen zu nutzen. *Erstens* wollte er sich der Frage »von außen« stellen, ob die Wilhelmshilfe alles unternommen hat, um die Gewaltvorfälle aufzuarbeiten und zu bearbeiten. Dabei sollte auch geprüft werden, ob diese Maßnahmen hinreichend sind, oder ob es blinde Flecken gibt, die von außen wahrgenommen und noch bedacht oder bearbeitet werden müssen.

Zweitens sollte das Thema »Gewalt in der Pflege« in der Stadt und im Landkreis »breiter« verortet werden, denn Gewalt kann jeden treffen und betreffen. Das Phänomen »Gewalt« ausschließlich auf die Altenhilfe zu reduzieren, greift zu kurz. Es stellte sich also die Frage, wo und wie das Thema verortet werden kann und welche Akteur*innen beteiligt werden sollten. Die Wilhelmshilfe wollte damit einen Diskurs anregen, um eine gemeinsame Verantwortung für dieses Thema zu schaffen.

Das »Ethische Votum« wurde zweimal in den Jahren 2020 und 2021 mit jeweils fünf bis sieben Personen durchgeführt, wobei zwei bis vier weitere angefragte Personen nicht teilnehmen konnten.

Die Teilnehmenden hatten unterschiedliche Rollen und Funktionen in der Stadt Göppingen oder im Landkreis, wie z. B. Altenhilfefachberatung, Polizei, Kirche, Senior*innenvertretung, Altenpflegeschulen, Ehrenamtliche. Zur Vorbereitung erhielten die Teilnehmenden im Jahr 2020 einen Bericht zu den Gewaltvorfällen in der Wilhelmshilfe und zum Stand der bisherigen Aufarbeitung. Eine Vertretung der Angehörigen oder Bewohner*innen konnte nicht zur Teilnahme gewonnen werden.

Elemente des Mikrobürgergutachtens im Sinne eines ethischen Votums

Methodischer Rahmen – grundlegende Struktur und Arbeitsweise

- Überschaubare Anzahl an Teilnehmenden (idealerweise15 Teilnehmende)
- Überschaubare Gruppengrößen (3 bis 5 Teilnehmende) für die Diskussionen in Kleingruppen
- Zufallsauswahl in wechselnden Kleingruppen
- Zeitliche Begrenzung der Diskussion in der Kleingruppe (max. 30 Minuten)
- Eine Arbeitseinheit dauert ca. 90 Minuten je nach Gesamtgruppengröße

Didaktischer Ablauf – inhaltliche Gestaltung und Moderation

- Fachinformation an alle Teilnehmenden
- Diskussionen nur in den Kleingruppen
- Ziel jeder Gruppenarbeit: Graduelle Einigung auf drei gemeinsame Aussagen pro Gruppe
- Präsentation der Ergebnisse

- Nachdem jede Kleingruppe drei gemeinsame Aussagen zu einem Thema formuliert hat, werden alle Aussagen im Plenum gesammelt. Um eine Rangliste von Kernaussagen zu erstellen, bewertet jede*r Teilnehmende diese Aussagen durch freie Punktevergabe (fünf Punkte pro Person bei fünf Gruppen)
- Dokumentation der Rangliste und Ergebnisse
- Veröffentlichung der Ergebnisse, wenn erwünscht

In der ersten Sitzung wurde in einem kurzen Input über den Stand der Dinge bezüglich der Gewaltvorfälle, deren Aufarbeitung und über bereits erfolgte Maßnahmen sowie zur weiteren Planung informiert (▶ Abb. 20.1). Ein zweiter Input führte dann in das Thema »Gewalt in der Pflege« ein und thematisierte die Frage einer kommunalen Verortung des Themas.

In zwei Diskussionsrunden nach den jeweiligen Inputs wurden Fragen in zwei Untergruppen unter den Teilnehmenden diskutiert.

Folgende konkrete Fragen waren in der ersten Diskussionsrunde in den Kleingruppen leitend: *Gewalt in der Wilhelmshilfe:* Um wirksam gegen künftige Gewaltereignisse vorzugehen oder diese zu verhindern, hat die Wilhelmshilfe eine Vielzahl von Maßnahmen geplant und bereits umgesetzt.

- Welche Kriterien und Maßnahmen sind aus ihrer Sicht notwendig und sinnvoll, um die Aufarbeitung der bisherigen Gewaltvorfälle abzuschließen?
- Welche Perspektiven/Inhalte sind aus ihrer Sicht im Maßnahmenpaket zur künftigen Gewaltprävention und -bearbeitung des Trägers unberücksichtigt?

erste Diskussionsrunde

Es wurden Ideen (Aussagen aus den Kleingruppen) gesammelt und anschließend die jeweiligen Überlegungen vorgestellt. Die Ergebnisse der ersten Diskussionsrunde wurden im Plenum vorgestellt und kurz diskutiert. Anschließend konnten alle Teilnehmenden die Vorschläge »bepunkten« und es ergab sich eine Reihenfolge/Rangliste der erarbeiteten Vorschläge. An dieser Stelle werden nur die Empfehlungen dargestellt, die am häufigsten gepunktet wurden:

- Leitbild erstellen, leben und reflektieren
- Ombudsperson einsetzen
- Wohnbereichsleitungen stärken
- Einbindung in das »Netzwerk Häusliche Gewalt« auf Landkreisebene
- Thema in der Pflegekonferenz des Landkreises aufnehmen
- Diskussion/Austausch mit weiteren Trägern/Erfahrungsaustausch

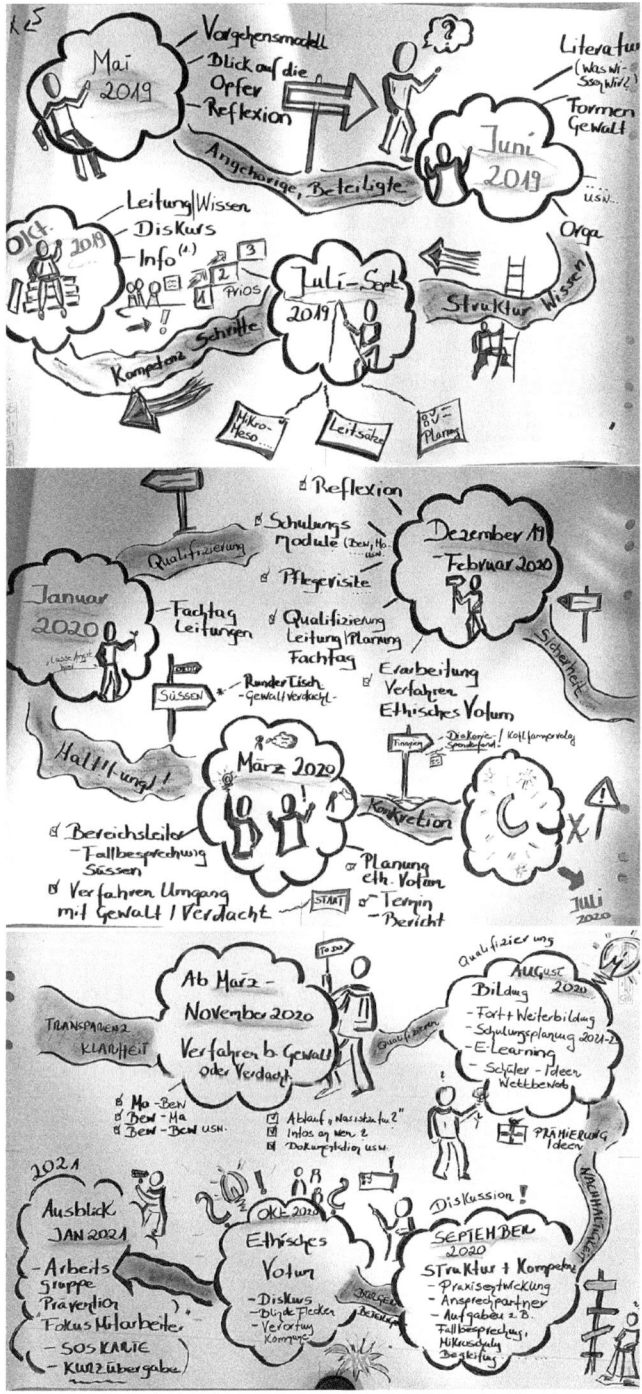

Abb. 20.1:
Zeitliche Abfolge der Gewaltvorfälle und Maßnahmen/Vorstellung.

Abb. 20.2: Konsensentscheidung.

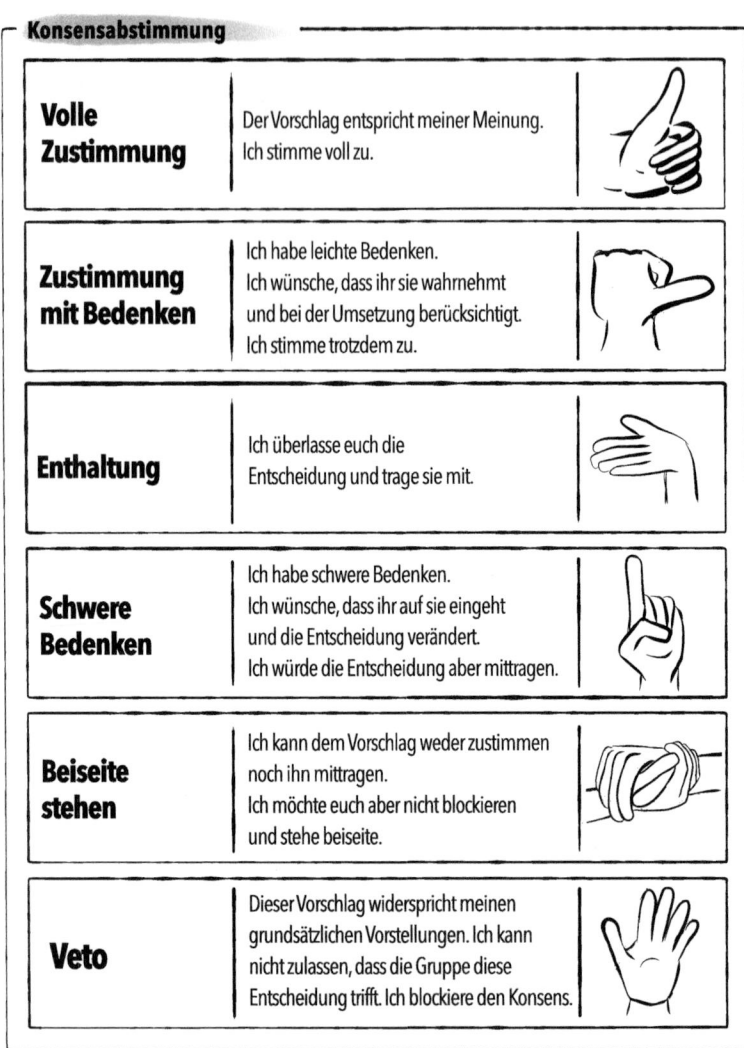

Konnten die Beteiligten keinen Konsens erreichen, wurde das Verfahren der konsentierten Abstimmung (▶ Abb. 20.2) umgesetzt. Diese Methode kann auch in Teams oder in Leitungsrunden zum Einsatz kommen und ermöglicht Abstufungen, wie beispielsweise eine »Zustimmung mit Bedenken«.

zweite Diskussionsrunde
In der zweiten Runde wurde dann der Frage nachgegangen, welche Kriterien im Hinblick auf Präventions- und Gegenmaßnahmen im Landkreis Göppingen als nützlich und sinnvoll erachtet werden könnten? Die folgenden Hinweise wurden genannt.

- Einrichtung einer neutralen Meldestelle
- Angebot von Gesprächsforen, Bürgerschaftsbeteiligung und Aufklärung zu Gewalt in der Pflege
- Vernetzung mit »Netzwerk Häusliche Gewalt« auf Landkreisebene, Netzwerk Demenz, usw.
- Fortbildungen/Veranstaltungen zum Thema Gewalt

Die Empfehlungen der Gruppe wurden im Anschluss an die Sitzungen aufgegriffen. Die Aspekte, die noch nicht in der Projektplanung berücksichtigt waren, wurden geprüft und eingebunden. Wenn Hinweise bereits angedacht waren, wurde dies als Bestärkung wahrgenommen. Insbesondere die Vernetzung in der Stadt und im Landkreis wurde durch das ethische Votum intensiviert (z. B. Teilnahme der Wilhelmshilfe am »Netzwerk Häusliche Gewalt« auf Landkreisebene, Thematisierung von Gewalt in der Pflege in der Pflegekonferenz und etwas später die Durchführung von zwei Fachtagen für den Landkreis Göppingen in Kooperation mit der Altenhilfefachberatung und der »Initiative sicherer Landkreis«).

Das Thema Leitbild können Sie dem ▶ Kap. 13 entnehmen und das Thema »Wohnbereichsleitungen stärken« dem ▶ Kap.15 (1–5). Zudem hat die Vorständin der Wilhelmshilfe in unterschiedlichen Kontexten über das Thema »Gewalt in der Pflege« und das Projekt der Wilhelmshilfe informiert (z. B. Stadtseniorenrat, andere Einrichtungen und Träger, Fachtage etc.). An den Treffen des »Netzwerk Häusliche Gewalt« hat sie regelmäßig teilgenommen und die Perspektive pflegebedürftiger Menschen und ihrer Angehörigen eingebracht und vertreten.

Die Einrichtung der Ombudsstelle erfolgte in 2022. Die notwendigen inhaltlichen und organisationalen Schritte, zur Einrichtung einer solchen Stelle, können am Ende dieses Kapitels nachgelesen werden.

Neben diesen »sichtbaren Hinweisen« wurden viele Ideen und Fragen im Laufe des Abends formuliert, die teilweise im Projekt und in der Konzeption aufgegriffen oder diskutiert wurden, wie z. B.:

Ideen und Fragen

- Wie gewinnen und schulen wir Multiplikator*innen für das Projekt?
- Wie können wir unsere Auszubildenden einbinden?
- Wie können wir die Mitarbeitendenvertretung/die Mitarbeitenden noch mehr einbeziehen?
- Anderer Blickwinkel einnehmen: Warum wird jemand NICHT zum Täter? Was stärkt diese Personen?
- Was zeichnet ein gutes Team aus? Gute Zusammenarbeit, Vertrautheit, Fehlerkultur vs. Niemanden von außen reinlassen und die Kolleg*innen decken sich gegenseitig.

Diese exemplarische Vorstellung des Vorgehens der ersten Sitzung und der beiden Diskussionsrunden soll die Methode des »Mikrobürgergutachtens« und die erzielten Ergebnisse skizzieren. Unser Anliegen ist es, zu verdeutlichen, wie sinnvoll es ist, Bürger*innen zu beteiligen, um

- eine Außendarstellung und -wahrnehmung zu befördern
- weitere Denkanstöße zu erhalten
- neue Netzwerke oder Kooperationen einzugehen, um das Thema »Gewalt in der Pflege« in der Organisation zu bearbeiten
- eine Auseinandersetzung mit dem Thema »Gewalt in der Pflege« vor Ort (Stadt, Kommune) zu befördern, um das Thema aus der Tabuzone zu holen

In der zweiten Sitzung im Jahr 2021 wurden ähnliche Aussagen getroffen, sodass sich Vorhaben/Idee entweder verdichtet haben oder tatsächlich in Angriff genommen wurden (z. B. gemeinsamer Fachtag in 2022). Zudem gab es hilfreiche Rückmeldungen zu den bis dahin erstellten Verfahren. Für beide Sitzungen wurde ein Protokoll angefertigt.

Offen ist und bleibt die Einrichtung einer Meldestelle für Gewalt im Landkreis. Nach der Teilnahme am »Netzwerk Häusliche Gewalt« konnte resümiert werden, dass dieses Netzwerk stark auf Frauen und Kinder ausgerichtet ist, während das Thema Pflege und ältere Menschen nur am Rande behandelt wird.

Abschließend sei darauf hingewiesen, dass die Teilnehmenden diese Sitzungen und die gewählte Methode als sehr bereichernd empfunden haben. Sie meldeten zurück, dass das Thema aus unterschiedlichen Blickwinkeln beleuchtet wurde und die verschiedenen Dimensionen dadurch klarer wurden. Gemeinsam habe man überlegt, wie das Thema im Landkreis verortet werden könne, und man habe als Person sehr viel mitgenommen.

20.2 Schulung von Ehrenamtlichen & Mitarbeitenden – Angebote öffnen

Die Wilhelmshilfe hat bereits im Jahr 2022 damit begonnen Ehrenamtliche, die in ihren Einrichtungen tätig sind, zum Thema »Halt!(-ung) bei Gewalt« zu schulen. Menschen, die nicht Teil der Routinen in den Organisationen sind, nehmen den Alltag der Pflege und der dort lebenden und tätigen Menschen mit Abstand wahr. Diese Wahrnehmung ist für die Einrichtungen und Dienste eine Bereicherung.

In den Fortbildungen konnten viele Alltagssituationen besprochen und überlegt werden, wie man kritische Situationen ansprechen könnte, beispielsweise bei einem Gewaltverdacht. Die Ehrenamtlichen waren sich ihrer besonderen Rolle bewusst, äußerten jedoch eine gewisse Ambivalenz, da sie unsicher waren, ob bestimmte Handlungen oder Beobachtungen »normal seien« und ob sie »überreagieren«, wenn sie diese ansprechen.

> Ziel muss es also sein, die Ehrenamtlichen zu ermutigen, Situationen oder Unsicherheiten zu thematisieren, damit Beobachtungen oder Hinweise gemeinsam besprochen werden können. Es geht nicht um ein »Denunziantentum«, sondern um einen offenen Umgang miteinander. So kann beispielsweise ein Hinweis hilfreich sein, wenn Bewohner*innen immer wieder eine Person mit Demenz rüde beschimpfen, wenn die Pflegenden sich gerade in den Zimmern aufhalten.

Seit 2024 werden die Angebote auf der Plattform »Qualifiziert Engagiert« [118] auch für Ehrenamtliche im Landkreis Göppingen bereitgestellt. Das bedeutet, die Angebote werden auch für externe Teilnehmer*innen geöffnet, um sich dem Thema anzunähern und um darüber gemeinsam ins Gespräch zu kommen.

Zudem wurde das Thema »Gewalt in der Pflege« auf Wunsch im Stadt- und Kreisseniorenrat vorgestellt, damit man bei Anfragen entsprechend reagieren kann. Solche Veranstaltungen sind wichtig, um die Seniorenvertreter*innen vor Ort zu diesem Thema zu informieren und sie zu befähigen, dieses Thema aufzugreifen und somit sprach- und handlungsfähig zu werden.

Angebote, Schulungen oder Fortbildungen bei der Wilhelmshilfe werden in der Regel zuerst für die eigenen Mitarbeitenden oder Ehrenamtlichen angeboten und dann für Außenstehende geöffnet. Wenn es um spezielle Angebote geht, die sehr zeit- und kostenintensiv sind, werden Angebote sofort für andere Einrichtungen und Dienste geöffnet und Fördergelder und Zuschüsse zu diesen Maßnahmen beantragt. Dies wurde in 2024 beispielsweise für die Veranstaltung »Deeskalationstraining« umgesetzt. Auch hier steht das Ziel im Vordergrund, Einrichtungen im Landkreis zu gewinnen, die sich zu diesem Thema auf den Weg machen wollen. Mögliche Anlaufstellen für Fördergelder sind die Spitzenverbände der jeweiligen Trägerorganisation oder Stiftungen. Gemeinnützige Träger oder Einrichtungen können modellhafte Projekte über das Deutsche Hilfswerk[119] beantragen. Eine umfassende Übersicht über bundesdeutsche Stiftungen kann beim Bundesverband Deutscher Stiftungen[120] eingesehen werden.

> **Wichtig**
>
> Überlegen Sie für Ihre Einrichtung, welche Angebote und Gesprächsräume Sie anbieten möchten und mit wem Sie ggf. diese Angebote *teilen könnten bzw. gemeinsam anbieten* möchten. Es ist für alle Beteiligten ein

---

118 https://qualifiziert-engagiert-bw.de/
119 https://foerderportal.deutsches-hilfswerk.de/
120 https://stiftungssuche.de/

Gewinn, Erfahrungen aus unterschiedlichen Einrichtungen und Diensten zu teilen und gemeinsam zu diskutieren.

20.3 Dialog zur Enttabuisierung

»Wer gut beobachtet, wird sehen, dass unsere Mängel und Fehler nicht an sich lächerlich sind, sondern nur der Eifer es ist, den wir daransetzen, sie zu verheimlichen und das So-Tun, als ob wir sie nicht hätten.« (G. Leopardi)

In diesem Abschnitt wird dargestellt, wie die Wilhelmshilfe sich eingebracht hat, um den Dialog zum Thema »Gewalt in der Pflege« zu fördern und zur Enttabuisierung beizutragen.

Die Vorfälle in der Wilhelmshilfe und das daraus entstandene Projekt wurden beim Spitzenverband, dem Diakonischen Werk Württemberg, im Rahmen der Sitzungen und der Klausurtagung des Evangelischen Fachverbandes der Altenhilfe (WEFA) sowie eines Fachtages in 2023 vorgestellt und diskutiert. Mitarbeitende der Wilhelmshilfe tauschten sich bei Fachtagen und Workshops mit Kolleg*innen aus, teilten ihre Erfahrungen und führten häufig zu Gesprächen, sei es in den Pausen oder in späteren Telefonaten.

Überlegen Sie sich, wie und wo Sie Ihre Erkenntnisse in Ihrem Netzwerk einbringen oder auch einen Gesprächsbedarf anmelden können.

Veröffentlichungen in Fachzeitschriften machen das Thema »Gewalt in der Pflege« einer breiten Leserschaft zugänglich. Dies ermöglicht den Lesenden, mit etwas Abstand zu überlegen, ob und wie dieses Thema in der eigenen Einrichtung behandelt werden könnte.

Eine Veröffentlichung der Konzeptbausteine in 2023 in der Zeitschrift Altenheim (Berger et al. 2023) führte dazu, dass der Träger mehrere Anfragen erhielt, das Konzept vorzustellen oder inhaltliche dazu zu beantworten. Mit jeder Anfrage lernen die Wilhelmshilfe und die Anfragenden dazu. Oft ergeben sich daraus weitere Kontakte und es entsteht ein Netzwerk interessierter Einrichtungen. Auch mit dieser Buchveröffentlichung wird das Ziel verfolgt, Erkenntnisse zu teilen und neue Impulse von anderen Trägern und Einrichtungen zu erhalten.

 Fallbeispiel

Ein gutes Beispiel für entstehende Netzwerke zeigte sich in der Zusammenarbeit mit der Altenhilfefachberatung, der Polizei und dem Verein »Initiative Sicherer Landkreis« vor Ort. In Kooperation wurden zwei Fachtage veranstaltet, die ein breites Publikum erreichten und das Thema »Gewalt in der Pflege« intensiv diskutierten, insbesondere in

Workshops. Über den Fachtag wurde in der Tagespresse berichtet, so dass Bürger*innen auf dieses Thema aufmerksam wurden.

Zum Abschluss des Projekts sind die »Göppinger Tage« geplant. Dieses Format soll alle zwei bis drei Jahre neue Erkenntnisse zum Thema »Gewalt in der Pflege« aufgreifen. Fachvorträge und Workshops sollten die Diskussion und Handlungsmöglichkeiten erörtern und vertiefen.

> **Wichtig**
>
> Netzwerke sind tragend, wenn sie sich weiterentwickeln. Ein langer Atem ist notwendig. Es lohnt sich, denn von einem Netzwerk profitieren alle Beteiligten. Überlegen Sie sich, mit wem Sie vor Ort zusammenarbeiten möchten, um das Thema »Gewalt in der Pflege« voranzubringen. Es ist sinnvoll, sich an bestehenden Arbeitsgruppen und Initiativen zu beteiligen. Überlegen und wägen Sie jedoch Aufwand und Ertrag für das Thema »Gewalt in der Pflege« ab! Folgende Akteur*innen könnten für das Netzwerken gewinnbringend sein: Polizei, Senior*innenvertretungen, die Teilnehmenden von Pflegekonferenzen, Altenhilfefachberatungen, Vereine oder regionale Initiativen gegen Gewalt, Pflegeschulen, Interventions- und Beratungsstellen, Heimaufsichten, Angehörigen- oder Selbsthilfegruppen, Opferorganisationen, etc.

20.4 Schaffung einer Ombudsstelle

»Wir sind keine Richter, sondern Vermittler. Unser Ziel ist es, Lösungen zu finden, die für alle Beteiligten akzeptabel sind.« (Verfasser unbek.)

Das Zitat betont die besondere Rolle von Ombudspersonen als Vermittler*innen. Der Fokus liegt nicht darauf, ein Urteil zu fällen, sondern eine Brücke zwischen den Personen und Institutionen zu schlagen, um Konflikte zu schlichten oder diese überhaupt erst zur Sprache zu bringen. Es geht um eine Haltung, die Stimmen von Personen zu hören, die sich möglicherweise nicht trauen oder unsicher sind, problematische Situationen wie Gewaltvorfälle oder Verdachtsfälle in der Einrichtung anzusprechen. Ziel ist eine Konfliktlösung, die Geduld und ein tiefes Verständnis für die Bedürfnisse der Anfragenden und ihre Themen erfordert und gleichzeitig auch die Bedürfnisse der Personen berücksichtigt, auf die ein Verdacht fällt.

Während der Schulung von Mitarbeitenden, Ehrenamtlichen und Angehörigen sowie bei der Aufarbeitung der Gewaltvorfälle (▶ Kap. 20.1) mit Vertreter*innen/Bürger*innen aus der Kommune wurde die Befürchtung geäußert, dass Betroffene sich möglicherweise nicht trauen würden, einen Verdachtsfall vor Ort zu äußern. Es werden Repressalien befürchtet oder die Personen haben Angst, eine Lawine loszutreten und möchten ihre Beobachtungen, Ängste oder Zweifel zunächst mit einer neutralen Person besprechen.

In der Jugendhilfe existiert bereits ein etabliertes Bundesnetzwerk von Ombudsstellen gemäß § 9a SGB VIII. Diese Stellen bieten jungen Menschen und ihren Familien eine Anlaufstelle für Beratung, Vermittlung und Konfliktklärung im Kontext der Kinder- und Jugendhilfe. Sie können sich an diese Ombudsstellen wenden, die sowohl von der öffentlichen als auch von der freien Jugendhilfe wahrgenommen werden. Die eingerichteten Ombudsstellen arbeiten unabhängig und sind in ihrer Fachlichkeit nicht an Weisungen gebunden[121].

Leider gibt es diese Strukturen für den Bereich der Altenhilfe (noch) nicht. Die Praxisempfehlungen des Bundesnetzwerks Kinder- und Jugendhilfe sind nur teilweise übertragbar, können aber bei Bedarf auf die Altenhilfe angepasst werden. Die Bundesarbeitsgemeinschaft der Seniorenorganisationen (BAGSO)[122] hat im Jahr 2023 auf fehlende Strukturen gegen Diskriminierung und Gewalt gegen alte Menschen hingewiesen. Wie Kinder und Jugendliche, die einen Anspruch auf staatlichen Schutz haben, gelte diese Forderung auch für alte Menschen in verletzlichen Situationen. Besonders gefährdet, so die BAGOS, seien Menschen, die auf Hilfe und Pflege angewiesen sind. Bislang fehlen Strukturen, die gezielt auf deren Schutz vor Gewalt, Misshandlung oder Vernachlässigung ausgerichtet sind. Diese Hinweise gehen mit der Forderung einher, in allen Bundesländern Ombudsstellen einzurichten, an die sich Betroffene und ihre An- und Zugehörigen wenden können. Eine Vernetzung dieser Stellen sei wichtig, um Erkenntnisse und Erfahrungen auszutauschen und Gewalt in der Pflege aus der Tabuzone zu holen. Gewalt in stationären und häuslichen Pflegesituationen sei kein Einzelfall.

Diese Forderungen sind zu unterstützen, jedoch ist das eigene Handeln vor Ort gefragt. Man kann oder sollte nicht auf die Einrichtung solcher Stellen warten. Vielmehr sollten Träger und Einrichtungen der Altenhilfe überlegen, sich regional zusammenzuschließen und eine gemeinsame Ombudsstellen einzurichten. Im Sinne einer Graswurzelbewegung von unten, die zeigt, dass die Träger und Einrichtungen der Altenhilfe aktiv agieren und nicht reagieren.

Wir möchten mit den folgenden Ausführungen Mut machen, sich dieser Graswurzelbewegung anzuschließen. Es gibt einige Träger, die bereits Erfahrungen mit der Einrichtung von Ombudsstellen oder der Benennung

---

121 Quelle: https://www.ombudschaft-jugendhilfe.de/wp-content/uploads/BNO_2 023_03_15_Praxisempfehlungen_Ausgestaltung_9a.pdf, letzter Zugriff am 09.05.2025.

122 Quelle: https://www.bibliomed-pflege.de/news/mit-ombudsstellen-gegen-gewalt-in-pflegeeinrichtungen-vorgehen, letzter Zugriff am 09.05.2025.

von Ombudspersonen haben. Für die Wilhelmshilfe gilt weiterhin: Wir lernen in diesem Bereich noch.

Der Wilhelmshilfe ging es mit der Einrichtung einer Ombudsstelle darum, eine verlässliche Anlaufstelle zu schaffen, die Beschwerden, Gewaltvorfälle oder -verdachtsmomente aufnimmt und neutral bearbeitet – also wirklich Brücken schlägt zwischen den Menschen, die in einer Einrichtung oder einem ambulanten Dienst arbeiten oder leben. Wichtig erscheint, dass es dabei nicht um faule Kompromisse geht, sondern um eine Konfliktlösung oder -bearbeitung, die für alle Beteiligten gut und akzeptabel ist. Klar ist, dass nicht jede Forderung oder jeder Wunsch und auch nicht jeder Hinweis auf ein Defizit zur vollen Zufriedenheit der Anfragenden bearbeitet werden kann.

20.4.1 Verständnis von Ombudsstellen bzw. -personen

Im Folgenden wird die Definition vorgestellt, die bei der Wilhelmshilfe genutzt wird, um zu verdeutlichen, was unter einer Ombudsstelle zu verstehen ist. Daran anschließend werden konkrete Hinweise gegeben, die bei der Einrichtung einer Ombudsstelle zu beachten und umzusetzen sind.

> **Wichtig**
>
> Die Ombudsstelle/-person ist eine unabhängige, neutrale Ansprechperson und ein niederschwelliges Angebot an das sich Mitarbeiter*innen, Ehrenamtliche, Bewohner*innen, Kund*innen sowie An- und Zugehörige wenden können. Die Ombudsstelle ist nicht an Weisungen und nicht in die Hierarchie des Trägers oder der Einrichtung eingebunden. Sie unterliegt der Schweigepflicht sowohl gegenüber den Dienststellen des Trägers als auch gegenüber Behörden und Privatpersonen. Die Ombudsstelle kann kein Stillschweigen wahren, wenn Gefahr im Verzug ist oder wenn sie Kenntnis von Straftaten erlangt.

20.4.2 Anforderungen an die Ombudsperson

Folgende Anforderungen sind als Anregung zu verstehen und können individuell je nach Einrichtung oder Träger individuell ergänzt werden. Wichtig ist, die Person muss zu Ihnen und Ihrer Organisation und der Aufgabe passen.
Folgende persönlichen Eigenschaften und Kompetenzen sind hierfür hilfreich:

persönliche Eigenschaften und Kompetenzen

- Lebenserfahrung und Freude am Umgang mit Menschen
- Empathie, Vertrauenswürdigkeit, sicheres und gepflegtes und sympathisches Auftreten

- Die Fähigkeit zuzuhören, unterschiedliche Perspektiven zusammenzutragen und abzuwägen, Allparteilichkeit vermitteln
- Sichere Gesprächsführung und Moderationsgeschick, um unterschiedliche Perspektiven im Gespräch sichtbar zu machen
- Organisatorisches Talent
- Mediationskenntnisse sind vorteilhaft

Es ist sinnvoll, nicht mit der Leitung des Trägers oder der Einrichtung verwandt oder verschwägert zu sein. Die Ombudsperson sollte kein Anstellungsverhältnis beim Träger oder der Einrichtung haben.

20.4.3 Anforderung an die Leitung

Zusammenarbeit ist keine Einbahnstraße und Ehrenamtliche sind ein wertvolles Gut! Es ist daher wichtig, echtes Interesse an den Fällen und an der Person der Ombudsstelle zu zeigen, Unterstützung anzubieten, und Respekt zu zeigen, wenn anfragende Personen lediglich ihre Beschwerde äußern, jedoch namentlich nicht genannt werden möchten. Fortbildungsangebote, und ein regelmäßiger Austausch zur Reflexion sind zudem hilfreich. Es ist sinnvoll, die Ombudsperson zu Beginn intensiver zu begleiten, bzw. auszutarieren, was die Person benötigt. Leitungen erleben es teilweise als persönliche Kränkung, wenn sich Personen an die Ombudsstelle wenden und nicht zu ihnen kommen. Letztlich muss man hierzu eine eigene Haltung entwickeln, die der Devise folgt: *Egal, an WEN sich die hinweisgebende Person wendet, es ist wichtig, DASS die Person sich jemandem anvertraut!*

20.4.4 Vorgehen bei Anfragen und Dokumentation

Der Kontakt zur Ombudsstelle kann schriftlich, per E-Mail oder telefonisch erfolgen. Nach Eingang einer Meldung wird die Kontaktaufnahme mit dem jeweiligen Anfragenden zeitnah durch die Ombudsstelle sichergestellt. Fragen zum Treffpunkt für Gespräche werden von der Ombudsstelle mit dem Anfragenden selbst abgestimmt. Die Ombudsstelle spricht mit der anfragenden Person, hört zu und reflektiert die nächsten Schritte. Sie informiert über den internen Ablauf und ermutigt die anfragende Person, ihr Anliegen direkt mit der verantwortlichen Person zu besprechen. Wenn dies nicht gewünscht wird, übernimmt die Ombudsstelle die weitere Bearbeitung. Sie nimmt ggf. Kontakt zu weiteren Personen auf, sofern die anfragende Person damit ausdrücklich einverstanden ist. Die einzelnen Schritte sind in einer Übersicht »Ablaufschritte im Ombudsverfahren« festgehalten. Eine schriftliche Vereinbarung mit den Anfragenden wird empfohlen. Beide Dokumente können im elektronischen Zusatzmaterial (▶ Kap. 22) eingesehen werden.

Die Ombudsstelle wahrt den Grundsatz der Allparteilichkeit, d. h. alle Perspektiven gleichberechtigt zu hören und zu berücksichtigen. Alle Informationen und Daten werden vertraulich behandelt. Über die Gespräche wird ein Gedächtnisprotokoll gefertigt. Eine schriftliche Dokumentation erfolgt, wenn die Genehmigung des Anfragenden zur weiteren Bearbeitung mit Dritten vorliegt.

Abschließend ist, im Zusammenhang mit der Ombudsstelle, das »Hinweisgeberschutzgesetz« zu erwähnen, das im Juli 2023 in Kraft getreten ist. Dieses Gesetz wurde eingeführt, um den Schutz von Personen zu verbessern, die oft als »Whistleblower« bezeichnet werden.[123] Das Gesetz sieht vor, dass Unternehmen interne Meldestellen und -wege für potenzielle Hinweisgebende einrichten müssen, um die Meldung von Missständen im Arbeitsumfeld zu ermöglichen (z. B. Straftaten, Ordnungswidrigkeiten, Verstöße gegen das Gesetz). Es schützt die Hinweisgebenden vor Benachteiligungen und bietet ihnen Schutz vor einer Schlechterbehandlung, wenn er auf Unrecht am Arbeitsplatz aufmerksam machen. Eine solche Meldestelle kann unter anderem die Ombudsstelle sein, sodass mit deren Einrichtung auch die Forderungen des Gesetzes erfüllt werden.

Hinweisgeberschutzgesetz

20.4.5 Bericht und Evaluation

Die Ombudsstelle berichtet dem Vorstand anonymisiert über ihre Arbeit. Der Vorstand bringt die Themen in anonymisierter Form in die Leitungsgremien, beim Aufsichtsrat und bei der Mitarbeitendenvertretung ein, um entsprechende Handlungsbedarfe abzuleiten und einen weiteren Lerneffekt zu erzielen. Zudem wird ein schriftlicher Bericht über die Arbeit der Ombudsstelle mit den Themenbereichen, Statistik und Inanspruchnahme jeweils zum Jahresende erstellt.

20.4.6 Rahmenbedingungen, Verortung und Vergütung

Damit sowohl der Träger und die Einrichtung als auch die Ombudsperson wissen, worauf sie sich einlassen, wird eine entsprechende Vereinbarung mit der Ombudsperson getroffen und schriftlich fixiert. Sie können die Vereinbarung zur Ombudsstelle im elektronischen Zusatzmaterial (▶ Kap. 22) einsehen.

Folgendes Equipment ist notwendig, damit die Ombudsperson arbeitsfähig ist.

notwendiges Arbeitsmaterial

- Diensthandy, Notebook und Einrichtung einer Mailadresse
- Abschluss einer Versicherung und einer betrieblichen Haftpflicht über die Einrichtung oder den Träger

---

123 https://www.bmj.de/SharedDocs/Gesetzgebungsverfahren/DE/2022_Hinweisgeberschutz.html, letzter Zugriff am 09.05.2025.

- Vereinbarung einer Aufwandsentschädigung[124] (z. B. monatliche Pauschale)
- Erstattung von Fahrtkosten, allgemeine Auslagen und Arbeitsmaterialien

Zudem sollte eine Vereinbarung zum Zuständigkeitsbereich der Ombudsstelle getroffen werden. Beispielsweise *kann* diese bei einem Komplexträger nur für einen bestimmten Hilfebereich eingesetzt werden.

20.4.7 Bekanntmachen der Ombudsperson

Die Inanspruchnahme der Ombudsstelle hängt davon ab, wie bekannt oder sichtbar die Person ist, die diese vertritt und wie vertrauenswürdig die Person erscheint. Daher sollten alle Möglichkeiten genutzt werden, damit die Ombudsperson bekannt wird. Unter anderem sind die folgenden Möglichkeiten zu nennen:

- Vorstellung bei Schulungen und Fortbildungen, Dienstbesprechungen, Leitungsrunden, Fachtagen, Mitarbeitendenversammlungen, Angehörigentreffen
- Besuch des Heimbeirats

Zudem ist es ratsam, weitere Kanäle zu nutzen, um den Bekanntheitsgrad zu steigern. Dies kann sowohl analog als auch digital erfolgen. Hier ist ein »bisschen zu viel« nicht bedenklich.
Folgende Möglichkeiten sind denkbar:

- Darstellung der Ombudsstelle auf der Webseite des Trägers oder der Einrichtung
- Artikel über die Ombudsperson in der Hauszeitung oder in der Tagespresse
- Mitteilung an die Senior*innenvertretung der Stadt oder des Landkreises
- Flyer und Aushänge in den Einrichtungen und Diensten

Bei Einzug erhalten alle Bewohner*innen/Kund*innen und deren An- und Zugehörige die einen Flyer der Ombudsstelle. Die Bewohner*innen/Kund*innen werden im Rahmen des jährlich stattfindenden Pflegebesuchs erneut auf die Ombudsperson und die Kontaktmöglichkeiten aufmerksam gemacht.
Hier gilt die Devise: »Steter Tropfen höhlt den Stein«. Tatsächlich hängt der Bekanntheitsgrad sehr stark mit dem persönlichen Engagement der Ombudsperson zusammen. Eine engagierte Person, wie in der Wilhelms-

---

124 Die Aufwandsentschädigung erfolgt einem Ehrenamt angemessen und sollte im ersten Jahr erprobt werden, d. h. es ist zu prüfen, wie viele Anfragen bearbeitet werden. Möglichkeiten: von 840 Euro Ehrenamtspauschale bis 3000 Euro Übungsleiterpauschale.

hilfe zu finden, ist für jeden Träger und jede Einrichtung eine Bereicherung.

20.4.8 Haltung, wenn die Ombudsperson tätig wird

Gemeinsames Lernen und Wahrnehmen der Hinweise ist entscheidend. Es geht darum, die Hinweise aufzunehmen, die Anliegen nicht zu bewerten oder sich zu verteidigen. Vielmehr sollte man das Gesagte auf sich wirken lassen und gezielt nachfragen. Es ist nachvollziehbar, dass Hinweise verletzen können oder man eine gewisse Einseitigkeit empfindet.

In solchen Fällen empfiehlt es sich, eine Pause einzulegen oder eine Nacht über die Aussagen zu schlafen, um Abstand zu gewinnen. Erst dann macht es Sinn, zu prüfen und gemeinsam Optionen zu überlegen.

Es ist nicht in jedem Fall so, dass die Hinweise zutreffend sind, sie zeigen jedoch Gesprächsbedarf und die Notwendigkeit, Sachverhalte zu klären. Manchmal sind es Wünsche, die leicht erfüllbar sind. Manchmal geht es aber auch um Vorwürfe, wie beispielsweise einen Gewaltverdacht. Letztlich ist das gemeinsame Bestreben ausschlaggebend, lebenswerte Orte zu gestalten, in denen sich Menschen als wirksam (»gehört«) erleben. Dies verhindert auch Wut und Aggression oder Ohnmacht.

> **Wichtig**
>
> Sorgen Sie für klare Aufgaben und Rollen und dafür, dass die Ombudsperson arbeitsfähig ist. Begleiten und unterstützen Sie als Leitung die Ombudsstelle dabei, bekannt zu werden und überlegen Sie gemeinsam, wann und zu welchen Anlässen die Person sich vorstellen kann. Klären Sie gemeinsam, wie das Verfahren einer Anfrage ablaufen soll. Analysieren Sie die Erkenntnisse der Ombudsstelle und leiten Sie aus diesen Hinweisen Lernchancen ab. Wertschätzen Sie die Person und ihre Arbeit nach innen und außen.

20.5 Fazit und To Do's

Um das Thema »Gewalt in der Pflege« effektiv anzugehen, ist es entscheidend, sich zu vernetzen und aktiv zu handeln. Die folgenden Schritte bieten eine strukturierte Herangehensweise, um ihre Arbeit sowohl nach innen als auch nach außen zu unterstützen.

- Lernen Sie von anderen. Jeder Dialog eröffnet neue Perspektiven.
- Vernetzen Sie sich, wenn Sie sich mit dem Thema »Gewalt in der Pflege« beschäftigen. Beachten Sie Ihre kommunalen Strukturen sowie Ihre Trägerschaft und überlegen Sie, wen Sie für das Thema gewinnen und wo Sie sich einbringen können.
- Überlegen Sie, ob Methoden, wie das »Mikrobürgergutachten«, sinnvoll sein könnten, um das Thema »Gewalt in der Pflege« vor Ort bekannt zu machen und eine Diskussion anzustoßen.
- Berichten Sie über Ihr Projekt und Konzept in der Hauszeitung, in Fachzeitschriften, bei Fachtagen. Nehmen Sie Einladungen an, teilen Sie Ihre Erkenntnisse und tragen Sie somit zur Enttabuisierung von Gewalt in der Pflege bei.
- Wenn Sie Schulungen für Ehrenamtliche anbieten, öffnen Sie das Angebot nach Möglichkeit auch für andere Träger oder Einrichtungen. Sprechen Sie interessierte Personen an, ob diese sich die Rolle einer Ombudsperson vorstellen könnten. Auch ehemalige Angehörige oder ehemalige Mitarbeitende können angefragt werden.
- Laden Sie die Person ein und sprechen Sie über die Aufgaben und die Rolle als potenzielle Ombudsperson. Klären Sie gegenseitige Erwartungen und Vorstellungen und sprechen Sie offen über Vorbehalte.
    - Nutzen Sie Erkenntnisse der Jugendhilfe oder anderer Altenhilfeträger, um die Aufgaben, das Vorgehen, die Rahmenbedingungen etc. gemeinsam zu klären und schriftlich festzuhalten.
    - Überlegen Sie, wie die Ombudsperson bekannt gemacht wird und sich in den Einrichtungen und bei Bewohner*innen, Mitarbeitenden, Angehörigen, Ehrenamtlichen und in der Kommune vorstellen kann.
    - Gestalten Sie einen Flyer und stellen Sie auf Ihrer Webseite sicher, dass Kontaktdaten, Aufgaben der Ombudsperson und andere wichtige Aspekte (Allparteilichkeit, Schweigepflicht, etc.) skizziert werden. Es kann hilfreich sein, dass die Ombudsperson an einer zentralen Stelle in den Einrichtungen sichtbar wird.
    - Überlegen Sie mit dem Heimbeirat, ob Bewohner*innen zu Beginn des Pflegearrangements den Flyer der Ombudsstelle erhalten. Besprechen Sie mit dem Heimbeirat dessen Rolle in der Vermittlung zur Ombudsstelle.
- Sorgen Sie für die Arbeitsfähigkeit (PC und Handy) und eine für beide Seiten faire Aufwandsentschädigung. Es geht um ein Ehrenamt, das es zu wertschätzen gilt. Es ist aber keine Aufgabe, bei der es primär um die Frage einer leistungsgerechten Vergütung geht. Sonst ergeben sich weitere Fragen, nämlich inwieweit eine Neutralität sichergestellt werden kann, wenn man als Mitarbeiter*in des Trägers wahrgenommen wird.
- Hinweise zur Erreichbarkeit und zu einer Rückmeldung gehören gleichermaßen dazu, um die Ombudsstelle als Anfragender wirksam zu erleben. Legen Sie gemeinsam fest, in welchem zeitlichen Rahmen die Ombudsstelle eine Rückmeldung geben sollte und klären Sie eine Vertretung bei längerer Abwesenheit.

- Legen Sie in den Einrichtungen und Diensten offen, welchen Hinweisen die Ombudsperson nachgeht und wie die Hinweise bearbeitet werden. Machen Sie deutlich, dass es nicht um eine weitere Kontrollinstanz geht.
- Planen Sie regelmäßige Besprechungen mit der Ombudsperson ein. Fragen Sie insbesondere zu Beginn häufig nach, ob Unterstützung notwendig ist. Die Bedarfe sind dabei sehr unterschiedlich: von sehr selbstständig die Aufgabe gestalten möchten bis hin zu intensiver Unterstützung.
- Teilen Sie Ihr Wissen um die Organisation einer Ombudsstellen mit anderen Trägern und Einrichtungen und sorgen Sie dafür, dass die Ombudsperson sich mit anderen Personen vernetzt oder an Fort- und Weiterbildungsmaßnahmen teilnehmen kann.

21 Resümee und Ausblick

»Noch ohne Antwort bleiben heute viele Fragen – doch ohne schwarz zu sehen, lasst uns einen Ausblick wagen!« (K. Klages)

Sie haben nun das Ende des Buchs erreicht. Im ▶ Teil I haben wir uns auf die Grundlagen konzentriert, indem wir u. a. Definitionen, Theorien, Formen und Konstellationen erörtert haben. Dies hat Ihnen einen umfassenden Einblick in das komplexe Thema »Gewalt in der Pflege« ermöglicht. Darüber hinaus haben wir rechtliche Rahmenbedingungen beleuchtet und Strategien vorgestellt, wie man bei einem medial wirksamen Gewaltereignis agieren kann.

Im ▶ Teil II des Buches lag unser Fokus auf der konzeptionellen Arbeit am Haltungs- oder Schutzkonzept. Hier haben wir dargestellt, wie die Wilhelmshilfe sich den Themen genähert hat. Es gibt auch noch Themenfelder bei der Wilhelmshilfe, die intensiver bearbeitet oder neu gedacht bzw. ergänzt werden müssen. Der Teil III des Buches besteht aus dem elektronischen Zusatzmaterial (▶ Kap. 22). Dort können Sie alle Dokumente, die im Rahmen des Entwicklungsprozesses erarbeitet wurden, einsehen und für sich nutzen und anpassen.

Die erste Reaktion, wenn wir anderen Einrichtungen vom Konzept berichten oder mit den Kolleg*innen gemeinsam überlegen, welche Inhalte zu Thema »Gewalt in der Pflege« zu bearbeiten sind, ist ein Gefühl von »was für ein Berg, der da vor uns liegt«. Wir wissen, dass das Thema »Gewalt in der Pflege« oft ein Gefühl von Überforderung hervorrufen kann. Wir möchten Ihnen Mut machen: Wir standen vor denselben Herausforderungen, insbesondere während der Corona-Pandemie. Wir mussten umwerfen, neu denken und überdenken.

Es ist unserer Erfahrung nach hilfreich, wenn Sie eine externe Begleitung mit ins Boot nehmen, die immer das Projekt, die Ziele und die Arbeitspakete im Blick behält und die in der Lage dazu ist, andere immer wieder auf dem Weg »mitzunehmen«. Nehmen Sie sich die Hilfe und die Zeit, die Sie brauchen, bleiben Sie im Gespräch und stecken Sie Ziele in Sichtweite! Veränderungen benötigen viel Zeit und Rückfälle sind ganz normal. Lassen Sie sich davon nicht entmutigen!

Ambitionierte Zeitpläne sind sicherlich vorteilhaft, doch zeigt uns die Realität: Das Thema Gewalt in der Pflege ist zwar ein Querschnittsthema, das viele andere Themen berührt. Zeitgleich gibt es weitere Aufgaben und Themen, die Ihre Aufmerksamkeit erfordern, wie Bau-, Dokumentations- oder Dienstplanprojekte sowie andere pflegefachliche Themen, wie die

Umsetzung von Expertenstandards und die Einführung der neuen Personalbemessung usw. Daher ist es wichtig, sich selbst gegenüber nachsichtig zu sein und sich nicht zu überfordern.

Abschließend möchten wir Ihnen noch einige Hinweise zum Buch geben. *Abschließende Hinweise*
Nicht alles kann sofort umgesetzt werden. Sie können nur einzelne Kapitel im ▶ Teil I des Buches lesen und dann die dazu passenden Kapitel im ▶ Teil II und ▶ Teil III zur Vertiefung nutzen.

Erstens: Konzentrieren Sie sich auf zwei oder drei Bausteine (»Dreiecke«). Wir empfehlen Ihnen zunächst, sich auf die Erstellung von Leitsätzen, die kontinuierliche Schulung der Mitarbeitenden und die Beschreibung von Verfahren zur Handhabung von Gewalt oder Verdachtsmomenten zu konzentrieren. Diese Bausteine bilden eine solide Grundlage für die Bearbeitung weiterer Themen. Es braucht Zeit, bis die Inhalte den Alltag durchdringen.

Zweitens: Die Prozesse und Verfahren, die Sie im elektronischen Zusatzmaterial (▶ Kap. 22) finden, sind auf die Wilhelmshilfe e.V. zugeschnitten. Nutzen Sie die Bausteine und Arbeitsergebnisse als Anregung und passen Sie diese an Ihre Bedarfe und Bedürfnisse an. Vielleicht wird Ihnen bei der Lektüre auch klar, was Sie nicht möchten und können die eigenen Ideen konkretisieren.

Drittens: Beziehen Sie alle Beteiligten ein und bieten Sie Möglichkeiten an, über das Thema Gewalt ins Gespräch zu kommen und Beobachtungen zu teilen bzw. mit einer neutralen Person (Ombudsstelle) zu besprechen. Stellen Sie ausreichend Informationsmaterial für alle Beteiligten zur Verfügung. Transparenz ist hilfreich und schafft Vertrauen.

Viertens: Suchen Sie sich Verbündete in der Kommune und in der Pflegelandschaft. Insbesondere kleinere Einrichtungen oder Träger können davon profitieren, wenn sie gemeinsam an einer Sache arbeiten und die Ressourcen bündeln.

Fünftens: Sprechen Sie nicht nur über das, was noch zu tun ist. Würdigen Sie das bereits Erreichte und sorgen Sie dafür, dass im Alltag das Positive und Gelungene mehr zur Sprache kommt.

Bei Fragen können Sie uns gerne kontaktieren. Wir sind dankbar für Rückmeldungen und Ergänzungen und lernen gerne von Ihnen und Ihren Erfahrungen. Dieses »gemeinsame auf dem Weg sein«, ermöglicht uns, über das Thema Gewalt in der Pflege in einen Austausch zu kommen und zur Enttabuisierung beizutragen.

Mit Blick auf die Zukunft plant die Wilhelmshilfe das Format »Göppinger Tage« zu etablieren, Alle zwei Jahre sollen Forschungsergebnisse und Best-Practice-Beispiele präsentiert werden und die Beteiligten sind eingeladen, mitzudiskutieren und zu überlegen, wie die Erkenntnisse in den Alltag umgesetzt werden können. Die Premiere findet im Oktober 2025 in Göppingen statt.

Wenn wir an den Anfang des Projekts zurückdenken, möchten wir noch einmal innehalten und an die Bewohner*innen denken, die in unseren Einrichtungen Gewalt erlebt haben. Dieses Buch ist ihnen und ihren An-

und Zugehörigen gewidmet und soll andere Einrichtungen dabei unterstützen, Gewaltvorfälle aufzuarbeiten oder alles dafür zu tun, solche zu verhindern.

Wir wünschen Ihnen alles Gute und gutes Gelingen für die Umsetzung vor Ort. In diesem Sinne »Hand hoch – gegen Gewalt in der Pflege«!

Bianca Berger   Dagmar Hennings   Matthias Bär

Teil III

22 Elektronisches Zusatzmaterial zum Download

Die Zusatzmaterialien[126] können Sie unter folgendem Link herunterladen:

 https://dl.kohlhammer.de/978-3-17-043497-4

Übersicht über das elektronische Zusatzmaterial

Das Zusatzmaterial beinhaltet Vorlagen, Materialien und weitergehende Informationen. Alle Dokumente sind im Rahmen des Projekts »Halt!(-ung) bei Gewalt in der Pflege« entstanden. Die zusammengestellten Materialien können Anregungen bei der Gestaltung und Umsetzung eigener Konzepte geben. Also: Sie können die Materialien verwenden, anpassen oder Sie kommen zu dem Schluss, dass Sie es anders machen möchten. Wir freuen uns, wenn Sie uns als Urheber benennen. Im elektronischen Zusatzmaterial finden Sie auch eine Übersicht über alle Dokumente, um sich besser zu orientieren.

---

126 Wichtiger urheberrechtlicher Hinweis: Alle zusätzlichen Materialien, die im Download-Bereich zur Verfügung gestellt werden, sind urheberrechtlich geschützt. Ihre Verwendung ist nur zum persönlichen und nichtgewerblichen Gebrauch erlaubt. Jede Verwendung außerhalb der engen Grenzen des Urheberrechts ist ohne Zustimmung des Verlags unzulässig und strafbar. Das gilt insbesondere für Vervielfältigungen, Übersetzungen, Mikroverfilmungen und für die Einspeicherung und Verarbeitung in elektronischen Systemen.

23 Literatur

Arnold, D. (2008). Aber ich muss ja meine Arbeit schaffen! Ein ethnografischer Blick auf den Alltag im Frauenberuf Pflege (Mabuse-Verlag Wissenschaft, 107). Mabuse-Verlag.

Aström, S., Bucht, G., Eisemann, M., Norberg, A., & Saveman, B.-I. (2002). Incidence of violence towards staff caring for the elderly. Scandinavian Journal of Caring Sciences, 16(1), 66–72. https://doi.org/10.1046/j.1471-6712.2002.00052.x

Aström, S., Karlsson, S., Sandvide, A., Bucht, G., Eisemann, M., Norberg, A., & Saveman, B.-I. (2004). Staff's experience of and the management of violent incidents in elderly care. Scandinavian Journal of Caring Sciences, 18(4), 410–416. https://doi.org/10.1111/j.1471-6712.2004.00301.x

Bandura, A. (1978). Social learning theory of aggression. Journal of Communication, 28(3), 12–29.

Bates, P., & McLoughlin, B. (2019). Respecting privacy in care services. Journal of Adult Protection, 21(6), 276–284. https://doi.org/10.1108/JAP-06-2019-0020

Begerow, A., & Gaidys, U. (2022). »Ich stehe jeden Dienst mit mir selbst im Konflikt«–»Moral distress« bei Altenpflegenden während der COVID-19-Pandemie. HBScience, 13(1–2), 59–68. https://doi.org/10.1007/s16024-022-00366-2

Beitzinger, F., & Leest, U. (2019). Mobbing und Cybermobbing bei Erwachsenen. https://www.buendnis-gegen-cybermobbing.de/wp-content/uploads/2022/03/Mobbingstudie_Erwachsene_end_2021_fin.pdf

Bensch, S. (2022). Horizontale Feindseligkeit in der Pflege. Steig' aus (oder fang' gar nicht erst damit an). PADUA, 17(4), 203–208.

Berger, B., Hennings, D., & Bär, M. (2023). Halt!(-ung) bei Gewalt. Altenheim, 3, 26–31.

Berger, B., & Tegtmeier, U. (2015). Durch interne Qualitätsentwicklung zur guten Pflege. In H. Brandenburg (Hrsg.), Lehrbuch Gerontologische Pflege (S. 195–214). Hogrefe Verlag.

Berufsgenossenschaft für Gesundheitsdienst und Wohlfahrtspflege. (2021). Konflikte lösen – Mobbing verhindern. https://www.bgw-online.de/resource/blob/14666/0a9311d3c4275c7d082a4cc0f4ba0626/bgw08-00-040-konfliktmanagement-und-mobbingpraevention-data.pdf

Berufsgenossenschaft für Gesundheitsdienst und Wohlfahrtspflege. (2007). Gewalt und Aggression in Betreuungsberufen. https://www.gesundheitsdienstportal.de

Berufsgenossenschaft für Gesundheitsdienst und Wohlfahrtspflege. (2018). Prävention von Gewalt und Aggression gegen Beschäftigte: Handlungshilfe für Arbeitgeber und Arbeitgeber. DGUV Information 207–025. https://www.bgw-online.de/resource/blob/14706/e4c6d339fc8604f57a65e49b21c1b33a/bgw08-00-070-praevention-von-gewalt-und-aggression-data.pdf

Berufsgenossenschaft für Gesundheitsdienst und Wohlfahrtspflege. (n.d.). Deeskalationstraining und kollegiale Erstbetreuung: Gewalt vorbeugen, Akutsituationen managen. https://www.bgw-online.de/resource/blob/20226/63652a99f76bfc7f007004353068034a/bgw08-00-006-deeskalationstraining-kollegiale-erstbetreuung-data.pdf

Berufsgenossenschaft für Gesundheitsdienst und Wohlfahrtspflege. (n.d.). Extremerlebnisse bewältigen. https://www.bgw-online.de/SharedDocs/Downloads/DE/

Arbeitssicherheit_und_Gesundheitsschutz/Psyche-und-Gesundheit/Hilfe-nach-Extremerlebnissen-Flyer_Download.pdf?__blob=publicationFile

BIVA (Hrsg.). (2010). Europäische Charta der Rechte und Pflichten älterer hilfe- und pflegebedürftiger Menschen. https://www.biva.de/dokumente/broschueren/EU-Charta-der-Rechte-u-Pflichten-aelterer-hilfe-u-pflegebeduerftiger-Menschen.pdf

Blumenfeld Arens, O., Fierz, K., & Zúñiga, F. (2017). Elder abuse in nursing homes: Do special care units make a difference? A secondary data analysis of the Swiss Nursing Homes Human Resources Project. Gerontology, 63(2), 169–179. https://doi.org/10.1159/000450787

Bonillo, M., Philipp-Metzen, E., Saxl, S., & Steinhusen, C. (2013). Konzeption der Schulung. In S. Zank & C. Schacke (Hrsg.), Abschlussbericht Projekt Potentiale und Risiken in der familialen Pflege alter Menschen (S. 43–53). https://www.hf.uni-koeln.de/data/gerontologie/File/PURFAM%20Abschlussbericht%20Onlinefassung_2015.pdf

Bonillo, M., Heidenblut, S., Philipp-Metzen, E., Saxl, S., Schacke, C., & Steinhusen, C. et al. (2013). Gewalt in der familialen Pflege. W. Kohlhammer GmbH.

Bonnie, R. J., & Wallace, R. B. (Eds.). (2003). Elder mistreatment: Abuse, neglect, and exploitation in an aging America. National Academies Press.

Botngård, A., Eide, A. H., Mosqueda, L., Blekken, L., & Malmedal, W. (2021). Factors associated with staff-to-resident abuse in Norwegian nursing homes: A cross-sectional exploratory study. BMC Health Services Research, 21(1), 244. https://doi.org/10.1186/s12913-021-06227-4

Boudrias, V., Trépanier, S.-G., & Salin, D. (2021). A systematic review of research on the longitudinal consequences of workplace bullying and the mechanisms involved. Aggression and Violent Behavior, 56, 101508. https://doi.org/10.1016/j.avb.2020.101508

Brandl, B. (2002). Power and control: Understanding domestic abuse in later life. Generations, 24, 39–45.

Brazil, K., Maitland, J., Walker, M., & Curtis, A. (2013). The character of behavioural symptoms on admission to three Canadian long-term care homes. Aging & Mental Health, 17(8), 1059–1066. https://doi.org/10.1080/13607863.2013.807423

Brijnath, B., Gartoulla, P., Joosten, M., Feldman, P., Temple, J., & Dow, B. (2021). A 7-year trend analysis of the types, characteristics, risk factors, and outcomes of elder abuse in community settings. Journal of Elder Abuse & Neglect, 33(4), 270–287. https://doi.org/10.1080/08946566.2021.1954574

Brijoux, T., Neise, M., & Zank, S. (2021). Gewalterfahrungen in der Hochaltrigkeit: Prävalenz, Risikofaktoren und Auswirkungen. Zeitschrift für Gerontologie und Geriatrie, 54(Suppl 2), 132–137. https://doi.org/10.1007/s00391-021-01945-0

Brucker, U., Jungnitz, L., & Kimmel, A. (2017). Gewaltfreie Pflege. Medizinischer Dienst des Spitzenverbandes Bund der Krankenkassen e. V. https://md-bund.de/fileadmin/dokumente/Publikationen/SPV/Gewaltfreie_Pflege/090418_Abschlussbericht_Projekt_GfP_Final.pdf

Bundesamt für Justiz. (n.d.). Führungszeugnis. https://www.bundesjustizamt.de/DE/Themen/ZentraleRegister/Fuchrungszeugnis/Fuchrungszeugnis_node.html

Bundesministerium für Familie, Senioren, Frauen und Jugend. (2002). Vierter Bericht zur Lage der älteren Generation: Risiken, Lebensqualität und Versorgung Hochaltriger – unter besonderer Berücksichtigung demenzieller Erkrankungen und Stellungnahme der Bundesregierung. https://www.bmfsfj.de/bmfsfj/service/publikationen/4-altenbericht--95594

Bundesministerium für Familie, Senioren, Frauen und Jugend, & Bundesministerium für Gesundheit. (2018). Charta der Rechte hilfe- und pflegebedürftiger Menschen. https://www.bmfsfj.de/resource/blob/93450/be474bfdb4016bbbca9bf87b4cb9264b/charta-der-rechte-hilfe-und-pflegebeduerftiger-menschen-data.pdf

Bundestag. (1981). Gesetz über den Verkehr mit Betäubungsmitteln (Betäubungsmittelgesetz, BtMG). https://www.gesetze-im-internet.de/btmg_1981/BtMG.pdf

Bundeszentralregistergesetz – BZRG. (2022). Gesetz über das Zentralregister und das Erziehungsregister. https://www.gesetze-im-internet.de/bzrg/BZRG.pdf

Burnes, D., Pillemer, K., Caccamise, P. L., Mason, A., Henderson, C. R., Berman, J., … & Lachs, M. S. (2015). Prevalence of and risk factors for elder abuse and neglect in the community: A population-based study. Journal of the American Geriatrics Society, 63(9), 1906–1912. https://doi.org/10.1111/jgs.13601

Burnight, K., & Mosqueda, L. (2011). Theoretical model development in elder mistreatment. https://www.ojp.gov/pdffiles1/nij/grants/234488.pdf

Buscher, I., Reuther, S., Holle, D., Bartholomeyczik, S., & Halek, M. (2012). Wittener Modell der Fallbesprechung bei Menschen mit Demenz mit Hilfe des Innovativen-demenzorientierten Assessmentsystems WELCOME-IdA. Witten.

Caspi, E. (2018). The circumstances surrounding the death of 105 elders as a result of resident-to-resident incidents in dementia in long-term care homes. Journal of Elder Abuse & Neglect, 30(4), 284–308. https://doi.org/10.1080/08946566.2018.1474515

Castle, N., Ferguson-Rome, J. C., & Teresi, J. A. (2015). Elder abuse in residential long-term care: An update to the 2003 National Research Council report. Journal of Applied Gerontology, 34(4), 407–443. https://doi.org/10.1177/0733464813492583

Chen, W., Fang, F., Chen, Y., Wang, J., Gao, Y., & Xiao, J. (2020). The relationship between personality traits, caring characteristics and abuse tendency among professional caregivers of older people with dementia in long-term care facilities. Journal of Clinical Nursing, 29(17–18), 3425–3434. https://doi.org/10.1111/jocn.15380

Coach for Care. (2019). Psychische Belastung in der Pflege. https://www.coachforcare.de/assets/files/coachforcare-psych-belastung-pflege-web.pdf

Cohn, R. C. (1983). Von der Psychoanalyse zur themenzentrierten Interaktion. Von der Behandlung einzelner zu einer Pädagogik für alle (6. Aufl.). Klett-Cotta.

Conti, A., Scacchi, A., Clari, M., Scattaglia, M., Dimonte, V., & Gianino, M. M. (2022). Prevalence of violence perpetrated by healthcare workers in long-term care: A systematic review and meta-analysis. International Journal of Environmental Research and Public Health, 19(4), Article 2357. https://doi.org/10.3390/ijerph19042357

DeBois, K. A., Evans, S. D., & Chatfield, S. L. (2020). Resident-to-resident aggression in long-term care: Analysis of structured and unstructured data from the National Violent Death Reporting System, 2003–2016. Journal of Applied Gerontology, 39(10), 1069–1077. https://doi.org/10.1177/0733464819863926

Deery, S., Walsh, J., & Guest, D. (2011). Workplace aggression: The effects of harassment on job burnout and turnover intentions. Work, Employment and Society, 25(4), 742–759. https://doi.org/10.1177/0950017011419707

DGUV. (2017). Standards in der betrieblichen psychologischen Erstbetreuung (bpE) bei traumatischen Ereignissen. https://publikationen.dguv.de/widgets/pdf/download/article/3227

Dong, X. Q. (2015). Elder abuse: Systematic review and implications for practice. Journal of the American Geriatrics Society, 63(6), 1214–1238. https://doi.org/10.1111/jgs.13454

Dong, X. Q., & Simon, M. A. (2014). Vulnerability risk index profile for elder abuse in a community-dwelling population. Journal of the American Geriatrics Society, 62(1), 10–15. https://doi.org/10.1111/jgs.12621

Dorfmeister, G., & Stefan, H. (2015). Aggressives Verhalten von Patientientinnen und Patienten und Besucherinnen und Besucher in Krankenhäusern und Pflegeeinrichtungen. Analyse und Strategien. Pflegenetz AT, 2, 21–24.

Eggert, S., Schnapp, P., & Sulmann, D. (2017). Gewalt in der stationären Langzeitpflege. Quantitative Bevölkerungsbefragung in der stationären Langzeitpflege. Zentrum für Qualität in der Pflege. https://www.zqp.de/wp-content/uploads/ZQP-Analyse-Gewalt-StationaerePflege.pdf

Eggert, S., Schnapp, P., & Sulmann, D. (2018). Aggression und Gewalt in der informellen Pflege. Zentrum für Qualität in der Pflege. https://www.zqp.de/wp-content/uploads/ZQP_Analyse_Gewalt_informelle_Pflege.pdf

EKD. (2019, 24. Juni). Richtlinie der Evangelischen Kirche in Deutschland zum Schutz vor sexualisierter Gewalt. https://www.kirchenrecht-ekd.de/pdf/44830.pdf

Ellis, J. M., Ayala Quintanilla, B. P., Ward, L., Campbell, F., Hillel, S., & Downing, C., et al. (2018). A systematic review protocol of educational programs for nursing staff on management of resident-to-resident elder mistreatment in residential aged care homes. Journal of Advanced Nursing. https://doi.org/10.1111/jan.13700

Elsbernd, A. (2011). Strategische Ausrichtung und Aufgaben eine innovativen Pflegemanagements. In S. Kaeppeli (Hrsg.), Pflegewissenschaft in der Praxis (S. 166–187). Hans Huber Verlag.

Estebsari, F., Dastoorpoor, M., Mostafaei, D., Khanjani, N., Rahimi Khalifehkandi, Z., & Rahimi Foroushani, A., et al. (2018). Design and implementation of an empowerment model to prevent elder abuse: A randomized controlled trial. Clinical Interventions in Aging, 13, 669–679. https://doi.org/10.2147/CIA.S158097

Fairbanks, A. (2013). Tackling horizontal violence. Nursing Economics, 31(1), 42–43.

Ferns, T. (2006). Under-reporting of violent incidents against nursing staff. Nursing Standard, 20(40), 41–45. https://doi.org/10.7748/ns2006.06.20.40.41.c4178

Ferns, T., & Chojnacka, I. (2005). Reporting incidents of violence and aggression towards NHS staff. Nursing Standard, 19(38), 51–56. https://doi.org/10.7748/ns2005.06.19.38.51.c3881

Ferrah, N., Murphy, B. J., Ibrahim, J. E., Bugeja, L. C., Winbolt, M., & LoGiudice, D., et al. (2015). Resident-to-resident physical aggression leading to injury in nursing homes: A systematic review. Age and Ageing, 44(3), 356–364. https://doi.org/10.1093/ageing/afv004

Frazão, S. L., Correia, A. M., Norton, P., & Magalhães, T. (2015). Physical abuse against elderly persons in institutional settings. Journal of Forensic and Legal Medicine, 36, 54–60. https://doi.org/10.1016/j.jflm.2015.09.002

Freytag, S., Dammermann, A., Schultes, K., Bieber, A., Fleischer, S., & Sander, M., et al. (2021). Gewalt und Gewaltprävention in der stationären Altenpflege während der COVID-19-Pandemie. Pflege, 34(5), 241–249. https://doi.org/10.1024/1012-5302/a000823

Fulmer, T., Guadagno, L., Bitondo D.C., & Connolly, M. T. (2004). Progress in elder abuse screening and assessment instruments. Journal of the American Geriatrics Society, 52(2), 297–304. https://doi.org/10.1111/j.1532-5415.2004.52074.x

Fundinho, J.-F., Pereira, D. C., & Ferreira-Alves, J. (2021). Theoretical approaches to elder abuse: A systematic review of the empirical evidence. Journal of Adult Protection, 23(6), 370–383. htps://doi.org/10.1108/JAP-04-2021-0014

Galtung, J. (1997). Kulturelle Gewalt. In J. Galtung (Hrsg.), Frieden mit friedlichen Mitteln (S. 341–366). VS Verlag für Sozialwissenschaften.

Galtung, J. (Hrsg.). (1997). Frieden mit friedlichen Mitteln. VS Verlag für Sozialwissenschaften.

Gimm, G., Chowdhury, S., & Castle, N. (2018). Resident aggression and abuse in assisted living. Journal of Applied Gerontology, 37(8), 947–964. https://doi.org/10.1177/0733464816661947

Glasl, F. (2013). Konfliktmanagement: Ein Handbuch für Führungskräfte, Beraterinnen und Berater (11. Aufl.). Haupt Verlag; Verlag Freies Geistesleben.

Görgen, T., Nowak, S., Reinelt-Ferber, A., Jadzewski, S., Taefi, A., Gerlach, A., & Heydenbluth, C. (2020). Aggressives Handeln unter Bewohnerinnen und Bewohnern stationärer Altenhilfeeinrichtungen als Herausforderung für das pflegerische Aus-, Fort- und Weiterbildung. Forschungsbericht der Deutschen Hochschule für Polizei an das Bundesministerium für Familien, Senioren, Frauen und Jugend. Berlin.

Görgen, T. (2019). Gewalt gegen Pflegebedürftige. Public Health Forum, 27(1), 72–74. https://doi.org/10.1515/pubhef-2018-0144

Graneheim, U. H., Hörnsten, Å., & Isaksson, U. (2012). Female caregivers' perceptions of reasons for violent behaviour among nursing home residents. Journal of Psychiatric and Mental Health Nursing, 19(2), 154–161. https://doi.org/10.1111/j.1365-2850.2011.01768.x

Halek, M. (2019). Verstehende Diagnostik als Hilfe im Umgang mit Verhaltensänderungen von Menschen mit Demenz. BdW, 166(2), 61–66. https://doi.org/10.5771/0340-8574-2019-2-61

Hirsch, R. D. (2011). Konflikte in Pflegebeziehungen – Eine Herausforderung für Pflegende und die Gesellschaft. In T. Schürmann, M. Geuther & L. Thaut (Hrsg.), Alt und Jung. Vom Älterwerden in Geschichte und Zukunft (S. 131–151). Förderverein des Freilichtmuseums am Kiekeberg.

Hirsch, R. D. (2012). Es geht auch ohne Gewalt. Der Neurologe & Psychiater, 13(5), 62–72.

Hirsch, R. D. (2016). Gewalt gegen alte Menschen. Erkennen – Sensibilisieren – Handeln! Bundesgesundheitsblatt, Gesundheitsforschung, Gesundheitsschutz, 59(1), 105–112. https://doi.org/10.1007/s00103-015-2268-5

Hirschberg, K.-R., Zeh, A., & Kähler, B. (2009). Gewalt und Aggression in der Pflege. Ein Kurzüberblick. Hamburg.

Hofmann, I. (2010). Mobbing – Gewalt gegen Kolleginnen. Pflegezeitschrift, 63(9), 532–534.

Holle, D., Halek, M., Mayer, H., & Bartholomeyczik, S. (2011). Die Auswirkungen der Verstehenden Diagnostik auf das Belastungserleben Pflegender im Umgang mit Menschen mit Demenz in der stationären Altenhilfe. Pflege, 24(5), 303–316. https://doi.org/10.1024/1012-5302/a000143

Homans, G. C. (1958). Social behavior as exchange. American Journal of Sociology, 63(5), 597–606.

Institut für Betriebliche Gesundheitsförderung. (2022). Dokumentation – Das Mobbingtelefon der AOK Rheinland/Hamburg 2022. Hamburg. https://www.bgf-institut.de/fileadmin/redaktion/downloads/gesundheitsberichte/aktuelle_Gesundheitsberichte/2022/BGF_Mobbingbericht_2022_Einzelseiten.pdf

Jackson, S. L. (2016). All elder abuse perpetrators are not alike: The heterogeneity of elder abuse perpetrators and implications for intervention. International Journal of Offender Therapy and Comparative Criminology, 60(3), 265–285. https://doi.org/10.1177/0306624X14554063

Joyce, C. M. (2020). Prevalence and nature of resident-to-resident abuse incidents in Australian residential aged care. Australasian Journal on Ageing, 39(3), 269–276. https://doi.org/10.1111/ajag.12752

Kocks, A., Segmüller, T., & Zegelin, A. (2012). Kollegiale Beratungen in der Pflege. Ein praktischer Leitfaden zur Einführung und Implementierung. Duisburg.

Kraft, S. (2022). Untersuchung des Erlebens von Pflegefachkräften hinsichtlich Gewalt gegenüber Patienten in der stationären Akutpflege – eine qualitative Analyse. HBScience, 13(1–2), 69–80. https://doi.org/10.1007/s16024-022-00365-3

Kühn, H. (2004). Die Ökonomisierungstendenz in der medizinischen Versorgung. In G. Elsner, T. Gerlinger & S. Stegmüller (Hrsg.), Markt versus Solidarität. Gesundheitspolitik im deregulierten Kapitalismus (S. 25–41). VSA-Verlag.

Lacher, S., Wettstein, A., Senn, O., Rosemann, T., & Hasler, S. (2016). Types of abuse and risk factors associated with elder abuse. Swiss Medical Weekly, 146, w14273. https://doi.org/10.4414/smw.2016.14273

Lachs, M. S., Teresi, J. A., Ramirez, M., van Haitsma, K., Silver, S., Eimicke, J. P., et al. (2016). The prevalence of resident-to-resident elder mistreatment in nursing homes. Annals of Internal Medicine, 165(4), 229–236. https://doi.org/10.7326/M15-1209

Lachs, M., Mosqueda, L., Rosen, T., & Pillemer, K. (2021). Bringing advances in elder abuse research methodology and theory to evaluation of interventions. Journal of Applied Gerontology, 40(11), 1437–1446. https://doi.org/10.1177/0733464821992182

Lanctôt, N., & Guay, S. (2014). The aftermath of workplace violence among healthcare workers: A systematic literature review of the consequences. Aggression and Violent Behavior, 19(5), 492–501. https://doi.org/10.1016/j.avb.2014.07.010

Land Baden-Württemberg. (2015). Verordnung des Sozialministeriums über personelle Anforderungen für stationäre Einrichtungen (Landespersonalverordnung, LPersVO). https://www.landesrecht-bw.de/bsbw/document/jlr-PersVBWpELS/part/X

Lehner, E., & Schopf, A. (2009). Breaking the taboo. Gewalt gegen ältere Frauen in der Familie: Erkennen und Handeln. Forschungsinstitut des Roten Kreuzes. https://www.roteskreuz.at/fileadmin/user_upload/3a_rotes_kreuz_brakingthetaboo.pdf

Leymann, H. (1993). Mobbing. Psychoterror am Arbeitsplatz und wie man sich dagegen wehren kann. Rowohlt.

Lloyd's Register Foundation. (2022). Experiences of violence and harassment at work. Geneva

Lowenstein, A., Eisikovits, Z., Band-Winterstein, T., & Enosh, G. (2009). Is elder abuse and neglect a social phenomenon? Data from the first national prevalence survey in Israel. Journal of Elder Abuse & Neglect, 21(3), 253–277. https://doi.org/10.1080/08946560902997629

Malmedal, W., Kilvik, A., Steinsheim, G., & Botngård, A. (2020). A literature review of survey instruments used to measure staff-to-resident elder abuse in residential care settings. Nursing Open, 7(6), 1650–1660. https://doi.org/10.1002/nop2.573

Marzbani, B., Ayubi, E., Barati, M., & Sahrai, P. (2023). The relationship between social support and dimensions of elder maltreatment: A systematic review and meta-analysis. BMC Geriatrics, 23(1). https://doi.org/10.1186/s12877-023-04541-6

Martach, S., & Völkel-Söte, C. (2016). Bist Du blöd oder was? Die Schwester Der Pfleger, 55(8), 26–30.

McDonald, L., Sheppard, C., Hitzig, S. L., Spalter, T., Mathur, A., & Mukhi, J. S. (2015). Resident-to-resident abuse: A scoping review. Canadian Journal on Aging, 34(2), 215–236. https://doi.org/10.1017/S0714980815000094

Möhn, H. (2014). Mediation: Lehrbuch für die praxisorientierte Ausbildung. Cuvillier Verlag.

Mosqueda, L., Burnight, K., Gironda, M. W., Moore, A. A., Robinson, J., & Olsen, B. (2016). The abuse intervention model: A pragmatic approach to intervention for elder mistreatment. Journal of the American Geriatrics Society, 64(9), 1879–1883. https://doi.org/10.1111/jgs.14266

Munkejord, M. C., Stefansdottir, O. A., & Sveinbjarnardottir, E. K. (2020). Who cares for the carer? The suffering, struggles and unmet needs of older women caring for husbands living with cognitive decline. International Psychogeriatrics, 10(Suppl), 1–11. https://doi.org/10.19043/ipdj.10Suppl.005

Nau, J., Oud, N., & Walter, G. (2018). Gewaltfreie Pflege: Praxishandbuch zum Umgang mit aggressiven und potenziell gewalttätigen Patienten (1. Aufl.). Hogrefe.

Niens, C. (2019). »Aber ich bin jetzt eben so weit, dass ich mir sage, ich schaffe es so einfach nicht mehr«. Empirische Befunde zur subjektiven Belastung pflegender Angehöriger. Pflegewissenschaft, 21(11/12), 413–428.

PEKo-Konsortium (Hrsg.). (2024). Gewaltprävention in der ambulanten Pflege: Ein multimodales Konzept. https://www.tk.de/resource/blob/2172230/8cf54f5dc05845db098e7e6fed5ef17d/peko-broschuere-ambulant-webversion-data.pdf

Petersen, J., & Melzer, M. (2023). Gewalt in der ambulanten Pflege: Prävalenz, Antezedenzien und gesundheitliche Auswirkungen. Pflege und Gesellschaft, 2, 121–136.

Rabold, S., & Görgen, T. (2007). Misshandlung und Vernachlässigung älterer Menschen durch ambulante Pflegekräfte: Ergebnisse einer Befragung von Mitarbeiterinnen und Mitarbeitern ambulanter Dienste. Zeitschrift für Gerontologie und Geriatrie, 40(5), 366–374. https://doi.org/10.1007/s00391-007-0447-1

Radermacher, H., Toh, Y. L., Western, D., Coles, J., Goeman, D., & Lowthian, J. (2018). Staff conceptualisations of elder abuse in residential aged care: A rapid review. Australasian Journal on Ageing, 37(4), 254–267. https://doi.org/10.1111/ajag.12565

Registered Nurses' Association of Ontario. (2014). Preventing and addressing abuse and neglect of older adults: Person-centred, collaborative, system-wide approaches. Toronto.

Registered Nurses' Association of Ontario. (2019). Preventing violence, harassment and bullying against health workers. https://rnao.ca/bpg/guidelines/preventing-violence-harassment-and-bullying-against-health-workers

Riggs, D. S., & O'Leary, K. D. (1996). Aggression between heterosexual dating partners: An examination of a causal model of courtship aggression. Journal of Interpersonal Violence, 11, 519–540.

Rosen, T., Lachs, M. S., Bharucha, A. J., Stevens, S. M., Teresi, J. A., Nebres, F., & Pillemer, K. (2008). Resident-to-resident aggression in long-term care facilities: Insights from focus groups of nursing home residents and staff. Journal of the American Geriatrics Society, 56(8), 1398–1408. https://doi.org/10.1111/j.1532-5415.2008.01808.x

Rosenberg, M. B. (2016). Gewaltfreie Kommunikation: Eine Sprache des Lebens (12., überarb. und erw. Aufl.). Junfermann Verlag. https://d-nb.info/1094696471/04

Sato, K., & Kodama, Y. (2021). Nurses' educational needs when dealing with aggression from patients and their families: A mixed-methods study. BMJ Open, 11(1), e041711. https://doi.org/10.1136/bmjopen-2020-041711

Schablon, A., Wendeler, D., Kozak, A., Nienhaus, A., & Steinke, S. (2018a). Prevalence and consequences of aggression and violence towards nursing and care staff in Germany—A survey. International Journal of Environmental Research and Public Health, 15, Article 1274. https://doi.org/10.3390/ijerph15061274

Schablon, A., Wendeler, D., Kozak, A., Nienhaus, A., & Steinke, S. (2018b). Belastungen durch Aggression und Gewalt gegenüber Beschäftigten der Pflege- und Betreuungsbranche in Deutschland – ein Survey. Berufsgenossenschaft für Gesundheitsdienst und Wohlfahrtspflege. https://www.bgw-online.de/resource/blob/22246/3cb1bd64d7709df9c977f5c0b2c14121/studie-gewalt-mitteilungen-data.pdf

Schaller, A., Klas, T., Gernert, M., & Steinbeißer, K. (2021). Health problems and violence experiences of nurses working in acute care hospitals, long-term care facilities, and home-based long-term care in Germany: A systematic review. PLoS ONE, 16(11), e0260050. https://doi.org/10.1371/journal.pone.0260050

Schiamberg, L. B., Heydrich, L. von, Chee, G., & Post, L. A. (2015). Individual and contextual determinants of resident-on-resident abuse in nursing homes: A random sample telephone survey of adults with an older family member in a nursing home. Archives of Gerontology and Geriatrics, 61(2), 277–284. https://doi.org/10.1016/j.archger.2015.05.003

Schmidt, G. (2017). Liebesaffären zwischen Problem und Lösung: Hypnosystemisches Arbeiten in schwierigen Kontexten (7. Aufl.). Carl-Auer Verlag.

Schnelli, A., Mayer, H., Ott, S., & Zeller, A. (2021). Experience of aggressive behaviour of health professionals in home care services and the role of persons with dementia. Nursing Open, 8(2), 833–843. https://doi.org/10.1002/nop2.689

Schultes, K., Siebert, H., Lieding, L., & Blättner, B. (2021). Personale Gewalt in der stationären Altenpflege: Eine systematische Übersicht über Instrumente zur Erfassung der Prävalenz. Zeitschrift für Evidenz, Fortbildung und Qualität im Gesundheitswesen, 160, 68–77. https://doi.org/10.1016/j.zefq.2020.12.002

Schwedler, A., & Wellenhofer, M. (2018). Rechtswissenschaftlicher Abschlussbericht zum Forschungsprojekt: Interdisziplinäre Untersuchung zu Rechtsschutzdefiziten und Rechtsschutzpotentialen bei Versorgungsmängeln in der häuslichen Pflege alter Menschen (VERA). Goethe-Universität Frankfurt.

Schwedler, A., Konopik, N., Heber, L., Wellenhofer, M., Oswald, F., Zenz, G., & Salgo, L. (2017). Gewalt gegen alte Menschen in häuslicher Pflege: Kurzportrait eines interdisziplinären Forschungsprojekts. Zeitschrift für Gerontologie und Geriatrie, 50(4), 294–297. https://doi.org/10.1007/s00391-017-1232-4

Sethi, D. (2011). European report on preventing elder maltreatment. World Health Organization, Regional Office for Europe.

Sharipova, M., Borg, V., & Høgh, A. (2008). Prevalence, seriousness and reporting of work-related violence in the Danish elderly care. Scandinavian Journal of Caring Sciences, 22(4), 574–581. https://doi.org/10.1111/j.1471-6712.2007.00577.x

Shinan-Altman, S., & Cohen, M. (2009). Nursing aides' attitudes to elder abuse in nursing homes: The effect of work stressors and burnout. The Gerontologist, 49(5), 674–684. https://doi.org/10.1093/geront/gnp093

Siegel, M., Mazheika, Y., Mennicken, R., Ritz-Timme, S., Graß, H., & Gahr, B. (2018). »Weil wir spüren, da müssen wir was tun« – Barrieren in der Gewaltprävention sowie zentrale Handlungserfordernisse: Eine qualitative Interviewstudie mit professionellen Pflegefachkräften und Führungskräften aus dem Bereich Altenpflege. Zeitschrift für Gerontologie und Geriatrie, 51(3), 329–334. https://doi.org/10.1007/s00391-017-1228-0

Song, Y., Nassur, A. M., Rupasinghe, V., Haq, F., Boström, A. M., Reid, R. C., et al. (2023). Factors associated with residents' responsive behaviors toward staff in long-term care homes: A systematic review. The Gerontologist, 63(4), 674–689. https://doi.org/10.1093/geront/gnac016

Sousa, R. C. R., Araújo-Monteiro, G. K. N., Souto, R. Q., Santos, R. C. D., Leal, C. Q. A. M., & Nascimento, N. D. M. (2021). Interventions to prevent elder abuse in the community: A mixed-methods systematic review. Revista da Escola de Enfermagem da USP, 55, e3677. https://doi.org/10.1590/S1980-220X2019033203677

Steinmetz, S. K. (1988). Elder abuse by family caregivers: Processes and intervention strategies. Contemporary Family Therapy, 10(4), 256–271.

Steinsheim, G., Malmedal, W., Follestad, T., Olsen, B., & Saga, S. (2023). Contextual factors associated with abuse of home-dwelling persons with dementia: A cross-sectional exploratory study of informal caregivers. International Journal of Environmental Research and Public Health, 20(4), Article 2823. https://doi.org/10.3390/ijerph20042823

Strümpel, C., & Gröschel, C. (2010). Breaking the taboo. Gewalt gegen ältere Menschen in der Familie – Erkennen und Handeln. pro care, 3, 36–39.

Taylor, R. (2016). Nurses' perceptions of horizontal violence. Global Qualitative Nursing Research, 3, 2333393616641002. https://doi.org/10.1177/2333393616641002

Teresi, J. A., Ocepek-Welikson, K., Ramirez, M., Eimicke, J. P., Silver, S., van Haitsma, K., et al. (2014). Development of an instrument to measure staff-reported resident-to-resident elder mistreatment (R-REM) using item response theory and other latent variable models. The Gerontologist, 54(3), 460–472. https://doi.org/10.1093/geront/gnt001

Teresi, J. A., Ramirez, M., Ellis, J., Silver, S., Boratgis, G., Kong, J., et al. (2013). A staff intervention targeting resident-to-resident elder mistreatment (R-REM) in long-term care increased staff knowledge, recognition and reporting: Results from a cluster randomized trial. International Journal of Nursing Studies, 50(5), 644–656. https://doi.org/10.1016/j.ijnurstu.2012.10.010

Teresi, J. A., Ramírez, M., Fulmer, T., Ellis, J., Silver, S., Kong, J., et al. (2018). Resident-to-resident mistreatment: Evaluation of a staff training program in the reduction of falls and injuries. Journal of Gerontological Nursing, 44(6), 15–23. https://doi.org/10.3928/00989134-20180326-01

Theurer, C., Rother, D., Pfeiffer, K., & Wilz, G. (2022). Belastungserleben pflegender Angehöriger während der Coronapandemie. Zeitschrift für Gerontologie und Geriatrie, 55(2), 136–142. https://doi.org/10.1007/s00391-022-02026-6

Tolsdorf, M. (2013). »Jetzt reicht's!«. PADUA, 8(2), 127–133. https://doi.org/10.1024/1861-6186/a000119

Vaupel, C., Vincent, S., Helms, L., Adler, M., Schablon, A. (2021). Sexuelle Belastung und Gewalt in Pflege- und Betreuungsberufen—Ergebnisbericht für die Pflegebranche—Bereiche stationäre Pflegeeinrichtungen und ambulante Pflegedienste. Hamburg.

Weidner, F., Tucman, D., & Jacobs, P. (2017). Gewalt in der Pflege. Erfahrungen und Einschätzungen von Pflegefachpersonen und Schülern der Pflegeberufe. Deutsches Institut für angewandte Pflegeforschung e.V. (DIP). Köln. https://www.dip.de/fileadmin/data/pdf/projekte_DIP-Institut/Studienbericht-DIP-B_Braun_GiP-final2.pdf

Wickert, C. (2018). Theorie des sozialen Lernens. https://soztheo.de/kriminalitaetstheorien/lernen-subkultur/theorie-des-sozialen-lernens-akers/

Wirth, T., Ulusoy, N., Lincke, H.-J., Nienhaus, A., & Schablon, A. (2017). Psychosoziale Belastungen und Beanspruchungen von Beschäftigten in der stationären und ambulanten Altenpflege. ASU Arbeitsmedizin Sozialmedizin Umweltmedizin, 52, 662–669.

Woolford, M. H., Stacpoole, S. J., & Clinnick, L. (2021). Resident-to-resident elder mistreatment in residential aged care services: A systematic review of event frequency, type, resident characteristics, and history. Journal of the American Medical Directors Association, 22(8), 1678–1691.e6. https://doi.org/10.1016/j.jamda.2021.02.009

World Health Organization. (2022a). Tackling abuse of older people: Five priorities for the United Nations decade of healthy ageing (2021–2030). https://iris.who.int/handle/10665/356151

World Health Organization. (2022b). Violence Info. Abuse of elder people. https://apps.who.int/violence-info/abuse-of-older-people/

Yan, E., Lai, D. W. L., Sun, R., Cheng, S. T., Ng, H. K. L., Lou, V. W. Q., et al. (2023). Typology of family caregivers of older persons: A latent profile analysis using elder mistreatment risk and protective factors. Journal of Elder Abuse & Neglect, 35(1), 34–64. https://doi.org/10.1080/08946566.2023.2197269

Yon, Y., Mikton, C. R., Gassoumis, Z. D., & Wilber, K. H. (2017). Elder abuse prevalence in community settings: A systematic review and meta-analysis. The Lancet Global Health, 5(2), e147–e156. https://doi.org/10.1016/S2214-109X(17)30006-2

Yon, Y., Mikton, C., Gassoumis, Z. D., & Wilber, K. H. (2019). The prevalence of self-reported elder abuse among older women in community settings: A systematic review and meta-analysis. Trauma, Violence & Abuse, 20(2), 245–259. https://doi.org/10.1177/1524838017697308

Yon, Y., Ramiro-Gonzalez, M., Mikton, C. R., Huber, M., & Sethi, D. (2019b). The prevalence of elder abuse in institutional settings: A systematic review and meta-analysis. European Journal of Public Health, 29(1), 58–67. https://doi.org/10.1093/eurpub/cky093

Zank, S., & Schacke, C. (Hrsg.). (2013). Abschlussbericht Projekt Potentiale und Risiken in der familialen Pflege alter Menschen. https://www.hf.uni-koeln.de/data/gerontologie/File/PURFAM%20Abschlussbericht%20Onlinefassung_2015.pdf

Zegelin, A. (2009). Horizontale Feindseligkeit: Wenn Kollegen zu Feinden werden. Die Schwester Der Pfleger, 48(11), 1048–1052.

Zeh, A., Schablon, A., Wohlert, C., Richter, D., & Nienhaus, A. (2009). Gewalt und Aggression in Pflege- und Betreuungsberufen – Ein Literaturüberblick. Gesundheitswesen, 71(8–9), 449–459. https://doi.org/10.1055/s-0029-1192027

Zeisel, J., Silverstein, N. M., Hyde, J., Levkoff, S., Lawton, M. P., & Holmes, W. (2003). Environmental correlates to behavioral health outcomes in Alzheimer's special care units. The Gerontologist, 43(5), 697–711. https://doi.org/10.1093/geront/43.5.697

Zeller, A., Hahn, S., Needham, I., Kok, G., Dassen, T., & Halfens, R. J. G. (2009). Aggressive behavior of nursing home residents toward caregivers: A systematic literature review. Geriatric Nursing, 30(3), 174–187. https://doi.org/10.1016/j.gerinurse.2008.09.002

Zentrum für Qualität in der Pflege. (2020). Gewaltprävention gegen alte Menschen. Schulung für die professionelle Pflege. Zentrum für Qualität in der Pflege (ZQP).

https://www.pflege-gewalt.de/wp-content/uploads/sites/2/2020/07/zqp-gewaltpraevention-praesentationsfolien.pdf

Zentrum für Qualität in der Pflege (ZQP). (2021). Gewalt gegen Pflegebedürftige verhindern. https://www.zqp.de/produkt/gewalt-gegen-pflegebeduerftige-menschen-verhindern/

Zhang, L.-P., Du, Y.-G., Dou, H.-Y., & Liu, J. (2022). The prevalence of elder abuse and neglect in rural areas: A systematic review and meta-analysis. European Geriatric Medicine, 13(3), 585–596. https://doi.org/10.1007/s41999-022-00628-2